现代护理学基础概要

刘厚荣 等 主编

长江出版传媒 湖北科学技术出版社

图书在版编目（ＣＩＰ）数据

现代护理学基础概要/ 刘厚荣等主编. — 武汉：
湖北科学技术出版社,2023.2
ISBN 978-7-5706-2020-3

Ⅰ. ①现… Ⅱ. ①刘… Ⅲ. ①护理学 Ⅳ. ①R47

中国版本图书馆 CIP 数据核字(2022)第 084230 号

责任编辑：许　可　　　　　　　　　　　　　　　封面设计：胡　　博

出版发行：湖北科学技术出版社　　　　　　　　　电话： 027-87679468

地　　　址：武汉市雄楚大街 268 号　　　　　　　邮编：430070

　　　　　　（湖北出版文化城 B 座 13-14 层）

网　　　址：http://www.hbstp.com.cn

印　　刷：武汉鑫佳捷印务有限公司　　　　　　　邮编：430000

787×1092　　　　　1/16　　　　　13 印张　　　　　302 千字

2023 年 2 月第 1 版　　　　　　　　　2023 年 2 月第 1 次印刷

定价：88.00 元

《现代护理学基础概要》 编委会

主　编

刘厚荣	山东泰安市肥城市中医医院
王　敏	青岛市中心医院北部院区
刘　婷	陆军第八十集团军医院
侯红梅	泰安市第一人民医院
刘光喜	泰安市第一人民医院
李　娜	潍坊市人民医院

副主编

林秀菊	山东省聊城市退役军人医院
刘少云	烟台市烟台山医院
徐　静	南山养生谷肿瘤医院
李书合	莘县莘州社区卫生服务中心
李欣颖	达州市中西医结合医院
吴建华	山东中医药大学第二附属医院
官炳雪	山东省枣庄市峄城区疾病预防控制中心
刘　颖	济南市第四人民医院
徐晓晓	济南市莱芜人民医院
陈艳丽	郓城唐塔医院

编　委

孙艳玲	济南市第四人民医院
吕雪涵	河南科技大学第一附属医院

前　言

　　护理工作体现在临床医学的各个方面,临床上许多治疗性的工作都离不开护理人员的配合。随着社会经济的发展、医学技术的进步及人民群众对健康和卫生保健需求的日益增长,护理工作的内容和范畴也在延伸和拓宽,已由过去单纯的疾病护理发展到集生活护理、治疗护理、心理护理、社会支持等多个层面的综合护理。在此形势下,护理人员的知识结构和解决实际问题的能力必须从根本上转变,为此,编者编写了本书。

　　本书讲述了临床常见疾病的护理常规,旨在为广大护理工作者提供规范的疾病护理标准,使护理人员在临床护理工作中有章可循、有法可依。本书内容包括神经内科、呼吸内科、消化内科、循环系统、血液内科、肾内科、内分泌科、神经外科、胸外科等临床常见疾病。本书旨在让读者更直观形象地了解到现阶段护理学的最新进展,为临床护理提供科学依据。本书内容丰富、详略得当、通俗易懂、条理清晰,具有很高的实用价值,是一本集权威性、前沿性和可操作性于一体的护理学专著。

　　由于编写时间仓促,编者学识水平有限,书中难免存在不足之处,敬请广大读者批评指正。

编　者

目　　录

第一章　神经内科疾病的护理

第一节　短暂性脑缺血发作

短暂性脑缺血发作(TIA)是指颅内血管病变引起的一过性或短暂性、局灶性或可逆性神经功能障碍。症状一般持续 10～15 min,多在 1 h 内恢复,最长不超过 24 h,可反复发作,不遗留神经功能缺损的症状和体征。TIA 发作好发于老年人,男性多于女性。临床研究结果表明:症状持续 3 h 以上的 TIA 患者有影像学及病理学改变,故目前对 TIA 发作时间的限定尚存争议。伴有大脑半球症状的 TIA 患者和伴有颈动脉狭窄的患者,70 % 的预后不佳,2 年内发生脑卒中的概率是 40 %。一般椎-基底动脉系统 TIA 患者发生脑梗死的较少,年轻的 TIA 患者发生脑卒中的危险较低,单眼视觉症状的患者预后较好。

一、病因与发病机制

主要的病因是动脉粥样硬化、动脉狭窄、心脏病、血液成分改变及血流动力学变化等。

(一)微栓子形成

微栓子主要来源于动脉粥样硬化的不稳定斑块或附壁血栓的破碎脱落、瓣膜性或非瓣膜性心源性栓子及胆固醇结晶等。微栓子阻塞小动脉常导致其供血区域脑组织缺血,当栓子破碎或溶解移向远端时,血流恢复,症状缓解。此型 TIA 患者的临床症状多变,发作频度不高,数周或数月发作 1 次,每次发作持续时间较长,可达数十分钟至 2 h。

(二)血流动力学改变

基本病因可能是由各种原因(如动脉硬化和动脉炎等)所致的颈内动脉系统或椎-基底动脉系统的动脉严重狭窄,在此基础上血压急剧波动导致原来靠侧支循环维持的脑区发生一过性缺血。此型 TIA 患者的临床症状比较刻板,发作频度较高,每日或每周可有数次发作,每次发作持续时间多不超过 10 min。

(三)其他因素

如锁骨下动脉盗血综合征,某些血液系统疾病,如真性红细胞增多症、血小板增多、各种原因所致的严重贫血和高凝状态等。

二、临床表现

TIA 症状取决于受累血管的分布。

(一)颈动脉系统 TIA

常表现为单眼或大脑半球症状。视觉症状表现为一过性黑矇、雾视、视野中有黑点等;大脑半球症状多为一侧面部或肢体的无力或麻木。一过性单眼盲是颈内动脉分支眼动脉缺血的特征性症状,优势半球缺血时可有失语。

（二）椎-基底动脉系统 TIA

通常表现为眩晕、头晕、构音障碍、发作性跌倒、共济失调、复视、眼球震颤、交叉性运动或感觉障碍、偏盲或双侧视力障碍。一侧脑神经麻痹,对侧肢体瘫痪或感觉障碍为椎-基底动脉系统 TIA 的典型表现。

三、实验室检查

CT 或 MRI 检查大多正常,部分病例(发作时间＞60 min)于弥散加权 MRI 可见片状缺血灶。CTA、MRA 及 DSA 检查可见血管狭窄、动脉粥样硬化斑。TCD 检测可发现颅内动脉狭窄,并可进行血流状况评估和微栓子监测。血常规和生化检查也是必要的,神经心理学检查可能发现轻微的脑功能损害。

四、治疗要点

（一）病因治疗

确诊 TIA 后应针对病因进行积极治疗,如控制血压,治疗心律失常、心肌病变,稳定心脏功能,治疗脑动脉炎,纠正血液成分异常等。

（二）药物治疗

1.抗血小板聚集剂

可能减少微栓子的发生,对预防复发有一定疗效。常用药物有:阿司匹林 75～150 mg/d;双嘧达莫,每次 25～50 mg,3 次/d;噻氯匹定、氯吡格雷和奥扎格雷。

2.抗凝治疗

对伴有房颤、频繁发作的 TIA 患者,或发作持续时间长,每次发作症状逐渐加重,同时又无明显的抗凝治疗禁忌者(无出血倾向、无严重高血压、无肝肾疾病、无溃疡病等),可及早进行抗凝治疗。首选肝素 100 mg 加入生理盐水 500 mL 中静滴,20～30 次/min;根据凝血活酶时间(APTT)调整肝素剂量,维持治疗前 APTT 值的 1.5～2.5 倍为完全抗凝标准,5 d 后可改口服华法林或低分子肝素腹壁皮下注射。

3.钙通道阻滞药

钙通道阻滞药可扩张血管,阻止脑血管痉挛,如尼莫地平 20～40 mg/d。

4.中医药治疗

常用川芎、丹参、红花等药物。

5.外科手术和血管内介入治疗

经血管造影确定 TIA 是由颈部大动脉病变(如动脉硬化斑块)引起明显狭窄或闭塞者,为了消除微栓塞,改善脑血流量,建立侧支循环,可考虑外科手术和血管内介入治疗(一般颈动脉狭窄＞70 %,患者有与狭窄相关的神经系统症状,可考虑颈动脉内膜切除术或血管内介入治疗)。

五、护理措施

（一）基础护理

(1)发作时卧床休息,枕头不宜过高,以 15°～20°为宜。

(2)指导患者转头或仰头时动作缓慢,幅度不宜过大,避免因颈部活动过度或过急而导致发作。

（3）指导患者合理休息与运动,采取适当防护措施预防跌倒或坠床。

（4）必要时协助如厕、沐浴,外出活动时有专人陪伴。

（二）疾病护理

（1）频繁发作的患者观察和记录每次发作的持续时间、间隔时间和伴随症状,观察患者肢体无力或麻木是否减轻或加重,有无头痛、头晕或其他脑功能受损的表现,警惕完全性缺血性脑卒中的发生。

（2）注意观察药物的作用和不良反应,肝素抗凝治疗时应密切观察有无出血倾向;使用阿司匹林、氯吡格雷或奥扎格雷等抗血小板聚集剂治疗时,应注意观察有无食欲缺乏、皮疹或白细胞减少等不良反应。

（三）健康指导

（1）帮助患者和家属了解脑血管病的病因、危害、主要危险因素、早期症状、就诊时机及治疗与预后的关系。指导掌握本病的防治措施和自我护理方法。

（2）帮助寻找和去除自身的危险因素,主动采取措施,改变不健康的生活方式。

（3）定期体检,了解心功能、血糖、血压和血脂水平;积极治疗高血压、动脉硬化、心脏病、糖尿病、高脂血症和肥胖症。

（4）选择低盐、低脂、有充足蛋白质和丰富维生素的饮食,限制钠盐（<6 g/d）和动物性脂肪的摄入;戒烟、限酒;控制食物热量,保持理想体重。

（5）保持良好的心态和稳定的情绪,多参加有益身心的社交活动。

第二节　脑出血

脑出血系指原发性非外伤性脑实质出血,占急性脑血管病的 20 ％～30 ％。年发病率（60～80)/10 万,急性期病死率为 30 ％～40 ％,是急性脑血管病变中死亡率最高的。

一、病因及发病机制

1.高血压并发细、小动脉硬化

是脑出血最常见原因。细小动脉变性增厚、玻璃样变及微小动脉瘤形成等病理变化是其脑出血的病理基础。

2.颅内动脉瘤

主要是先天性动脉瘤。动脉瘤经血流旋涡和血压的冲击,常使其顶端增大、破裂。

3.脑血管畸形

因血管壁发育异常,常较易出血。

4.其他

脑动脉炎、脑底异常血管网病、血液病、抗凝及溶栓治疗等。

二、临床表现

起病突然,病情发展迅速,大多数在情绪紧张、兴奋、活动、排便、用力时发病,数分钟至数小时内病情发展至高峰。主要表现为:头痛、呕吐、偏瘫、失语、意识障碍、大小便失禁等,血压常明显升高。由于出血部位和出血量不同,临床表现各异,分述如下。

1.壳核出血

最常见,占脑出血的 50 %～60 %。因出血最常累及内囊而表现"三偏征":偏瘫、偏身感觉障碍、偏盲。优势半球出血可有失语。出血量少(<30 mL)时,临床症状轻,预后较好;出血量较大(>30 mL)时,临床症状重,可出现意识障碍和占位效应,严重者可引起脑疝、甚至死亡。

2.丘脑出血

约占脑出血的 20 %。患者常出现丘脑性感觉障碍(对侧偏身深浅感觉减退、感觉过敏或自发性疼痛)、丘脑性失语(言语缓慢而不清、重复言语、发音困难等)、丘脑性痴呆(记忆力和计算力减退、情感障碍等)和眼球运动障碍(眼球向上注视麻痹等)。出血侵及内囊可出现对侧肢体瘫痪,多为下肢重于上肢。

3.脑干出血

约占脑出血的 10 %,绝大多数为脑桥出血。常表现为突然发病,剧烈头痛、眩晕、复视、呕吐、一侧面部麻木等。出血常先从一侧开始,表现为交叉性瘫痪,头和眼转向非出血侧,呈"凝视瘫肢"状。出血量大时多迅速波及两侧,出现双侧面部和肢体瘫痪,双侧病理反射阳性。由于交感神经纤维受损,双侧瞳孔极度缩小,但对光反射存在。严重者由于出血破坏了联系丘脑下部调节体温的纤维出现中枢性高热、呼吸不规则,病情常迅速恶化,多数在 24～48 h 死亡。

4.小脑出血

约占脑出血的 10 %。常开始为一侧枕部的疼痛、眩晕、呕吐、病侧肢体共济失调,可有脑神经麻痹、眼球震颤、双眼向病变对侧同向凝视,可有肢体瘫痪。

5.脑叶出血

占脑出血的 5 %～10 %。以顶叶出血多见,依次为颞叶、枕叶、额叶,40 %的为跨叶出血。

(1)顶叶出血:偏瘫较轻,而偏身感觉障碍较重;对侧下象限盲;优势半球出血可出现混合性失语。

(2)颞叶出血:对侧中枢性面舌瘫;对肢体瘫痪以上肢为主;对侧上象限盲;优势半球出血可出现感觉性失语或混合性失语;可有颞叶癫痫、幻嗅、幻视。

(3)枕叶出血:对侧同向性偏盲,可有一过性黑蒙和视物变形;多无肢体瘫痪。

(4)额叶出血:前额痛、呕吐、痫性发作、对侧偏瘫、精神障碍,优势半球出血表现运动性失语。

6.脑室出血

占脑出血的 3 %～5 %。表现为突然头痛、呕吐,立即昏迷或昏迷加深;双侧瞳孔缩小,四肢肌张力增高,病理反射阳性,早期出现去大脑强直,脑膜刺激征阳性;常出现丘脑下部受损的症状和体征,如应激性溃疡、消化道出血、中枢性高热、血糖增高、尿崩症等。如出血量少,仅部分脑室出血,表现酷似蛛网膜下腔出血,患者意识清楚或仅有轻度障碍,预后良好。

三、实验室检查

1.CT 检查

临床疑诊脑出血是首选 CT 检查。可明确诊断出血的部位、范围、出血量及是否破入脑室。CT 动态观察可发现进展型脑出血。

2. MRI 检查

可发现 CT 不能辨认的脑干或小脑小量出血。

3. DSA 检查

可清晰显示异常血管、破裂的血管和部位。

4. 腰椎穿刺检查

多为血性脑脊液、压力常增高。已明确诊断的重症脑出血患者,不宜行腰穿检查,以免诱发脑疝。

5. 血液检查

血常规、生化检查,有白细胞计数增高、血尿素氮和血糖升高。

6. 其他

心电图、X 线。

四、治疗要点

脑出血急性期的主要治疗原则是:控制脑水肿、防止再出血、维持生命功能和防治并发症。

1. 控制脑水肿

脑出血后,由于脑实质内突然出现了血肿的占位效应,引起脑室受压,中线结构移位,颅内压急剧增高,可出现脑疝,危及生命。因此,控制脑水肿,降低颅内压是脑出血急性期处理的一个重要环节。根据病情,遵医嘱可选用甘露醇、甘油果糖、呋塞米、白蛋白等治疗。

2. 调控血压

由于脑出血后颅内压升高,为保证脑组织供血的代偿性反应,急性期血压常升高,当颅内压下降时血压也会随之下降,故急性期一般不应用降压药。当收缩压超过 200 mmHg 或舒张压超过 110 mmHg 可适当使用温和的降压药如硫酸镁等。急性期后血压持续过高时可系统地应用降压药。

3. 止血药和凝血药

仅用于并发消化道出血或有凝血障碍时,常用药物有 6-氨基己酸、氨甲环酸、酚磺乙胺、巴曲酶等。

4. 防治消化道出血

常用奥美拉唑、西咪替丁等药物,对预防和控制应激性溃疡导致的消化道出血有较好的效果。

5. 手术治疗

手术宜在发病后 6～24 h 进行。如大脑半球出血量在 30 mL 以上或小脑出血量在 10 mL 以上,可考虑开颅手术清除血肿或小脑减压术;出血破入脑室可行脑室穿刺引流;脑叶出血也可行颅骨钻孔微创颅内血肿清除术。

6. 对症治疗

吸氧、吸痰、保持呼吸道通畅、预防感染,维持水、电解质、酸碱平衡等。

7. 早期康复治疗

脑出血病情稳定后宜尽早进行康复治疗。包括:肢体康复、语言康复、吞咽功能康复、心理康复等。有条件者应由专业的康复治疗师进行康复治疗,可有效降低病死率和致残率,改善患者的预后,提高生活质量,缩短住院时间和减少医疗费用,有利于出院后的管理和社区治疗与康复。

五、护理措施

(一)基础护理

1.休息与体位

急性期绝对卧床休息2~4周,抬高床头15°~30°,以减轻脑水肿。

2.环境与安全

保持环境安静、安全,严格限制探视,避免各种刺激,各项治疗护理应集中进行。有条件者可安排单人房间。有谵妄、躁动患者,应加保护性床栏,必要时约束带适当约束。

3.生活护理

①做好口腔清洁,每日协助口腔护理2~3次。②做好皮肤护理,预防压疮,每日床上擦浴1~2次;每2~3 h协助更换体位1次,注意在发病后24~48 h变换体位时应尽量减少头部的摆动幅度,以防加重出血;保持床单元整洁、干燥,有条件者可使用气垫床或自动减压床。③协助床上大小便,尿失禁者做好接尿处理。④有肢体瘫痪者,协助做好良肢位的摆放,并指导和协助肢体进行主、被动运动,预防关节僵硬和肢体挛缩畸形。

4.饮食护理

出血量少、意识清醒的患者,给予高蛋白、高维生素的清淡饮食。昏迷或有吞咽障碍者,遵医嘱予留置胃管鼻饲流食。

5.心理护理

对意识清楚的患者,讲解疾病有关知识,消除其不良心理,避免情绪激动及过度紧张,注意保持情绪稳定。

(二)疾病护理

1.对症护理

主要是颅内压增高,及早发现脑疝先兆与急救处理。

(1)评估有无脑疝的先兆表现:严密观察患者意识、瞳孔变化、定时测量生命体征,注意患者有无剧烈头痛、喷射性呕吐、烦躁不安、血压增高、脉搏减慢、呼吸不规则、一侧瞳孔散大、意识障碍加重等脑疝的先兆表现,一旦出现,应立即报告医师。

(2)急救处理:①立即建立静脉通路,遵医嘱给予快速脱水、降颅内压药物,如20%甘露醇250 mL在15~30 min滴完。②保持呼吸道通畅,及时清除呕吐物和口鼻腔分泌物,防止舌后坠和窒息。③氧气吸入。④心电监护,监测生命体征、血氧饱和度变化。⑤备好气管插管、气管切开、呼吸机、抢救药物和脑室穿刺引流包等。

(3)用药观察:使用脱水降颅内压药物时,注意监测尿量和电解质的变化,防止低钾血症和肾功能受损。

2.并发症的护理

脑出血常见的并发症有肺部及泌尿系统感染、上消化道出血、中枢性高热、电解质紊乱、下肢深静脉血栓形成、癫痫发作等,最常见的并发症是上消化道出血,主要是因为病变导致下丘脑功能紊乱,继而引起胃肠黏膜血流量减少,胃、十二指肠黏膜出血性糜烂、点状出血和急性溃疡所致。

（1）病情监测：①注意观察患者有无呃逆、上腹部饱胀不适、胃痛、呕血、便血、尿量减少等症状和体征。②留置胃管鼻饲的患者，注意回抽胃液，观察胃液的颜色，如发现为血色或咖啡色应立即汇报医师。③观察有无黑粪，并及时留取标本检测大便隐血试验。④如发现患者出现呕血，或从胃管内抽出咖啡色胃液，解柏油样大便，同时伴有面色苍白、口唇发绀、呼吸急促、皮肤湿冷、烦躁不安、血压下降、尿少等，应考虑上消化道出血和出血性休克，要立即报告医师，积极止血、抗休克处理。

（2）饮食护理：遵医嘱禁食，或给予清淡、易消化、无刺激性、营养丰富的流质饮食，注意少量多餐和温度适宜，防止损伤胃黏膜。

（3）用药护理：遵医嘱给予保护胃黏膜和止血药物，如奥美拉唑、巴曲酶、氢氧化铝凝胶等，注意观察用药后的反应。

（三）健康指导

1.避免诱因

应避免各种使血压骤然升高的各种因素，指导患者应注意：①保持情绪稳定和心态平衡，避免过分喜悦、愤怒、焦虑、恐惧、悲伤等不良心理和惊吓等刺激；②建立健康的生活方式，保证充足睡眠；③适当运动，避免体力或脑力的过度劳累和突然用力过猛；④养成定时排便的习惯，保持大便通畅，避免用力排便；⑤戒烟酒；⑥预防呼吸道感染，避免用力屏气、咳嗽和打喷嚏；天气变化时注意保暖。

2.控制高血压

遵医嘱正确服用降压药，定时监测血压，维持血压稳定，减少血压波动对血管的损害。

第三节　脑梗死

脑梗死是指由于脑供血障碍引起脑缺血、缺氧，导致组织坏死产生的软化灶。临床上最常见的脑梗死有脑血栓形成和脑栓塞。

一、脑血栓形成

脑血栓形成是脑血管疾病中最常见的一种。颅内外供应脑部的动脉血管壁发生病理改变，使血管腔变狭窄，或在此基础上形成血栓，最终完成闭塞，脑组织缺血、缺氧、坏死、软化，并表现出相应的神经症状和体征，称为脑血栓形成。

（一）病因和发病机制

最常见的病因为脑动脉粥样硬化。高血压、高血脂和糖尿病会加速动脉粥样硬化。少见的病因有各种动脉炎、先天性血管狭窄、血高凝状态等。

动脉粥样硬化好发于大血管的分叉处或弯曲处，一旦动脉内膜损害破裂或形成溃疡，当血压下降、血流缓慢（睡眠、失水、心力衰竭、心律失常等）时，血小板及纤维素等黏附、聚集、沉着形成血栓。血栓逐渐增大，使动脉管腔狭窄甚至完全闭塞。受累血管供应区的脑组织则缺血、水肿软化、坏死。任何血管均可发生血栓形成，但以颈内动脉、大脑中动脉为多见，基底动脉和椎动脉分支次之。

(二)临床表现

1.高危人群

本病好发于中年以后,多见于50～60岁以上患有动脉粥样硬化者,多伴有高血压、冠心病或糖尿病。

2.前驱症状

病前可有头昏、头痛前驱症状,约有1/4的患者病前曾有TIA史。

3.发病时状况

常在睡眠或安静休息时发病。

4.病情严重度

患者通常意识清楚,生命体征一般无明显改变,少见颅压高。

5.神经系统表现特点

神经系统体征视脑血管闭塞的部位及梗死的范围而定。

(1)颈内动脉血栓形成:三偏征(病变对侧偏瘫、偏身感觉障碍和对侧同向偏盲)、失语(优势半球受累)等。

(2)椎-基底动脉血栓形成:多有眩晕、恶心、呕吐、眼球震颤、交叉瘫、复视、共济失调、吞咽及发音困难等。

(三)实验室及其他检查

1.头颅 CT 检查

最重要。发病24 h内多正常,24 h后梗死区出现低密度灶。对脑干及小脑的梗死灶显示不清。

2. MRI

可在发病数小时确定病灶,对脑干、小脑病灶显示清。

3.经颅多普勒(TCD)

测定局部血流量。

4.数字减影血管造影(DSA)

可显示血栓形成部位、程度。

5.其他危险因素检测

血及尿一般检查,血糖、血脂、血流变、心电图等检查。

(四)诊断要点

包括:高龄患者;有动脉硬化等病史;病前有 TIA;在安静休息时发病;症状逐渐加重,无明显意识障碍,有相应的脑动脉供血区的脑功能缺失体征。CT 或 MRI 检查有助诊断。

(五)治疗要点

目前治疗脑卒中最有效的方法为卒中单元,其次为早期溶栓、抗血小板和抗凝治疗等。

1.卒中单元

主要是指有一个专门治疗卒中的小组,包括神经科医师、康复科医师、心脏科医师、心理医生、护师及护工等,共同研究治疗护理方案,并建立卒中病房。

2.早期溶栓治疗

(1)时间。根据缺血半暗带,在脑缺血后 3～6 h 可通过再灌注,逆转缺血损伤区。这段时间称为再灌注治疗窗。如果患者 CT 出现梗死灶,则不适宜溶栓治疗。

(2)常用的溶栓药。均属于纤维蛋白溶酶原激活剂,常用的有尿激酶、链激酶、重组组织型纤溶酶原激活剂(rt-PA)等。rt-PA 特异性强,可激活新鲜血栓中的纤维蛋白溶酶原,若能在发病后 3 h 内用药,则效果更为理想。

3.抗凝治疗

对临床表现为进展型脑梗死患者,可选择应用抗凝治疗。对出血梗死或有高血压者均禁用。

4.调整血压

使血压维持在比患者病前稍高的水平,除非血压过高,一般急性期不使用降压药。对血压低者可加强补液或给予适量药物以升高血压。

5.抗脑水肿、降低颅内压

大面积脑梗时如果出现颅压高,需立即降颅压。常用的药物为 20 % 甘露醇、10 % 复方甘油、地塞米松等。

6.改善微循环

低分子右旋糖酐可降低血液黏度并有抗血小板聚集作用,从而改善微循环。

7.血管扩张剂

亚急性期(发病 2～4 周)可使用,如尼莫地平、尼卡地平、盐酸氟桂利嗪(西比灵)等。

8.高压氧治疗

提高血氧供应。

9.其他治疗

脑代谢活化剂:胞磷胆碱、吡拉西坦、依达拉奉等。中药治疗:一般采用可用丹参、川芎、银杏达莫等。

(六)护理诊断/问题

1.躯体活动障碍

与偏瘫或平衡能力降低有关。

2.吞咽障碍

与意识障碍或延髓麻痹有关。

3.语言沟通障碍

与大脑语言中枢功能受损有关。

4.有废用综合征的危险

与肢体瘫痪且未及时进行有效康复训练有关。

5.有皮肤完整性受损的危险

与长期卧床导致局部皮肤组织受压过久有关。

6.便秘

与长期卧床有关。

(七)护理措施

1.病情观察

密切观察生命体征、瞳孔及意识等变化。

2.生活护理

给予低盐、低脂饮食,如有吞咽困难、饮水呛咳时,可给予糊状流质或半流质食物,小口慢慢喂食,必要时给予鼻饲流质。对有糖尿病者予以糖尿病饮食。协助患者完成生活护理,如穿衣、洗漱、沐浴、如厕等,保持皮肤清洁、干燥,及时更换衣服、床单。将患者的用物放在易拿取的地方,恢复期尽力要求患者完成生活自理活动。

3.用药护理

使用低分子右旋糖酐时,可有过敏反应如发热、皮疹等,应注意观察。用溶栓、抗凝药物时,严格注意药物剂量,观察有无出血倾向。用甘露醇时观察疗效和副作用,如头痛、呕吐是否减轻,是否有静脉炎发生,是否有眼窝凹陷、皮肤干燥等脱水表现。用血管扩张剂时,观察患者是否出现低血压。

4.对症护理

对瘫痪患者应每2～3 h翻身1次,保持肢体于良肢位,翻身时做一些主动或被动活动锻炼,按照从翻身一起坐一站立一行走的顺序循序渐进增加肢体活动量。指导失语患者简单而有效的交流技巧,加强其语言功能训练。具体见运动和感觉障碍患者护理内容。

5.心理护理

偏瘫常常使患者产生自卑、消极的心理。因偏瘫失语、生活不能自理,患者可变得性情急躁,甚至发脾气,这样常常会使血压升高、病情加重。护士应主动关心患者,教会患者简单的哑语,从思想上开导患者。嘱家属要给予患者物质和精神上的支持,鼓励或组织病友之间交流养身经验,树立患者战胜疾病的信心。

(八)健康指导

(1)积极治疗原发病,如高血压、高脂血症、糖尿病等。尤其是重视对TIA的处理。

(2)老年人临睡前适当增加饮水量,防止血液浓缩诱发血栓形成;晨间睡醒时不要急于起床,最好安静10 min后缓缓起床,以防直立性低血压致脑血栓形成。

二、脑栓塞

由于各种栓子(血流中异常的固体、液体、气体)沿血液循环进入脑动脉,造成血流中断而引起相应供血区的脑功能障碍,称为脑栓塞。

(一)病因及发病机制

1.心源性栓子

最常见,占95%。常见于房颤、风湿性心瓣膜病、心梗附壁血栓等。另外,心脏黏液瘤、细菌性心内膜炎、二尖瓣脱垂等均可发生。在发生脑栓塞的患者中,约一半以上为风湿性心脏病二尖瓣狭窄合并心房颤动。

2.非心源性栓子

如主动脉弓及其发出的大血管的动脉粥样硬化斑块和附壁血栓的脱落、肺部感染性脓栓、癌性栓子、寄生虫虫卵栓子、脂肪栓子、气体栓子等。

(二)临床表现

(1)脑栓塞的发病年龄:风湿性心脏病、先心病以中青年居多,冠心病及大动脉病变以老年人为主。

(2)起病急骤,多无明显诱因,常在数秒钟或很短的时间内症状发展到高峰,是脑血管疾病中发展最快的。

(3)症状轻重决定于栓塞部位、大小及侧支循环的建立。重者昏迷抽搐。神经症状取决于栓塞血管所支配的供血区的神经功能,常见的有偏瘫、偏身感觉障碍、对侧同向性偏盲、失语等。

(4)可有风湿性心脏病等原发病的体征和其他部位栓塞症。

(三)实验室及其他检查

1.头颅 CT 及 MRI 检查。

2.其他检查

脑栓塞强调病因的检查。需要做超声心动图以明确是否存在心脏瓣膜、心内膜、心肌病变。24 h 动态心电图发现冠心病及心律失常,颈部血管超声发现粥样硬化斑块等。怀疑癌栓,要做胸部 X 线片、B 超等。怀疑亚急性心内膜炎,要查血象、血沉、做血培养等。

(四)诊断要点

急骤发病,一过性意识障碍,伴有心脏病,特别是年轻人。结合 CT、MRI 可诊断。

(五)治疗要点

脑栓塞治疗包括脑部病变及引起栓塞的原发病两个方面。

(1)脑部病变的治疗与脑血栓形成相同。禁忌溶栓治疗。

(2)原发病的治疗在于根除栓子来源,防止脑栓塞复发。防治心脏病等各种原发病是预防脑栓塞发生的一个重要环节。心源性脑栓塞的充血性梗死区极易出血,故抗凝治疗必须慎用。

第四节　蛛网膜下腔出血

蛛网膜下腔出血是指脑表面血管破裂,血液进入蛛网膜下腔,或脑实质出血血液穿破脑组织进入脑室及蛛网膜下腔而言。蛛网膜下腔出血临床上发病急骤,以剧烈头痛为初始表现。各个年龄组均有发病,半数患者有不同程度的意识障碍。

一、临床表现

(1)绝大多数都有情绪激动、过度疲劳、排便用力、咳嗽、饮酒等诱因。

(2)主要的临床表现为突发的剧烈头痛、呕吐、面色苍白、全身冷汗、意识障碍等。少数患者可出现精神症状、头昏、眩晕、颈背及下肢疼痛等。

(3)查体可见最具特征性的颈项强直等脑膜刺激征,少数患者可见偏瘫、偏盲、失语等。

(4)腰椎穿刺可见均匀一致的血性脑脊液。

二、评估要点

1.一般情况

观察生命体征有无异常,询问患者既往史,了解有无颅内动脉瘤、脑血管畸形和高血压、动脉粥样硬化病史,有无血液病、糖尿病、冠心病、颅内肿瘤、脑炎、抗凝治疗史、过敏史及家族史等。评估患者的心理状态,了解有无恐惧、紧张、焦虑及绝望的心理及对疾病的认识。

2.专科情况

(1)询问起病缓急及起病时的情况,了解有无明显诱因和前驱症状。

(2)了解起病时的症状特征。是否突然剧烈头痛、呕吐;有无面色苍白、全身冷汗;有无眩晕、抽搐、颈背或下肢疼痛;有无意识或精神障碍。

(3)检查患者的意识状态,观察神志是否清楚,瞳孔是否正大等圆。有无烦躁不安、定向力障碍等精神症状。

(4)脑膜刺激征是否阳性;有无肢体功能障碍和失语;有无眼睑下垂等一侧动眼神经麻痹的表现。

(5)有无发热、多汗、皮肤黏膜充血、腹痛、血压波动等下丘脑受损的症状。

3.实验室及其他检查

(1)腰椎穿刺检查脑脊液压力是否增高,外观是否为均匀血性,镜检有无大量红细胞。

(2)CT 检查脑沟、脑池及蛛网膜下腔有无高密度影。

(3)脑血管造影或 DSA,对脑血管畸形和动脉瘤明确显示。

三、护理诊断/问题

1.疼痛

与脑水肿、颅内高压、出血刺激脑膜或继发性脑血管痉挛有关。

2.昏迷及意识障碍

与蛛网膜下腔出血后的脑血管痉挛、脑水肿、脑代谢障碍等有关。

3.发热

与感染或体温调节中枢障碍、吸收热等有关。

4.自理能力缺陷

与意识障碍、偏瘫或医源性限制(绝对卧床)有关。

5.便秘

与蛛网膜下腔出血绝对卧床休息、不习惯床上排便、进食量减少、肠蠕动缓慢有关。

6.再出血危险

与动脉瘤或动静脉畸形,随时有再出血可能有关。

7.潜在肺部感染

与长期卧床呼吸道分泌物排出不畅有关。

8.潜在并发症

脑疝。

四、护理措施

1.颅内高压、头痛的护理

绝对卧床休息,一般为 4～6 周,床头抬高 15°～20°,有利于颅内静脉回流,并保持病室安静。遵医嘱给予降颅内压,如 20 % 甘露醇 125 mL 快速静滴,必要时给予镇静止痛药,如口服安定等。同时,静滴时要合理使用和保护静脉,因患者输液时间长,静脉穿刺时应有计划地从四肢远端到近心端,并观察药物有无外渗。

2.昏迷及意识障碍的护理

对昏迷期患者加用床档,防止坠床;对躁动不安者,可用镇静剂,以免病情加重。

3.密切观察生命体征

注意意识及瞳孔的变化,有否头痛加剧,如有异常及时汇报医生。1 周内血压应保持在 20.0～21.3/12.0～13.3 kPa(150～160/90～100 mmHg)为宜,不宜过低,以防引起脑供血不足、低血容量而诱发脑梗死。

4.高热患者的护理

每 4 h 测量体温、脉搏、呼吸 1 次。一般中度发热无感染征象者可能为吸收热,只要密切观察不需特殊处理。若体温过高,应及时采取物理降温,在头部体表大血管处放置冰袋,用 50 ％酒精和温水擦浴,必要时采用冬眠疗法。注意液体及能量的补充,成人每日至少在 2000 mL 左右。同时加强皮肤及口腔的护理,大量出汗者,应及时更换床单及衣裤,避免受凉;每日用生理盐水棉球做口腔护理 2～3 次,口唇干燥者涂液状石蜡。

5.防止压疮发生

昏迷状态并伴有肢体瘫痪,应及时做好皮肤清洁护理。每 2 h 翻身 1 次,使用气垫床、防压疮贴膜,促进局部血液循环,保持床单位干燥、清洁、平整。

6.保持大小便通畅

昏迷患者出现反射性尿失禁时,使用接尿器或留置尿管,保持尿路通畅和外阴部清洁,每日行膀胱冲洗 2 次,避免尿路感染及排尿困难。为保持大便通畅,可给予缓泻剂,如番泻叶 2 g 分次冲泡口服,必要时用开塞露或肥皂水灌肠,以大便呈糊状较好。蛛网膜下腔出血保持大便通畅,以免因排便过度用力引起再度出血或脑疝形成。

7.饮食护理

加强营养,避免食用生、冷、硬食物,应食质软、易消化、营养丰富的食物。对昏迷患者给予鼻饲流质食物。

8.防止并发症的发生

保持呼吸道通畅,及时清除呼吸道分泌物或呕吐物,拍背、咳痰。对昏迷患者及时吸痰及氧气吸入,不仅能预防肺部感染,还可改善或纠正脑缺氧,减轻脑水肿。

9.心理护理

耐心了解患者的心理活动,做好患者的思想工作,解除心理障碍,满足患者的各种生活需求。给患者多讲与疾病相关的知识。在治疗操作、生活护理、基础护理上千方百计为患者排忧解难,对不同性格的患者采取与其相适应的心理护理,使其树立战胜疾病的信心。

10.恢复期的护理

根据患者的自理能力制订自理活动计划。帮助偏瘫患者进行肢体被动性活动,应循序渐进,鼓励患者独立完成自理活动。对有语言障碍的患者,护理人员态度要和蔼可亲,借助手势和口型与患者沟通,进行语言功能训练。

五、健康教育

1.入院教育

(1)指导患者和家属正确对待病情,支持与配合治疗护理计划。

（2）告知患者头痛的原因与颅压高、血液刺激脑膜或脑血管痉挛有关,随着出血停止、血肿吸收,头痛会逐渐缓解,以消除患者紧张、恐惧心理,增强战胜疾病的信心。

2.住院指导

（1）告知患者绝对卧床休息、保持环境安静,尽量减少探视以防再出血的意义。

（2）指导患者避免精神紧张、情绪波动、用力排便、屏气、剧烈咳嗽及血压过高等诱发因素。

3.出院指导

（1）保持情绪稳定,合理安排休息与活动量,避免过度激动、剧烈活动、重体力劳动等一切不良刺激,避免再次出血。

（2）给予高蛋白、富含维生素的饮食,多吃水果、蔬菜,养成良好的排便习惯。

（3）告知本病治疗与预后的有关知识,指导患者配合检查,明确病因和尽早手术,解除顾虑。

（4）女患者1～2年内避免妊娠和分娩。

（5）按医嘱定期门诊复诊。

第五节　帕金森病

帕金森病(PD),又称震颤麻痹,是一种中老年常见的神经系统变性疾病,以黑质多巴胺能神经元变性缺失和路易小体形成病理特性,以静止性震颤、运动迟缓、肌强直和姿势步态异常为临床特征。本病起病缓慢,逐渐进展。男性稍多于女性。65岁以上的老年人群患病率为2%。目前,我国帕金森病患者人数已超过200万。高血压脑动脉硬化、脑炎、外伤、中毒、基底核附近肿瘤以及吩噻嗪类药物等所产生的震颤、强直等症状,称为帕金森综合征。

一、病因

本病的病因未明,目前认为PD非单因素引起,可能为多因素共同参与所致,可能与下列因素有关:

1.年龄老化

本病40岁以前极少发病,主要发生于50岁以上的中老年人,60岁以上发病明显增多,提示年龄老化与发病有关。实际上,只有当黑质多巴胺能神经元数目减少50%以上,纹状体多巴胺递质含量减少80%以上,临床才会出现帕金森病的运动障碍症状。正常神经系统老化并不会达到这一水平,故年龄老化只是帕金森病发病的一个促发因素。

2.环境因素

流行病学调查显示,长期接触环境中与吡啶类衍生物1-甲基-4-苯基-1,2,3,6-四氢吡啶(MPTP)分子结构类似的杀虫剂、除草剂或某些工业化学品等可能是PD发病的危险因素。MPTP本身并无毒性,但在脑内经B型单胺氧化酶(MAO-B)的作用转变成有毒性的甲基-苯基-吡啶离子(MPP^+),后者被多巴胺转运载体选择性摄入黑质多巴胺能神经元内,抑制线粒体呼吸链复合物Ⅰ型的活性,抑制细胞的能量代谢,从而导致细胞死亡。故PD的发病与工业、农业毒素有关。

3.遗传因素

本病在一些家族中呈聚集现象,有报道称 10 %左右的 PD 患者有家族史,包括常染色体显性遗传或常染色体隐性遗传。目前分子遗传学的研究证明导致 PD 发病的重要致病基因有:PARK1、PARK2、PARK5、PARK7 等。

二、发病机制

(1)神经递质的平衡受到破坏。多巴胺和乙酰胆碱是纹状体内两种重要的神经递质,功能互相拮抗,维持二者之间的平衡对于基底节环路活动起着重要的调节作用。脑内多巴胺递质主要是黑质-纹状体通路。帕金森病时由于黑质多巴胺能神经元变性、缺失,纹状体多巴胺含量显著降低(超过 80 %),造成乙酰胆碱系统功能相对亢进,导致肌张力增高、运动减少等临床表现。

(2)导致黑质多巴胺能神经元变性死亡的确切发病机制目前尚不完全清楚,但已知氧化应激、线粒体功能缺陷、蛋白错误折叠和聚集、胶质细胞增生和炎性反应等在黑质多巴胺能神经元变性死亡中起着重要作用。

三、临床表现

1.静止性震颤

常为本病的首发症状。多自一侧上肢远端开始,表现为规律性手指屈曲和拇指对掌运动,类似"搓丸样"动作。具有静止时明显、精神紧张时加重、做随意动作时减轻、睡眠时消失等特征。震颤可逐渐扩展至四肢,但上肢通常比下肢明显,下颌、口、唇、舌及头部受累较晚。少数患者无震颤,尤其是发病年龄在 70 岁以上者。

2.肌强直

本病肌强直系锥体外系性肌张力增高,即伸肌和屈肌的张力同时增高。当腕、肘关节被动运动时,检查者感受到的阻力增高是均匀一致的,称为"铅管样肌强直"。如患者合并有震颤,则在伸屈肢体时可感到在均匀阻力上出现断续的停顿,如同齿轮转动一样,称为"齿轮样肌强直"。另外,有一种具有早期诊断价值的体征称为"路标现象",即嘱患者将双肘关节立于桌面上,使前臂和桌面呈垂直位置,双臂及腕部肌肉放松,正常人腕关节和前臂呈 90°角,而 PD 患者由于腕部肌肉强直而使腕关节呈伸直位置,很像铁路上竖立的路标。

3.运动迟缓

患者可表现多种动作的减慢、随意运动减少,尤其以开始动作时为明显。如坐下时不能起立,起床、翻身、解系纽扣或鞋带、穿鞋、穿衣、洗脸、刷牙等日常活动均发生困难。有书写时字越写越小的倾向,称为"写字过小征"。面部表情肌少动,表现为面部无表情、不眨眼、双眼凝视,称为"面具脸"。

4.姿势步态异常

由于颈肌、躯干肌强直而使患者站立时呈特殊屈曲体态,表现头前倾、躯干俯屈、肘关节屈曲、腕关节伸直、前臂内收、髋、膝关节略弯曲等。步态异常最为突出,表现为走路拖步,迈步时身体前倾,行走时步距缩短,上肢协同摆动的联合动作较少或消失。"慌张步态"是帕金森患者特有的体征,表现为行走时起步困难,一迈步时即以极小的步伐前冲,越走越快,不能立刻停下脚步。

5.其他症状

①口、咽和腭肌运动障碍表现为:讲话缓慢、语调低、吐字不清、流涎和吞咽困难等;②自主神经紊乱表现为:顽固性便秘、夜间大量出汗、直立性低血压;③精神症状表现为:抑郁症、幻觉、思维迟钝等;④疾病晚期可出现智力衰退现象。

四、实验室检查

1.生化检测

采用高效液相色谱(HPLC)可检测到脑脊液和尿中高香草酸(HVA)含量降低。

2.基因诊断

采用 DNA 印记技术、PCR、DNA 序列分析等可能发现基因突变。

3.功能显像诊断

采用 PET 或 SPECT 进行特定的放射性核素检测,可显示脑内多巴胺转运体(DAT)功能显著降低,多巴胺递质合成减少及 D2 型多巴胺受体活性早期超敏、晚期低敏等,对早期诊断、鉴别诊断及监测病情有一定价值。

五、治疗要点

(一)药物治疗

目前,药物治疗是 PD 最主要的治疗方法。通过维持纹状体内的乙酰胆碱和多巴胺两种神经递质的平衡,使临床症状得以改善。患者需长期或终身服药,遵循从小剂量开始,缓慢递增的原则,尽量以较小的剂量取得较满意的疗效。

1.抗胆碱药

对震颤和肌强直有效,对运动迟缓疗效较差。适用震颤突出且年龄较轻的患者。常用药物有:苯海索(安坦)、甲磺酸苯扎托品等。合并有青光眼和前列腺肥大者禁用。

2.金刚烷胺

能促进神经末梢释放多巴胺,并阻止其再吸收。能改善震颤、肌强直、运动迟缓等症状,适用于轻症患者,可单独使用,但维持时间短,常与左旋多巴等药合用。癫痫患者慎用。

3.多巴胺替代治疗

可补充黑质纹状体内多巴胺的不足,是 PD 最重要的治疗方法。由于多巴胺不能透过血-脑屏障,常用左旋多巴替代治疗,可增强疗效和减少外周反应,主要复方左旋多巴制剂药物有:美多巴(由 200 mg 左旋多巴和 50 mg 苄丝肼组成)及息宁(由 200 mg 左旋多巴和 20 mg 卡比多巴组成)。

4.多巴胺受体激动剂

通过直接刺激突触后膜多巴胺受体而发挥作用,已逐渐成为治疗 PD 的另一大类重要药物。主要药物有:溴隐亭、吡贝地尔(泰舒达)、普拉克索等。

5.单胺氧化酶 B(MAO-B)抑制药

可阻止多巴胺降解,增加脑内多巴胺含量。主要药物有:司来吉米。精神病患者慎用,不宜与氟西汀合用。

6.儿茶酚-氧位-甲基转移酶抑制药(COMTI)

通过抑制左旋多巴在外周代谢,维持左旋多巴血浆浓度的稳定,加速通过血-脑屏障,增加脑内纹状体多巴胺的含量。该药单独使用无效,需与美多巴或息宁等合用方可增强疗效,减少症状波动反应。主要药物有:托卡朋(答是美)和恩托卡朋(柯丹)。

(二)外科治疗

适用于药物治疗无效或不良反应严重患者。手术治疗可改善症状,但术后仍需继续服药,故不能作为首选治疗方法。目前开展的手术有:苍白球毁损术、丘脑毁损术、脑深部电刺激术等。

(三)细胞移植治疗及基因治疗

目前尚处在动物实验阶段,是在探索中具有广阔前景的治疗方法。

(四)康复治疗

对改善 PD 症状有一定作用,通过进行语言、进食、肢体运动等训练和指导,改善患者生活质量,减少并发症发生。

六、护理措施

(一)基础护理

1.皮肤护理

①预防压疮:注意保持床铺清洁、平整、干燥,协助翻身,避免长时间坐位;②促进舒适:出汗多患者,穿柔软、宽松的棉布衣裤,协助勤换衣服、被褥,勤洗澡。

2.提供生活方便

①注意床的高度适中,方便患者上下床,两边有床栏保护;②呼叫器、茶杯、纸巾、便器、手杖等放于患者伸手可触及处,方便取用;③室内或走道配备扶手等辅助设施。

3.饮食护理

给予高热量、高维生素、高纤维素、低盐、低脂、适量优质蛋白质的易消化饮食。

4.心理护理

PD 患者常常有自卑、焦虑、忧郁、恐惧甚至绝望心理。①应细心观察患者的心理反应,鼓励患者表达并注意倾听其心理感受;②与患者讨论身体健康状况改变所造成的影响,及时给予正确的信息和引导;③鼓励患者尽量维持过去的兴趣和爱好,帮助培养和寻找新的简单易做的嗜好;④鼓励患者多与人交往并指导家属关心体贴患者,以创造良好的亲情和人际关系氛围。

(二)疾病护理

1.对症护理

(1)运动护理:目的在于防止和推迟关节僵直和肢体挛缩,克服运动障碍的不良影响。①尽量参与各种形式的活动,如散步、太极拳等,注意保持身体和各关节的活动强度和最大活动范围。②有目的、有计划地锻炼,鼓励患者自主活动及做力所能及的事情,尽可能减少对他人的依赖,如患者起坐有困难,应每日做完一般运动后反复练习起坐动作。③注意头颈部直立姿势,预防畸形。④有起步困难和步行时突然僵住不动者,指导其思想放松,目视前方,双臂自然摆动,脚抬高,足跟先着地,家属不要强行拖曳;感到脚沾地时,可先向后退一步,再往前走,比直接向前容易。⑤过度震颤者,可坐在有扶手的椅子上,手抓住椅臂,控制震颤。⑥有显著运动障碍而卧床不起者,应帮助患者采取舒适体位,被动活动,按摩四肢肌肉,注意动作轻柔,避免造成疼痛和骨折。

(2)安全护理:①防烫伤和烧伤,如对上肢震颤未能控制、日常生活动作笨拙的患者,应避免患者自行使用液化气和自行从开水瓶倒水,让患者使用带有大把手且不易打碎的不锈钢饭碗、水杯和汤勺等;②防自伤、自杀、走失、伤人等意外发生,如患者有幻觉、错觉、忧郁、欣快等精神症状或意识模糊、智能障碍,应专人陪护;严格交接班制度,禁止患者自行使用锐利器械和危险品;按时服药,送服到口等。

2.并发症护理

PD常需要长期或终身服药,做好用药指导及护理可有效预防并发症发生。

(1)根据患者的年龄、症状类型、严重程度、就业情况、药物价格和经济承受能力等选择药物。

(2)注意药物疗效观察。服药过程中要仔细观察震颤、肌强直和其他运动功能、语言功能的改善程度、观察患者起坐的速度、步行的姿势,讲话的音调与流利程度、写字、梳头、扣纽扣、系鞋带及进食动作,以确定药物疗效。

(3)药物不良反应的观察及处理。

胃肠道反应:如服用复方多巴制剂、多巴胺受体激动药等常可出现食欲减退、恶心、呕吐、腹痛、便秘等不适。在吃药前吃一点面包、饼干等面食或者服用多潘立酮对抗,可有效缓解胃肠道反应。

直立性低血压:抗PD药物几乎都能导致直立性低血压。注意起床或由坐位起立时动作缓慢,遵医嘱减少服药剂量或改用影响血压较小的药物。

精神、神经系统症状:多数抗PD药物可出现兴奋、失眠、幻觉、错觉、妄想等不良反应,应注意观察,做好安全护理并遵医嘱对症处理、调整药物剂量或种类。

开-关现象:是长期服用复方左旋多巴制剂后出现的副作用。指患者突然出现症状加重,全身僵硬,寸步难行,但未进行任何治疗,症状数分钟后又突然消失的现象。此现象可在患者日常生活的任何时间和状态下发生,与服药时间和剂量无关。可能是由多巴胺受体的功能失调引起。在每日保持总药量不变的前提下,通过减少每次剂量、增加服药次数或适当加用多巴胺受体激动剂,减少左旋多巴用量,可以减少该现象发生。

剂末现象:又称疗效减退。指每次服药后作用时间逐渐缩短,表现为症状有规律地波动,即刚服药后不久症状最轻,几小时后症状逐渐加重,直到下一顿药服下后症状才又减轻。与有效血药浓度有关,可以预知,增加每日总剂量并增加服用次数可以预防。

异动症:是长期左旋多巴治疗中常见的副作用。表现舞蹈症或手足徐动样不自主运动,如肢体的舞动、躯干的摇摆、下颌的运动、做各种姿势和痉挛样活动等。一般在服药后 1~2 h 或清晨服药前出现。减少左旋多巴单次剂量或睡前服用多巴胺受体激动剂可缓解症状。

(三)健康指导

1.预防便秘

应指导患者多食含纤维素多、新鲜的蔬菜、水果,多喝水,指导腹部按摩,促进肠蠕动,每日养成定时排便的习惯以促进排便。如有顽固性便秘,可遵医嘱使用果导、番泻叶等缓泻剂或给予开塞露塞肛、灌肠、人工排便等。

2.服药指导

①左旋多巴:一般每日三餐前 1 h 的空腹状态下服用,可以保证药物充分的吸收,并发挥最大效果。每日服药的时间应该相对固定,要尽量避免忽早忽晚,甚至漏服、多服的不规则用药方式。美多巴和息宁两种药物不能同时服用,以避免左旋多巴过量。避免在每次吃药前,进食高蛋白食物,如牛奶、豆浆、鱼类、肉类,更不能用牛奶、豆浆替代开水服药(蛋白质在肠道内分解成氨基酸,妨碍左旋多巴的吸收,影响疗效)。可以在服药起药物疗效后,适当补充蛋白质食物。②金刚烷胺:不能与酒同时服用;对于失眠者,建议早、中各服 1 片,尽量避免晚上睡前服用,以免影响睡眠。③单胺氧化酶 B 型(MAO-B)抑制药:早、中餐后服用可避免恶心和失眠。④儿茶酚-氧位-甲基转移酶抑制药:部分患者尿液可变成深黄色或橙色,与药物的代谢产物本身颜色有关,对健康无害。⑤抗胆碱药:槟榔是拟胆碱能食物,可降低该药疗效,应避免食用。

3.照顾者指导

①应关心体贴患者,协助进食、服药和日常生活的照顾;②督促患者遵医嘱正确服药,防止错服和漏服,细心观察,积极预防并发症和及时识别病情变化,及时就诊;③患者外出有专人陪伴,如患者有精神、智能障碍,可在患者衣服口袋放置写有患者姓名、住址、联系电话的"安全卡片",或佩戴手腕识别牌、以防走失。

第二章　呼吸内科疾病的护理

第一节　急性上呼吸道感染

急性呼吸道感染通常包括急性上呼吸道感染和急性气管支气管炎。急性上呼吸道感染是鼻腔、咽或喉部急性炎症的总称。常见病原体为病毒,仅有少数由细菌引起。本病全年皆可发病,但冬春季节多发,具有一定的传染性,有时引起严重的并发症,应积极防治。急性气管支气管炎是指感染、物理、化学、过敏等因素引起的气管支气管黏膜的急性炎症。可由急性上呼吸道感染蔓延而来。多见于寒冷季节或气候多变时,或气候突变时多发。

一、护理评估

(一)病因及发病机制

1.急性上呼吸道感染

急性上呼吸道感染有 70 %～80 %的由病毒引起,其中主要包括流感病毒、副流感病毒、呼吸道合胞病毒、腺病毒、鼻病毒等。感染病毒类型较多,又无交叉免疫,人体产生的免疫力较弱且短暂,同时在健康人群中有病毒携带者,故一个人可有多次发病。细菌感染占 20 %～30 %,可直接或继病毒感染之后发生,以溶血性链球菌最为多见,其次为流感嗜血杆菌、肺炎球菌和葡萄球菌等,偶见革兰阴性杆菌。当全身或呼吸道局部防御功能降低时,尤其是年老体弱或有慢性呼吸道疾病者更易患病,原先存在于上呼吸道或外界侵入的病毒和细菌迅速繁殖,引起本病。通过含有病毒的飞沫或被污染的用具传播,引起发病。

2.急性气管支气管炎

(1)感染:由病毒、细菌直接感染,或急性上呼吸道病毒(如腺病毒、流感病毒)、细菌(如流感嗜血杆菌、肺炎链球菌)感染迁延而来,也可在病毒感染后继发细菌感染,亦可为衣原体和支原体感染。

(2)物理、化学性因素:过冷空气、粉尘、刺激性气体或烟雾的吸入使气管支气管黏膜受到急性刺激和损伤,引起本病。

(3)变态反应:花粉、有机粉尘、真菌孢子等的吸入及对细菌蛋白质过敏等,均可引起气管支气管的变态反应。寄生虫(如钩虫、蛔虫的幼虫)移行至肺,也可致病。

(二)健康史

有无受凉、淋雨、过度疲劳等使机体抵抗力降低等情况,应注意询问本次起病情况,既往健康情况,有无呼吸道慢性疾病史等。

(三)身体状况

1.急性上呼吸道感染

急性上呼吸道感染主要症状和体征个体差异大,根据病因不同可有不同类型,各型症状、体征之间无明显界定,也可互相转化。

(1)普通感冒:又称急性鼻炎或上呼吸道卡他,以鼻咽部卡他症状为主要表现,俗称"伤风"。成人多为鼻病毒所致,起病较急,初期有咽干、咽痒或咽痛,同时或数小时后有打喷嚏、鼻塞、流清水样鼻涕,2 d后分泌物变稠,伴咽鼓管炎可引起听力减退,伴流泪、味觉迟钝、声嘶、少量咳嗽、低热不适、轻度畏寒和头痛。检查可见鼻腔黏膜充血、水肿、有分泌物,咽部轻度充血。如无并发症,一般经5～7 d痊愈。

(2)流行性感冒(简称流感)由流感病毒引起,起病急,鼻咽部症状较轻,但全身症状较重,伴高热、全身酸痛和眼结膜炎症状,而且常有较大或大范围的流行。

流行性感冒应及早应用抗流感病毒药物:起病2 d内应用抗流感病毒药物治疗,才能取得最佳疗效。目前抗流感病毒药物包括离子通道 M_2 阻滞剂和神经氨酸酶抑制剂两类。离子通道 M_2 阻滞剂,包括金刚烷胺和金刚乙胺,主要对甲型流感病毒有效。金刚烷胺类药物是治疗甲型流感的首选药物,有效率为70 %～90 %。金刚烷胺的不良反应有神经质、焦虑、注意力不集中和轻微头痛等中枢神经系统不良反应,一般在用药后几小时出现,金刚乙胺的毒副作用较小。胃肠道反应主要为恶心和呕吐,停药后可迅速消失。肾功能不全的患者需要调整金刚烷胺的剂量,对于老年人或肾功能不全者需要密切监测不良反应。神经氨酸酶抑制剂:奥司他韦(商品名达菲),作用机制是通过干扰病毒神经氨酸酶保守的唾液酸结合位点,从而抑制病毒的复制,对A(包括 H5N1)和B等不同亚型流感病毒均有效。奥司他韦成人每次口服75 mg,每日2次,连服5 d,但须在症状出现2 d内开始用药。奥司他韦不良反应少,一般为恶心、呕吐等消化道症状,也有腹痛、头痛、头晕、失眠、咳嗽、乏力等不良反应的报道。

(3)病毒性咽炎和喉炎:临床特征为咽部发痒、不适和灼热感、声嘶、讲话困难、咳嗽、咳嗽时咽喉疼痛,无痰或痰呈黏液性,有发热和乏力,伴有咽下疼痛时,常提示有链球菌感染,体检发现咽部明显充血和水肿、局部淋巴结肿大且触痛,提示流感病毒和腺病毒感染,腺病毒咽炎可伴有眼结膜炎。

(4)疱疹性咽峡炎:主要由柯萨奇病毒A引起,夏季好发。有明显咽痛,常伴有发热,病程约一周。体检可见咽充血,软腭、腭垂、咽和扁桃体表面有灰白色疱疹及浅表溃疡,周围有红晕。多见儿童,偶见于成人。

(5)咽结膜热:常由柯萨奇病毒、腺病毒等引起。夏季好发,游泳传播为主,儿童多见。表现为发热、咽痛、畏光、流泪、咽及结膜明显充血。病程4～6 d。

(6)细菌性咽炎、扁桃体炎多由溶血性链球菌感染所致,其次为流感嗜血杆菌、肺炎球菌、葡萄球菌等引起。起病急,咽痛明显、伴畏寒、发热,体温超过39 ℃。检查可见咽部明显充血,扁桃体充血肿大,其表面有黄色点状渗出物,颌下淋巴结肿大伴压痛,肺部无异常体征。

本病如不及时治疗可并发急性鼻窦炎、中耳炎、急性气管支气管炎。部分患者可继发病毒性心肌炎、肾炎、风湿热等。

2.急性气管支气管炎

急性气管支气管炎起病较急,常先有急性上呼吸道感染的症状,继之出现干咳或少量黏液性痰,随后可转为黏液脓性或脓性痰液,痰量增多,咳嗽加剧,偶可痰中带血。全身症状一般较轻,可有发热,体温38 ℃左右,多于3～5 d后消退。咳嗽、咳痰为最常见的症状,常为阵发性咳嗽,咳嗽、咳痰可延续 2~3 周才消失,如迁延不愈,则可演变为慢性支气管炎。呼吸音常正常或增粗,两肺可听到散在干、湿性啰音。

(四)实验室及其他检查

1.血常规

病毒感染者白细胞正常或偏低,淋巴细胞比例升高;细菌感染者白细胞计数和中性粒细胞增高,可有核左移现象。

2.病原学检查

可做病毒分离和病毒抗原的血清学检查,确定病毒类型,以区别病毒和细菌感染。细菌培养及药物敏感试验,可判断细菌类型,并可指导临床用药。

3.X 线检查

胸部 X 线多无异常改变。

二、护理诊断/问题

(一)舒适的改变

鼻塞、流涕、咽痛、头痛与病毒和(或)细菌感染有关。

(二)潜在并发症

鼻窦炎、中耳炎、心肌炎、肾炎、风湿性关节炎。

三、护理目标

患者躯体不适缓解,日常生活不受影响;体温恢复正常;呼吸道通畅;睡眠改善;无并发症发生或并发症被及时控制。

四、护理措施

(一)一般护理

注意隔离患者,减少探视,避免交叉感染。患者咳嗽或打喷嚏时应避免对着他人。患者使用的餐具、痰盂等用具应按规定消毒,或用一次性器具,回收后焚烧、弃去。多饮水,补充足够的热量,给予清淡易消化、高热量、丰富维生素、富含营养的食物。避免刺激性食物,戒烟、酒。患者以休息为主,特别是在发热期间。部分患者往往因剧烈咳嗽而影响正常的睡眠,可给患者提供容易入睡的休息环境,保持病室适宜温度、湿度和空气流通。保证周围环境安静,关闭门窗。指导患者运用促进睡眠的方式,如睡前泡脚、听音乐等。必要时可遵医嘱给予镇咳、祛痰或镇静药物。

(二)病情观察

关注疾病流行情况、鼻咽部发生的症状、体征及血常规和胸 X 线片改变。注意并发症,如耳痛、耳鸣、听力减退、外耳道流脓等提示中耳炎;头痛剧烈、发热、伴脓涕、鼻窦有压痛等提示鼻窦炎;在恢复期出现胸闷、心悸、眼睑水肿、腰酸和关节痛等提示心肌炎、肾炎或风湿性关节炎,应及时就诊。

(三)对症护理

1.高热护理

体温超过 37.5 ℃时,应每 4 h 测体温 1 次,观察体温过高的早期症状和体征,体温突然升高或骤降时,应随时测量和记录,并及时报告医师。体温>39 ℃时,要采取物理降温。降温效果不好可遵照医嘱选用适当的解热剂进行降温。患者出汗后应及时处理,保持皮肤的清洁和干燥,并注意保暖,鼓励其多饮水。

2.保持呼吸道通畅

清除气管、支气管内分泌物,减少痰液在气管、支气管内的聚积。指导患者采取舒适的体位进行有效咳嗽。观察咳痰情况,如痰液较多且黏稠,可嘱患者多饮水,或遵照医嘱给予雾化吸入治疗,以湿润气道、利于痰液排出。

(四)用药护理

1.对症治疗

选用抗感冒复合剂或中成药减轻发热、头痛,减少鼻、咽充血和分泌物,如对乙酰氨基酚(扑热息痛)、银翘解毒片等。干咳者可选用右美沙芬、喷托维林(咳必清)等;咳嗽有痰可选用复方氯化铵合剂、溴己新(必嗽平),或雾化祛痰。咽痛者可含服润喉片或草珊瑚片等。气喘者可用平喘药,如特布他林、氨茶碱等。

2.抗病毒药物

早期应用抗病毒药有一定疗效,可选用利巴韦林、奥司他韦、金刚烷胺、吗啉胍和抗病毒中成药等。

3.抗菌药物

如有细菌感染,最好根据药物敏感试验选择有效抗菌药物治疗,常可选用大环内酯类、青霉素类、氟喹诺酮类及头孢菌素类。

根据医嘱选用药物,告知患者药物的作用、可能发生的不良反应和服药的注意事项,如按时服药;应用抗生素者,注意观察有无迟发过敏反应发生;对于应用解热镇痛药者,注意避免大量出汗引起虚脱等。发现异常及时就诊等。

(五)心理护理

急性呼吸道感染预后良好,多数患者于1周内康复,仅少数患者可因咳嗽迁延不愈而发展为慢性支气管炎,患者一般无明显心理负担。但如果咳嗽较剧烈,加之伴有发热,可能会影响患者的休息、睡眠,进而影响工作和学习,个别患者产生急于缓解咳嗽等症状的焦虑情绪。护理人员应与患者进行耐心、细致的沟通,通过对病情的客观评价,解除患者的心理顾虑,建立治疗疾病的信心。

(六)健康指导

1.疾病知识指导

帮助患者和家属掌握急性呼吸道感染的诱发因素及本病的相关知识,避免受凉、过度疲劳,注意保暖;外出时可戴口罩,避免寒冷空气对气管、支气管的刺激。积极预防和治疗上呼吸道感染,症状改变或加重时应及时就诊。

2.生活指导

患者平时应加强耐寒锻炼,增强体质,提高机体免疫力。有规律地生活,避免过度劳累。室内空气保持新鲜、阳光充足。少去人群密集的公共场所。戒烟、酒。

五、护理评价

患者舒适度改善;睡眠质量提高;未发生并发症或发生后被及时控制。

第二节　慢性支气管炎

慢性支气管炎是由于感染或非感染因素引起的气管、支气管黏膜及其周围组织的慢性非特异性炎症。临床以咳嗽、咳痰或伴有喘息反复发作为特征,每年持续3个月以上,且连续发病2年以上。

一、病因和发病机制

慢性支气管炎的病因极为复杂,迄今尚有许多因素还不够明确,往往是多种因素长期相互作用的综合结果。

(一)感染

病毒、支原体和细菌感染是本病急性发作的主要原因。病毒感染以流感病毒、鼻病毒、腺病毒和呼吸道合胞病毒常见;细菌感染以肺炎链球菌、流感嗜血杆菌和卡他莫拉菌及葡萄球菌常见。

(二)大气污染

化学气体如氯气、二氧化氮、二氧化硫等刺激性烟雾,空气中的粉尘等均可刺激支气管黏膜,使呼吸道清除功能受损,为细菌入侵创造条件。

(三)吸烟

吸烟为本病发病的主要因素。吸烟时间的长短与吸烟量的多少决定发病率的高低,吸烟者的患病率较不吸烟者高2~8倍。

(四)过敏因素

喘息性支气管患者,多有过敏史。患者痰中嗜酸性粒细胞和组胺的含量及血中IgE明显高于正常。此类患者实际上应属慢性支气管炎合并哮喘。

(五)其他因素

气候变化,特别是寒冷空气对慢性支气管炎的病情加重有密切关系。自主神经功能失调,副交感神经功能亢进,老年人肾上腺皮质功能减退,都可导致慢性支气管炎的发病率增加。维生素C缺乏,维生素A缺乏,易患慢性支气管炎。

二、临床表现

(一)症状

患者常在寒冷季节发病,出现咳嗽、咳痰,尤以晨起显著,白天多于夜间。病毒感染痰液为白色黏液泡沫状,继发细菌感染,痰液转为黄色或黄绿色黏液脓性,偶可带血。慢性支气管炎反复发作后,支气管黏膜的迷走神经感受器反应性增高,副交感神经功能亢进,可出现过敏现象,从而发生喘息。

(二)体征

早期多无体征。急性发作期可有肺底部闻及干、湿性啰音。喘息性支气管炎在咳嗽或深吸气后可闻及哮鸣音,发作时,有广泛哮鸣音。

(三)并发症

(1)阻塞性肺气肿:为慢性支气管炎最常见的并发症。

(2)支气管肺炎:慢性支气管炎蔓延至支气管周围肺组织中,患者表现为寒战、发热、咳嗽加剧、痰量增多且呈脓性;白细胞总数及中性粒细胞增多;X线胸片显示双下肺野有斑点状或小片阴影。

(3)支气管扩张症。

三、诊断

(一)辅助检查

1.血常规

白细胞总数及中性粒细胞数可升高。

2.胸部 X 线

单纯型慢性支气管炎,X线片检查阴性或仅见双下肺纹理增多、增粗、模糊、呈条索状或网状。继发感染时为支气管周围炎症改变,表现为不规则斑点状阴影,重叠于肺纹理之上。

3.肺功能检查

早期病变多在小气道,常规肺功能检查多无异常。

(二)诊断要点

凡咳嗽、咳痰或伴有喘息,每年发作持续 3 个月,连续 2 年或 2 年以上者,并排除其他心、肺疾患(如肺结核、肺尘埃沉着症、支气管哮喘、支气管扩张症、肺癌、肺脓肿、心脏病、心功能不全等)、慢性鼻炎疾患后,即可诊断。如每年发病不足 3 个月,但有明确的客观检查依据(如胸部 X 线片、肺功能等)亦可诊断。

(三)鉴别诊断

1.支气管扩张

多于儿童或青年期发病,常继发于麻疹、肺炎或百日咳后,并有咳嗽、咳痰反复发作的病史,合并感染时痰量增多,并呈脓性或伴有发热,病程中常反复咯血。在肺下部周围可闻及不易消散的湿性啰音。晚期重症患者可出现杵状指(趾)。胸部 X 线片可见双肺下野纹理粗乱或呈卷发状。薄层高分辨 CT(HRCT)检查有助于确诊。

2.肺结核

活动性肺结核患者多有午后低热、消瘦、乏力、盗汗等结核中毒症状。咳嗽痰量不多,常有咯血。老年肺结核的中毒症状多不明显,常被慢性支气管炎的症状所掩盖而误诊。胸部 X 线片可发现结核病灶,部分患者痰结核菌检查可获阳性。

3.支气管哮喘

支气管哮喘常为特质性患者或有过敏性疾病家族史,多于幼年发病,一般无慢性咳嗽、咳痰史。哮喘多突然发作,且有季节性,血和痰中嗜酸性粒细胞常增多,治疗后可迅速缓解。发作时双肺布满哮鸣音,呼气延长,缓解后可消失,且无症状,但气道反应性仍增高。慢性支气管炎合并哮喘的患者,病史中咳嗽、咳痰多发生在喘息之前,迁延不愈较长时间后伴有喘息,且咳嗽、咳痰的症状多较喘息更为突出,平喘药物疗效不如哮喘等可资鉴别。

4.肺癌

肺癌多发生于 40 岁以上男性,并有多年吸烟史的患者,刺激性咳嗽常伴痰中带血和胸痛。胸部 X 线片检查肺部常有块影或反复发作的阻塞性肺炎。痰脱落细胞及支气管镜等检查,可明确诊断。

5.慢性肺间质纤维化

慢性咳嗽,咳少量黏液性非脓性痰,进行性呼吸困难,双肺底可闻及爆裂音(velcro 啰音),严重者发绀并有杵状指。胸部 X 线片见中下肺野及肺周边部纹理增多紊乱呈网状结构,其间见弥漫性细小斑点阴影。肺功能检查呈限制性通气功能障碍,弥散功能减低,PaO_2 下降。肺活检是确诊的手段。

四、治疗

(一)急性发作期及慢性迁延期的治疗

以控制感染、祛痰、镇咳为主,同时解痉平喘。

1.抗感染药物

及时、有效、足量,感染控制后及时停用,以免产生细菌耐药或二重感染。一般患者可按常见致病菌用药。可选用青霉素 G 80 万 U 肌内注射;复方磺胺甲恶唑(SMZ),每次 2 片,2 次/d;阿莫西林 2～4 g/d,分 3～4 次口服;氨苄西林 2～4 g/d,分 4 次口服;头孢氨苄 2～4 g/d 或头孢拉定 1～2 g/d,分 4 次口服;头孢呋辛 2 g/d 或头孢克洛 0.5～1 g/d,分 2～3 次口服。亦可选择新一代大环内酯类抗生素,如罗红霉素,0.3 g/d,分 2 次口服。抗菌治疗疗程 7～10 d,反复感染病例可适当延长。严重感染时,可选用氨苄西林、环丙沙星、氧氟沙星、阿米卡星、奈替米星或头孢菌素类联合静脉滴注给药。

2.祛痰镇咳药

刺激性干咳者不宜单用镇咳药物,否则痰液不易咳出。可给盐酸溴环己胺醇 30 mg 或羧甲基半胱氨酸 500 mg,3 次/d,口服。乙酰半胱氨酸(富露施)及氯化铵甘草合剂均有一定的疗效。α-糜蛋白酶雾化吸入亦有消炎祛痰的作用。

3.解痉平喘

解痉平喘主要为解除支气管痉挛,利于痰液排出。常用药物为氨茶碱 0.1～0.2 g,8 次/h 口服;丙卡特罗 50 mg,2 次/d;特布他林 2.5 mg,2～3 次/d。慢性支气管炎有可逆性气道阻塞者应常规应用支气管舒张剂,如异丙托溴铵(异丙阿托品)气雾剂、特布他林等吸入治疗。阵发性咳嗽常伴不同程度的支气管痉挛,应用支气管扩张药后可改善症状,并有利于痰液的排出。

(二)缓解期的治疗

应以增强体质,提高机体抗病能力和预防发作为主。

(三)中药治疗

采取扶正固本原则,按肺、脾、肾的虚实辨证施治。

五、护理措施

(一)常规护理

1.环境

保持室内空气新鲜、流通,环境安静、舒适,温湿度适宜。

2.休息

急性发作期应卧床休息,取半卧位。

3.给氧

持续低流量吸氧。

4.饮食

给予高热量、高蛋白、高维生素易消化饮食。

(二)专科护理

1.解除气道阻塞,改善肺泡通气

及时清除痰液,神志清醒患者应鼓励其咳嗽,痰稠不易咯出时,给予雾化吸入或雾化泵药物喷入,减少局部淤血水肿,以利痰液排出。危重体弱患者,定时更换体位,叩击背部,使痰易于咯出,餐前应给予胸部叩击或胸壁震荡。方法:患者取侧卧位,护士两手手指并拢,手背隆起,指关节微屈,自肺底由下向上、由外向内叩拍胸壁,震动气管,边拍边鼓励患者咳嗽,以促进痰液的排出,每侧肺叶叩击 3~5 min。对神志不清者,可进行机械吸痰,需注意无菌操作,抽吸压力要适当,动作轻柔,每次抽吸时间不超过 15 s,以免加重缺氧。

2.合理用氧,减轻呼吸困难

根据缺氧和二氧化碳潴留的程度不同,合理用氧,一般给予低流量、低浓度、持续吸氧,如病情需要提高氧浓度,应辅以呼吸兴奋剂刺激通气或使用呼吸机改善通气,吸氧后如呼吸困难缓解、呼吸频率减慢、节律正常、血压上升、心率减慢、心律正常、发绀减轻、皮肤转暖、神志转清、尿量增加等,表示氧疗有效。若呼吸过缓,意识障碍加深,需考虑二氧化碳潴留加重,必要时采取增加通气量措施。

第三节　支气管肺炎

一、概述

肺炎是指终末气道、肺泡和肺间质的炎症,可由病原微生物、理化因素、免疫损伤、过敏及药物所致。细菌性肺炎是最常见的肺炎,也是常见的感染性疾病之一。尽管新的强效抗生素不断投入应用,但其发病率和病死率仍很高,其原因可能与社会人口老龄化、吸烟人群的低龄化、伴有基础疾病、免疫功能低下,加之病原体变迁、医院获得性肺炎发病率增加、病原学诊断困难、抗生素的不合理使用导致细菌耐药性增加和部分人群贫困化加剧等因素有关。

(一)分类

肺炎可按解剖、病因或患病环境加以分类。

1.解剖分类

(1)大叶性(肺泡性)肺炎:肺实质炎症,通常并不累及支气管。病原体先在肺泡引起炎症,经肺泡间孔向其他肺泡扩散,导致部分或整个肺段、肺叶发生炎症改变。致病菌多为肺炎链球菌。

(2)小叶性(支气管)肺炎:病原体经支气管入侵,引起细支气管、终末细支气管和肺泡的炎症。病原体有肺炎链球菌、葡萄球菌、病毒、肺炎支原体及军团菌等。常继发于其他疾病,如支气管炎、支气管扩张、上呼吸道病毒感染及长期卧床的危重患者。

(3)间质性肺炎:以肺间质炎症为主,病变累及支气管壁及其周围组织,有肺泡壁增生及间质水肿。可由细菌、支原体、衣原体、病毒或肺孢子菌等引起。

2.病因分类

(1)细菌性肺炎:如肺炎链球菌、金黄色葡萄球菌、甲型溶血性链球菌、肺炎克雷伯菌、流感嗜血杆菌、铜绿假单胞菌、棒状杆菌、梭形杆菌等引起的肺炎。

(2)非典型病原体所致肺炎:如支原体、军团菌和衣原体等引起的肺炎。

(3)病毒性肺炎:如冠状病毒、腺病毒、呼吸道合胞病毒、流感病毒、麻疹病毒、巨细胞病毒、单纯疱疹病毒等引起的肺炎。

(4)真菌性肺炎:如白念珠菌、曲霉、放射菌等引起的肺炎。

(5)其他病原体所致的肺炎:如立克次体(如 Q 热立克次体)、弓形虫(如鼠弓形虫)、寄生虫(如肺包虫、肺吸虫、肺血吸虫)等引起的肺炎。

(6)理化因素所致的肺炎:如放射性损伤引起的放射性肺炎、胃酸吸入、药物等引起的化学性肺炎等。

3.患病环境分类

由于病原学检查阳性率低,培养结果滞后,病因分类在临床上应用较为困难,目前多按肺炎的获得环境分成两类,有利于指导经验治疗。

(1)社区获得性肺炎是指在医院外罹患的感染性肺实质炎症,也称院外肺炎,包括具有明确潜伏期的病原体感染而在入院后平均潜伏期内发病的肺炎。常见致病菌为肺炎链球菌、流感嗜血杆菌、卡他莫拉菌和非典型病原体。

(2)医院获得性肺炎简称医院内肺炎,是指患者入院时既不存在、也不处于潜伏期,而于入院 48 h 后在医院(包括老年护理院、康复院等)内发生的肺炎,也包括出院后 48 h 内发生的肺炎。无感染高危因素患者的常见病原体依次为肺炎链球菌、流感嗜血杆菌、金黄色葡萄球菌、铜绿假单胞菌、大肠杆菌、肺炎克雷伯菌等;有感染高危因素患者的常见病原体依次为金黄色葡萄球菌、铜绿假单胞菌、肠杆菌属、肺炎克雷伯菌等。

(二)病因及发病机制

正常的呼吸道免疫防御机制(支气管内黏液纤毛运载系统、肺泡巨噬细胞防御的完整性等)使气管隆凸以下的呼吸道保持无菌。肺炎的发生主要由病原体和宿主两个因素决定。如果病原体数量多、毒力强和(或)宿主呼吸道局部和全身免疫防御系统损害,即可发生肺炎。病原体可通过空气吸入、血行播散、邻近感染部位蔓延、上呼吸道定植菌的误吸引起社区获得性肺炎。医院获得性肺炎还可通过误吸胃肠道的定植菌(胃食管反流)和通过人工气道吸入环境中的致病菌引起。

二、肺炎链球菌肺炎

肺炎链球菌肺炎又称肺炎球菌肺炎,是由肺炎链球菌或称肺炎球菌所引起的肺炎,约占社区获得性肺炎的半数以上。通常急骤起病,以高热、寒战、咳嗽、血痰及胸痛为特征。胸部 X线片呈肺段或肺叶急性炎性实变,近年来因抗菌药物的广泛使用,致使本病的起病方式、症状及 X 线片改变均不典型。

肺炎链球菌为革兰染色阳性球菌,多成双排列或短链排列,有荚膜,其毒力大小与荚膜中的多糖结构及含量有关。根据荚膜多糖的抗原特性,肺炎链球菌可分为 86 个血清型。成人致病菌多属 1～9 型及 12 型,以第 3 型毒力最强,儿童则多为 6 型、14 型、19 型及 23 型。肺炎链球菌在干燥痰中能存活数月,但在阳光直射 1 h,或加热至 52 ℃ 10 min 即可杀灭,对石炭酸等消毒剂亦甚敏感。机体免疫功能正常时,肺炎链球菌是寄居在口腔及鼻咽部的一种正常菌群,其带菌率常随年龄、季节及免疫状态的变化而有差异。机体免疫功能受损时,有毒力的肺炎链球菌入侵人体而致病。肺炎链球菌除引起肺炎外,少数可发生菌血症或感染性休克,老年人及婴幼儿的病情尤为严重。

本病以冬季与初春多见,常与呼吸道病毒感染相伴行。患者常为原先健康的青壮年或老年与婴幼儿,男性较多见。吸烟者,痴呆者,慢性支气管炎、支气管扩张、充血性心力衰竭、慢性病患者及免疫抑制宿主均易受肺炎链球菌侵袭。肺炎链球菌不产生毒素,不引起原发性组织坏死或形成空洞。其致病力是有高分子多糖体的荚膜对组织的侵袭作用,首先引起肺泡壁水肿,出现白细胞与红细胞渗出,含菌的渗出液经肺泡间孔向肺的中央部分扩展,甚至累及几个肺段或整个肺叶,因病变开始于肺的外周,故叶间分界清楚,易累及胸膜,引起渗出性胸膜炎。

病理改变有充血期、红肝变期、灰肝变期及消散期。表现为肺组织充血水肿,肺泡内浆液渗出及红、白细胞浸润,白细胞吞噬细菌,继而纤维蛋白渗出物溶解、吸收、肺泡重新充气。在肝变期病理阶段实际上并无确切分界,经早期应用抗菌药物治疗,此种典型的病理分期已很少见。病变消散后肺组织结构多无损坏,不留纤维瘢痕。极个别患者肺泡内纤维蛋白吸收不完全,甚至有成纤维细胞形成,形成机化性肺炎。老年人及婴幼儿感染可沿支气管分布(支气管肺炎)。若未及时使用抗菌药物,5 %～10 % 的患者可并发脓胸,10 %～20 % 的患者因细菌经淋巴管、胸导管进入血循环,可引起脑膜炎、心包炎、心内膜炎、关节炎和中耳炎等肺外感染。

(一)护理评估

1.健康史

肺炎的发生与细菌的侵入和机体防御能力的下降有关。吸入口咽部的分泌物或空气中的细菌、周围组织感染的直接蔓延、菌血症等均可成为细菌入侵的途径;吸烟、酗酒、年老体弱、长期卧床、意识不清、吞咽和咳嗽反射障碍、慢性或重症患者、长期使用糖皮质激素或免疫抑制剂、接受机械通气及大手术者均可因机体防御机制降低而继发肺炎。注意询问患者起病前是否存在机体抵抗力下降、呼吸道防御功能受损的因素,了解患者既往的健康状况。

2.身体状况

发病前常有受凉、淋雨、疲劳、醉酒、病毒感染史,多有上呼吸道感染的前驱症状。

(1)主要症状:起病多急骤,高热、寒战,全身肌肉酸痛,体温通常在数小时内升至 39～40 ℃,高峰在下午或傍晚,或呈稽留热,脉率随之增速。可有患侧胸部疼痛,放射到肩部或腹部,咳嗽或深呼吸时加剧。痰少,可带血或呈铁锈色,食欲锐减,偶有恶心、呕吐、腹痛或腹泻,易被误诊为急腹症。

(2)护理体检:患者呈急性病容,面颊绯红,鼻翼扇动,皮肤灼热、干燥,口角及鼻周有单纯疱疹;病变广泛时可出现发绀。有败血症者,可出现皮肤、黏膜出血点,巩膜黄染。早期肺部体征无明显异常,仅有胸廓呼吸运动幅度减小,叩诊稍浊,听诊可有呼吸音减低及胸膜摩擦音。肺实变时叩诊浊音、触觉语颤增强并可闻及支气管呼吸音。消散期可闻及湿啰音。心率增快,有时心律不齐。重症患者有肠胀气,上腹部压痛多与炎症累及膈胸膜有关。重症感染时可伴休克、急性呼吸窘迫综合征及神经精神症状,表现为神志模糊、烦躁、呼吸困难、嗜睡、谵妄、昏迷等。累及脑膜时有颈抵抗,并出现病理性反射。

本病自然病程 1～2 周。发病 5～10 d,体温可自行骤降或逐渐消退;使用有效的抗菌药物后可使体温在 3 d 内恢复正常。患者的其他症状与体征亦随之逐渐消失。

(3)并发症:肺炎链球菌肺炎的并发症近年来已很少见。严重败血症或毒血症患者易发生感染性休克,尤其是老年人。表现为血压降低、四肢厥冷、多汗、发绀、心动过速、心律失常等,而高热、胸痛、咳嗽等症状并不突出。其他并发症有胸膜炎、脓胸、心包炎、脑膜炎和关节炎等。

3.实验室及其他检查

(1)血常规检查:血白细胞计数(10～20)×10⁹/L,中性粒细胞多在 80 % 以上,并有核左移,细胞内可见中毒颗粒。年老体弱、酗酒、免疫功能低下者的白细胞计数可不增高,但中性粒细胞的百分比仍增高。

(2)痰直接涂片作革兰染色及荚膜染色镜检:发现典型的革兰染色阳性、带荚膜的双球菌或链球菌,即可初步做出病原诊断。

(3)痰培养:24～48 h 可以确定病原体。痰标本送检时应注意器皿洁净无菌,在抗菌药物应用之前漱口后采集,取深部咳出的脓性或铁锈色痰。

(4)聚合酶链反应(PCR)检测及荧光标记抗体检测:可提高病原学诊断率。

(5)血培养:10 %～20 % 的患者合并菌血症,故重症肺炎应做血培养。

(6)细菌培养:如合并胸腔积液,应积极抽取积液进行细菌培养。

(7)X 线检查:早期仅见肺纹理增粗,或受累的肺段、肺叶稍模糊。随着病情进展,肺泡内充满炎性渗出物,表现为大片炎症浸润阴影或实变影,在实变阴影中可见支气管充气征,肋膈角可有少量胸腔积液。在消散期,X 线片显示炎性浸润逐渐吸收,可有片状区域吸收较快,呈现"假空洞"征,多数病例在起病 3～4 周后才完全消散。老年患者肺炎病灶消散较慢,容易出现吸收不完全而成为机化性肺炎。

4.心理-社会评估

肺炎起病多急骤,短期内病情严重,加之高热和全身中毒症状明显,患者及家属常深感不安。当出现严重并发症时,患者会表现出忧虑和恐惧。

(二)护理诊断/问题

1.体温过高

与肺部感染有关。

2.气体交换受损

与肺部炎症、痰液黏稠等引起呼吸面积减少有关。

3.清理呼吸道无效

与胸痛、气管、支气管分泌物增多、黏稠及疲乏有关。

4.疼痛

胸痛与肺部炎症累及胸膜有关。

5.潜在并发症

感染性休克。

(三)护理目标

体温恢复正常范围;患者呼吸平稳,发绀消失;症状减轻呼吸道通畅;疼痛减轻,感染控制未发生休克。

(四)护理措施

1.一般护理

(1)休息与环境:保持室内空气清新,病室保持适宜的温、湿度,环境安静、清洁、舒适。限制患者活动,限制探视,避免因谈话过多影响体力。要集中安排治疗和护理活动,保证足够的休息时间,减少氧耗量,缓解头痛、肌肉酸痛、胸痛等症状。

(2)体位:协助或指导患者采取合适的体位。对有意识障碍患者,如病情允许可取半卧位,增加肺通气量;或侧卧位,以预防或减少分泌物吸入肺内。为促进肺扩张,每 2 h 变换体位 1 次,防止分泌物淤积在肺部而引起并发症。

(3)饮食与补充水分:给予高热量、高蛋白质、高维生素、易消化的流质或半流质饮食,以补充高热引起的营养物质消耗。宜少食多餐,避免压迫膈肌。若有明显麻痹性肠梗阻或胃扩张,应暂时禁食,遵医嘱给予胃肠减压,直至肠蠕动恢复。鼓励患者多饮水(1~2 L/d),来补充发热、出汗和呼吸急促所丢失的水分,并利于痰液排出。轻症者无须静脉补液,脱水严重者可遵医嘱补液,补液有利于加快毒素排泄和热量散发,尤其是食欲差或不能进食者。心脏病或老年人应注意补液速度,过快、过多易导致急性肺水肿。

2.病情观察

监测患者神志、体温、呼吸、脉搏、血压和尿量,并做好记录。尤其应注意密切观察体温的变化。观察有无呼吸困难及发绀,及时、适量给氧。重点观察儿童、老年人、久病体弱者的病情变化,注意是否伴有感染性休克的表现。观察痰液颜色、性状和量,如肺炎球菌肺炎患者的痰液呈铁锈色,葡萄球菌肺炎患者的痰液呈粉红色乳状,厌氧菌肺炎患者的痰液多有恶臭等。

3.对症护理

(1)高热的护理。

(2)咳嗽、咳痰的护理:协助和鼓励患者有效咳嗽、排痰,及时清除口腔和呼吸道内痰液、呕吐物。痰液黏稠不易咳出时,在病情允许情况下可扶患者坐起,给予拍背,协助咳痰,遵医嘱应用祛痰药及超声雾化吸入,稀释痰液,促进痰的排出。必要时吸痰,预防窒息。吸痰前,注意告知病情。

(3)气急发绀的护理:监测动脉血气分析值,给予吸氧,提高血氧饱和度,改善发绀,增加患者的舒适度。氧流量为每分钟 4~6 L,若为 COPD 患者,应给予低流量低浓度持续吸氧。注意观察患者呼吸频率、节律、深度等变化,皮肤色泽和意识状态有无改变,如果病情恶化,准备气管插管和呼吸机辅助通气。

(4)胸痛的护理:使患者保持舒适的体位。患者胸痛时,痛感常随呼吸、咳嗽加重,可采取患侧卧位,在咳嗽时可用枕头等物夹紧胸部,必要时用宽胶布固定胸廓,以降低胸廓活动度,减轻疼痛。疼痛剧烈者,遵医嘱应用镇痛、止咳药,缓解疼痛和改善肺通气,如口服可待因。此外可用物理止痛和中药止痛擦剂。物理止痛,如按摩、针灸、经皮肤电刺激止痛穴位或局部冷敷等,可降低疼痛的敏感性。中药经皮肤吸收,无创伤,且发挥药效快,对轻度疼痛效果好。中药止痛擦剂具有操作简便、安全,毒副作用小,无药物依赖现象等优点。

(5)其他:鼓励患者经常漱口,做好口腔护理。口唇疱疹者局部涂液体石蜡或抗病毒软膏,防止继发感染。烦躁不安、谵妄、失眠者酌情使用地西泮或水合氯醛,禁用抑制呼吸的镇静药。

4.感染性休克的护理

(1)观察休克的征象:密切观察生命体征、实验室检查和病情的变化。发现患者神志模糊、烦躁、发绀、四肢湿冷、脉搏细数、脉压变小、呼吸浅快、面色苍白、尿量减少(每小时少于30 mL)等休克早期症状时,及时报告医师,采取救治措施。

(2)环境与体位:应将感染性休克的患者安置在重症监护室,注意保暖和安全。取仰卧中凹位,抬高头胸部约20°,抬高下肢约30°,有利于呼吸和静脉回流,增加心排血量。尽量减少对患者的搬动。

(3)吸氧:应给高流量吸氧,维持动脉氧分压在60 mmHg(7.99 kPa)以上,改善缺氧状况。

(4)补充血容量:快速建立2条静脉通路,遵医嘱给予右旋糖酐或平衡液以维持有效血容量,降低血液的黏稠度,防止弥散性血管内凝血。随时监测患者一般情况、血压、尿量、尿比重、血细胞比容等;监测中心静脉压,作为调整补液速度的指标,中心静脉压小于5 cmH$_2$O(0.49 kPa)可放心输液,达到10 cmH$_2$O(0.98 kPa)应慎重。以中心静脉压不超过10 cmH$_2$O(0.98 kPa)、尿量每小时在30 mL以上为宜。补液不宜过多、过快,以免引起心力衰竭和肺水肿。若血容量已补足而24 h尿量仍小于400 mL、尿比重小于1.018时,应及时报告医师,注意是否合并急性肾衰竭。

(5)纠正酸中毒:有明显酸中毒可静脉滴注5%碳酸氢钠,因其配伍禁忌较多,宜单独输入。随时监测和纠正电解质和酸碱失衡等。

(6)应用血管活性药物的护理:遵医嘱,在应用血管活性药物,如多巴胺、间羟胺(阿拉明)时,滴注过程中应注意防止液体溢出血管外,引起局部组织坏死和影响疗效。可应用输液泵单独静脉输入血管活性药物,根据血压随时调整滴速,维持收缩压在90~100 mmHg(11.99~13.33 kPa),保证重要器官的血液供应,改善微循环。

(7)对因治疗:应联合、足量应用强有力的广谱抗生素控制感染。

(8)病情转归观察:随时监测和评估患者意识、血压、脉搏、呼吸、体温、皮肤、黏膜、尿量的变化,判断病情转归。患者神志逐渐清醒、皮肤及肢体变暖、脉搏有力、呼吸平稳规则、血压回升、尿量增多,预示病情已好转。

5.用药护理

遵医嘱及时使用有效抗感染药物,注意观察药物疗效及不良反应。

(1)抗菌药物治疗:一经诊断即应给予抗菌药物治疗,不必等待细菌培养结果。首选青霉素G,用药途径及剂量视病情轻重及有无并发症而定:对于成年轻症患者,可用240万 U/d,分3次肌内注射,或用普鲁卡因青霉素每12 h肌内注射60万 U。病情稍重者,宜用青霉素G

240 万～480 万 U/d,分次静脉滴注,每 6～8 h1 次;重症及并发脑膜炎者,可增至 1000 万～3000 万 U/d,分 4 次静脉滴注。对青霉素过敏者或耐青霉素或多重耐药菌株感染者,可用呼吸氟喹诺酮类、头孢噻肟或头孢曲松等药物,多重耐药菌株感染者可用万古霉素、替考拉宁等。药物治疗 48～72 h 后应对病情进行评价,治疗有效表现为体温下降、症状改善、白细胞逐渐降低或恢复正常等。如用药 72 h 后病情仍无改善,需及时报告医师并作相应处理。

(2)支持疗法:患者应卧床休息,注意补充足够蛋白质、热量及维生素。密切监测病情变化,注意防止休克。剧烈胸痛者,可酌情用少量镇痛药,如可卡因 15 mg。不用阿司匹林或其他解热药,以免过度出汗、脱水及干扰真实热型,导致临床判断错误。鼓励饮水,每日 1～2 L,轻症患者不需常规静脉输液,确有失水者可输液,保持尿比重在 1.020 以下,血清钠保持在 145 mmol/L 以下。中等或重症患者(PaO_2 <60 mmHg 或有发绀)应给氧。若有明显麻痹性肠梗阻或胃扩张,应暂时禁食、禁饮和胃肠减压,直至肠蠕动恢复。烦躁不安、谵妄、失眠者酌用地西泮 5 mg 或水合氯醛 1～1.5 g,禁用抑制呼吸的镇静药。

(3)并发症的处理:经抗菌药物治疗后,高热常在 24 h 内消退,或数日内逐渐下降。若体温降而复升或 3 d 后仍不降者,应考虑肺炎链球菌的肺外感染,如脓胸、心包炎或关节炎等。持续发热的其他原因尚有耐青霉素的肺炎链球菌(PRSP)或混合细菌感染、药物热或并存其他疾病。肿瘤或异物阻塞支气管时,经治疗后肺炎虽可消散,但阻塞因素未除,肺炎可再次出现。10 %～20 %肺炎链球菌肺炎伴发胸腔积液者,应酌情取胸液检查及培养以确定其性质。若治疗不当,约 5 %的并发脓胸,应积极排脓引流。

6.心理护理

患病前健康状态良好的患者会因突然患病而焦虑不安,病情严重或有慢性基础疾病的患者则可能出现消极、悲观和恐慌的心理反应。要耐心给患者讲解疾病的有关知识,解释各种症状和不适的原因,讲解各项诊疗、护理操作目的、操作程序和配合要点,使患者清楚大部分肺炎治疗、预后良好。询问和关心患者的需要,鼓励患者说出内心感受,与患者进行有效的沟通。帮助患者祛除不良心理反应,树立治愈疾病的信心。

7.健康指导

(1)疾病知识指导:让患者及家属了解肺炎的病因和诱因,有皮肤疖、痈、伤口感染、毛囊炎、蜂窝织炎时应及时治疗。避免受凉、淋雨、酗酒和过度疲劳,特别是年老体弱和免疫功能低下者,如糖尿病、慢性肺病、慢性肝病、血液病、营养不良、艾滋病等患者。天气变化时随时增减衣物,预防上呼吸道感染。可注射流感或肺炎免疫疫苗,使之产生免疫力。

(2)生活指导:劝导患者要注意休息,劳逸结合,生活有规律。保证摄取足够的营养物质,适当参加体育锻炼,增强机体抗病能力。对有意识障碍、慢性病、长期卧床者,应教会家属注意帮助患者经常改变体位、翻身、拍背,协助并鼓励患者咳出痰液,有感染征象时及时就诊。

(3)出院指导:出院后需继续用药者,应指导患者遵医嘱按时服药,向患者介绍所服药物的疗效、用法、疗程、不良反应,不能自行停药或减量。教会患者观察疾病复发症状,如出现发热、咳嗽、呼吸困难等不适表现时,应及时就诊。告知患者随诊的时间及需要准备的有关资料,如胸部 X 线片等。

（五）护理评价

患者体温恢复正常；能进行有效咳嗽，痰容易咳出，显示咳嗽次数减少或消失，痰量减少；休克发生时及时发现并给予及时的处理。

三、其他类型肺炎

（一）葡萄球菌肺炎评估

葡萄球菌肺炎是由葡萄球菌引起的急性肺部化脓性炎症。葡萄球菌的致病物质主要是毒素与酶，具有溶血、坏死、杀白细胞和致血管痉挛等作用。其致病力可用血浆凝固酶来测定，阳性者致病力较强，是化脓性感染的主要原因。但其他凝固酶阴性的葡萄球菌亦可引起感染。随着医院内感染的增多，由凝固酶阴性葡萄球菌引起的肺炎也不断增多。

医院获得性肺炎中，葡萄球菌感染占 11%～25%。常发生于有糖尿病、血液病、艾滋病、肝病或慢性阻塞性肺疾病等原有基础疾病者。若治疗不及时或不当，病死率甚高。

1.临床表现

起病多急骤，寒战、高热，体温 39～40 ℃，胸痛，咳大量脓性痰，带血丝或呈脓血状。全身肌肉和关节酸痛，精神萎靡，病情严重者可出现周围循环衰竭。院内感染者常起病隐袭，体温逐渐上升，咳少量脓痰。老年人症状可不明显。

早期可无体征，晚期可有双肺散在湿啰音。病变较大或融合时可出现肺实变体征，但体征与严重的中毒症状和呼吸道症状不平行。

2.实验室及其他检查

（1）血常规：白细胞计数及中性粒细胞显著增加，核左移，有中毒颗粒。

（2）细菌学检查：痰涂片可见大量葡萄球菌和脓细胞，血、痰培养多为阳性。

（3）X线检查：胸部X线片显示短期内迅速多变的特征，肺段或肺叶实变，可形成空洞，或呈小叶状浸润，可有单个或多个液气囊腔，2～4周后完全消失，偶可遗留少许条索状阴影或肺纹理增多等。

3.治疗要点

早期清除原发病灶，强有力的抗感染治疗，加强支持疗法，预防并发症。通常首选耐青霉素酶的半合成青霉素或头孢菌素，如苯唑西林、头孢呋辛等。抗甲氧西林金黄色葡萄球菌（MRSA）可用万古霉素、替考拉宁等治疗。疗程2～3周，有并发症者需4～6周。

（二）肺炎支原体肺炎评估

肺炎支原体肺炎是由肺炎支原体引起的呼吸道和肺部的急性炎症。常同时有咽炎、支气管炎和肺炎。肺炎支原体是介于细菌和病毒之间，兼性厌氧、能独立生活的最小微生物。健康人吸入患者咳嗽、打喷嚏时喷出的口鼻分泌物可感染此病，即通过呼吸道传播。病原体通常吸附于宿主呼吸道纤毛上皮细胞表面，不侵入肺实质，抑制纤毛活动和破坏上皮细胞。其致病性可能与患者对病原体及其代谢产物的过敏反应有关。

支原体肺炎约占非细菌性肺炎的1/3以上，或各种原因引起的肺炎的10%。以秋冬季发病较多，可散发或小流行，患者以儿童和青年人居多，婴儿间质性肺炎亦应考虑本病的可能。

1.临床表现

通常起病缓慢，潜伏期2～3周，症状主要为乏力、咽痛、头痛、咳嗽、发热、食欲不振、肌肉酸痛等。多为刺激性咳嗽,咳少量黏液痰,发热可持续2～3周,体温恢复正常后可仍有咳嗽。偶伴有胸骨后疼痛。可见咽部充血、颈部淋巴结肿大等体征。肺部可无明显体征,与肺部病变的严重程度不相称。

2.实验室及其他检查

(1)血常规:血白细胞计数正常或略增高,以中性粒细胞为主。

(2)免疫学检查:起病2周后,约2/3的患者冷凝集试验阳性,滴度效价大于1：32,尤以滴度逐渐升高更有价值。约半数患者对链球菌MG凝集试验阳性。还可评估肺炎支原体直接检测、支原体IgM抗体、免疫印迹法和聚合酶链反应(PCR)等检查结果。

(3)X线检查:肺部可呈多种形态的浸润影,呈节段性分布,以肺下野为多见,有的从肺门附近向外伸展。3～4周后病变可自行消失。

3.治疗要点

肺炎支原体肺炎首选大环内酯类抗生素,如红霉素。疗程一般为2～3周。

(三)病毒性肺炎评估

病毒性肺炎评估是由上呼吸道病毒感染向下蔓延所致的肺部炎症。常见病毒为甲、乙型流感病毒、腺病毒、副流感病毒、呼吸道合胞病毒和冠状病毒等。患者可同时受一种以上病毒感染,气道防御功能降低,常继发细菌感染。病毒性肺炎为吸入性感染,常有气管支气管炎。呼吸道病毒通过飞沫与患者直接接触而迅速传播,可暴发或散发流行。

病毒性肺炎约占需住院的社区获得性肺炎的8％,大多发生于冬春季节。密切接触的人群或有心肺疾病者、老年人等易受感染。

1.临床表现

一般临床症状较轻,与支原体肺炎症状相似。起病较急,发热、头痛、全身酸痛、乏力等较突出。有咳嗽、少痰或白色黏液痰、咽痛等症状。老年人或免疫功能受损的重症患者,可表现为呼吸困难、发绀、嗜睡、精神萎靡,甚至并发休克、心力衰竭和呼吸衰竭,严重者可发生急性呼吸窘迫综合征。

本病常无显著的胸部体征,病情严重者有呼吸浅速、心率增快、发绀、肺部干湿性啰音。

2.实验室及其他检查

(1)血常规:白细胞计数正常、略增高或偏低。

(2)病原体检查:呼吸道分泌物中细胞核内的包涵体可提示病毒感染,但并非一定来自肺部。需进一步评估下呼吸道分泌物或肺活检标本培养是否分离出病毒。

(3)X线检查:可见肺纹理增多,小片状或广泛浸润。病情严重者,显示双肺呈弥漫性结节浸润,而大叶实变及胸腔积液者不多见。

3.治疗要点

病毒性肺炎以对症治疗为主,板蓝根、黄芪、金银花、连翘等中药有一定的抗病毒作用。对某些重症病毒性肺炎应采用抗病毒药物,如选用利巴韦林(病毒唑)、阿昔洛韦(无环鸟苷)等。

(四)真菌性肺炎评估

肺部真菌感染是最常见的深部真菌病。真菌感染的发生是机体与真菌相互作用的结果,最终取决于真菌的致病性、机体的免疫状态,以及环境条件对机体与真菌之间关系的影响。广谱抗生素、糖皮质激素、细胞毒药物及免疫抑制剂的广泛使用,人类免疫缺陷病毒(HIV)感染和艾滋病增多使肺部真菌感染的机会增加。

真菌多在土壤中生长,孢子飞扬于空气中,极易被人体吸入而引起肺真菌感染(外源性)或使机体致敏。引起表现为支气管哮喘的过敏性肺泡炎。有些真菌为寄生菌,如念珠菌和放线菌,当机体免疫力降低时可引起感染。静脉营养疗法的中心静脉插管如留置时间过长,白念珠菌能在高浓度葡萄糖中生长,引起念珠菌感染中毒症。空气中到处有曲霉属孢子,在秋冬及阴雨季节,尤其是储藏的谷草发热霉变时更多。若大量吸入可能引起急性气管支气管炎或肺炎。

1.临床表现

真菌性肺炎多因长期应用抗生素、糖皮质激素、免疫抑制剂、细胞毒药物或因长期留置导管、插管等诱发,其症状和体征无特征性变化。

2.实验室及其他检查

(1)真菌培养:其形态学辨认有助于早期诊断。

(2)X线检查:可表现为支气管肺炎、大叶性肺炎、弥漫性小结节及肿块状阴影和空洞。

3.治疗要点

真菌性肺炎目前尚无理想的治疗药物,两性霉素B对多数肺部真菌来说仍为有效药物,但由于其不良反应较多,应用受到限制。其他药物尚有氟胞嘧啶、米康唑、酮康唑、制霉菌素等也可选用。

(五)重症肺炎评估

目前,对重症肺炎还没有普遍认同的标准,各国诊断标准不一,但都注重肺部病变的范围、器官灌注和氧合状态。我国制定的重症肺炎标准为:①意识障碍。②呼吸频率大于30次/分。③$PaO_2<60$ mmHg(7.99 kPa),$PO_2/FiO_2<300$,需行机械通气治疗。④血压小于90/60 mmHg(11.99/7.99 kPa)。⑤胸片显示双侧或多肺叶受累,或入院48 h内病变扩大不少于50%。⑥少尿:尿量每小时小于20 mL,或每4 h小于80 mL,或急性肾衰竭需要透析治疗。

第四节　肺脓肿

肺脓肿是因多种病原菌引起肺实质坏死的肺部化脓性感染。早期为肺组织的化脓性炎症,继而坏死、液化,由肉芽组织包绕形成脓肿。高热、咳嗽和咳大量脓臭痰为其临床特征。本病可见于任何年龄,青壮年男性及年老体弱有基础疾病者多见。自抗生素广泛应用以来,本病发病率有明显降低。

一、护理评估

(一)病因及发病机制

急性肺脓肿的主要病原体是细菌,常为上呼吸道、口腔的定植菌,包括需氧、厌氧和兼性厌氧菌。厌氧菌感染占主要地位,较重要的厌氧菌有核粒梭形杆菌、消化球菌等。常见的需氧和兼性厌氧菌为金黄色葡萄球菌、化脓链球菌(A组溶血性链球菌)、肺炎克雷伯菌和铜绿假单胞菌等。免疫力低下者,如接受化学治疗者、白血病或艾滋病患者其病原菌也可为真菌。根据不同病因和感染途径,肺脓肿可分为以下 3 种类型。

1.吸入性肺脓肿

吸入性肺脓肿是临床上最多见的类型,病原体经口、鼻、咽吸入致病,误吸为最主要的发病原因。正常情况下,吸入物可由呼吸道迅速清除,但当受凉、劳累等诱因导致全身或局部免疫力下降,或在有意识障碍,如全身麻醉或气管插管、醉酒、脑血管意外时,吸入的病原菌即可致病。此外,也可由上呼吸道的慢性化脓性病灶,如扁桃体炎、鼻窦炎、牙槽脓肿等脓性分泌物经气管被吸入肺内致病。吸入性肺脓肿发病部位与解剖结构有关,常为单发性。右主支气管较陡直,且管径较粗大,因而右侧多发。病原体多为厌氧菌。

2.继发性肺脓肿

继发性肺脓肿可继发于:①某些肺部疾病,如细菌性肺炎、支气管扩张、空洞性肺结核、支气管肺癌、支气管囊肿等感染。②支气管异物堵塞也是肺脓肿尤其是小儿肺脓肿发生的重要因素。③邻近器官的化脓性病变蔓延至肺,如食管穿孔感染、膈下脓肿、肾周围脓肿及脊柱脓肿等波及肺组织引起肺脓肿。阿米巴肝脓肿可穿破膈肌至右肺下叶,形成阿米巴肺脓肿。

3.血源性肺脓肿

因皮肤外伤感染、痈、疖、骨髓炎、静脉吸毒、感染性心内膜炎等肺外感染病灶的细菌或脓毒性栓子经血行播散至肺部引起小血管栓塞,产生化脓性炎症、组织坏死导致肺脓肿。金黄色葡萄球菌、表皮葡萄球菌及链球菌为常见致病菌。

(二)病理

肺脓肿早期为含致病菌的污染物阻塞细支气管,从而形成小血管炎性栓塞,进而致病菌繁殖引起肺组织化脓性炎症、坏死,形成肺脓肿,继而肺坏死组织液化破溃经支气管部分排出,形成有气液平面的脓腔。另因病变累及部位不同,可并发支气管扩张、局限性纤维蛋白性胸膜炎、脓胸、脓气胸、支气管胸膜瘘等。急性肺脓肿经积极治疗或充分引流,脓腔缩小甚至消失,或仅剩少量纤维瘢痕。如治疗不彻底或支气管引流不畅,炎症持续存在,3 个月以上称为慢性肺脓肿。

(三)健康史

多数吸入性肺脓肿患者有齿、口咽部的感染灶,故要了解患者是否有口腔、上呼吸道慢性感染病灶,如龋齿、化脓性扁桃体炎、鼻窦炎、牙周溢脓等;是否手术、劳累、受凉等;是否应用了大量抗生素。

(四)身体状况

1.症状

急性肺脓肿患者起病急,寒战、高热,体温 39~40 ℃,伴有咳嗽、咳少量黏液痰或黏液脓性痰,典型痰液呈黄绿色、脓性,有时带血。炎症累及胸膜可引起胸痛。伴精神不振、全身乏力、食欲减退等全身毒性症状。如感染未能及时控制,于发病后 10~14 d 可突然咳出大量脓臭痰及坏死组织,痰量可达300~500 mL/d,痰静置后分 3 层。厌氧菌感染时痰带腥臭味。一般在咳出大量脓痰后,体温明显下降,全身毒性症状随之减轻。约 1/3 的患者有不同程度的咯血,偶有中、大量咯血而突然窒息死亡者。部分患者发病缓慢,仅有一般的呼吸道感染症状。血源性肺脓肿多先有原发病灶引起的畏寒、高热等全身脓毒血症的表现。经数日或数周后出现咳嗽、咳痰,痰量不多,极少咯血。慢性肺脓肿患者除咳嗽、咳脓痰、不规则发热、咯血,还有贫血、消瘦等慢性消耗症状。

2.体征

肺部体征与肺脓肿的大小、部位有关。早期病变较小或位于肺深部,多无阳性体征;病变发展较大时可出现肺实变体征,有时可闻及异常支气管呼吸音;病变累及胸膜时,可闻及胸膜摩擦音或胸腔积液体征。慢性肺脓肿常有杵状指(趾)、消瘦、贫血等。血源性肺脓肿多无阳性体征。

(五)实验室及其他检查

1.实验室检查

急性肺脓肿患者血常规白细胞计数明显增高,中性粒细胞在 90 % 以上,多有核左移和中毒颗粒。慢性肺脓肿血白细胞可稍升高或正常,红细胞和血红蛋白减少。血源性肺脓肿患者的血培养可发现致病菌。并发脓胸时,可做胸腔脓液培养及药物敏感试验。

2.痰细菌学检查

气道深部痰标本细菌培养可有厌氧菌和(或)需氧菌存在。血培养有助于确定病原体和选择有效的抗菌药物。

3.影像学检查

胸部 X 线片早期可见肺部炎性阴影,肺脓肿形成后,脓液排出,脓腔出现圆形透亮区和气液平面,四周有浓密炎症浸润。炎症吸收后遗留有纤维条索状阴影。慢性肺脓肿呈厚壁空洞,周围有纤维组织增生及邻近胸膜增厚。CT 能更准确定位及发现体积较小的脓肿。

4.纤维支气管镜检查

纤维支气管镜检查有助于明确病因、病原学诊断及治疗。

(六)心理-社会评估

部分肺脓肿患者起病多急骤,畏寒、高热伴全身中毒症状明显,厌氧菌感染时痰有腥臭味等,使患者及家属常深感不安。患者会表现出忧虑、悲观、抑郁和恐惧情绪。

二、护理诊断/问题

(一)体温过高

与肺组织炎症性坏死有关。

(二)清理呼吸道无效

与脓痰聚积有关。

(三)营养失调,低于机体需要量

与肺部感染导致机体消耗增加有关。

(四)气体交换受损

与气道内痰液积聚、肺部感染有关。

(五)潜在并发症

咯血、窒息、脓气胸、支气管胸膜瘘。

三、护理目标

体温降至正常,营养改善,呼吸系统症状减轻或消失,未发生并发症。

四、护理措施

(一)一般护理

保持室内空气流通、适宜温湿度、阳光充足。晨起、饭后、体位引流后及睡前协助患者漱口,做好口腔护理。鼓励患者多饮水,进食高热量、高蛋白、高维生素等营养丰富的食物。

(二)病情观察

观察痰的颜色、性状、气味和静置后是否分层。准确记录 24 h 排痰量。当大量痰液排出时,要注意观察患者咳痰是否顺畅、咳嗽是否有力,避免脓痰引起窒息;当痰液减少时,要观察患者中毒症状是否好转,若中毒症状严重,提示痰液引流不畅,做好脓液引流的护理,以保持呼吸道通畅。若发现血痰,应及时报告医师,咯血量较多时,应严密观察体温、脉搏、呼吸、血压及神志的变化,准备好抢救药品和用品,嘱患者患侧卧位,头偏向一侧,警惕大咯血或窒息的突然发生。

(三)用药及体位引流护理

肺脓肿治疗原则是抗生素治疗和痰液引流。

1.抗生素治疗

吸入性肺脓肿一般选用青霉素,对青霉素过敏或不敏感者可用林可霉素、克林霉素或甲硝唑等药物。开始给药采用静脉滴注,体温通常在治疗后 3～10 d 降至正常,然后改为肌内注射或口服。如抗生素有效,宜持续 8～12 周,直至胸片上空洞和炎症完全消失,或仅有少量稳定的残留纤维化。若疗效不佳,要注意根据细菌培养和药物敏感试验结果选用有效抗菌药物。遵医嘱使用抗生素、祛痰药、支气管扩张剂等药物,注意观察疗效及不良反应。

2.痰液引流

痰液引流可缩短病程,提高疗效。无大咯血、中毒症状轻者可进行体位引流排痰,每日 2～3 次,每次 10～15 min。痰黏稠者可用祛痰药、支气管舒张药或生理盐水雾化吸入以利脓液引流。有条件应尽早应用纤维支气管镜冲洗及吸引治疗,脓腔内还可注入抗生素,加强局部治疗。

3.手术治疗

内科积极治疗 3 个月以上效果不好,或有并发症者可考虑手术治疗。

(四)心理护理

向患者及家属及时介绍病情,解释各种症状和不适的原因,说明各项诊疗、护理操作的目的、操作程序和配合要点。由于疾病带来口腔脓臭气味,患者害怕与人接近,在帮助患者口腔护理的同时消除患者的紧张心理。主动关心并询问患者的需要,使患者增加治疗的依从性和信心,指导患者正确对待本病,使其勇于说出内心感受,并积极进行疏导。教育患者家属配合医护人员做好患者的心理指导,使患者树立治愈疾病的信心,以促进疾病早日康复。

(五)健康指导

1.疾病知识指导

指导患者及家属了解肺脓肿发生、发展、治疗和有效预防方面的知识。积极治疗肺炎、皮肤疖、痈或肺外化脓性等原发病灶。教会患者练习深呼吸,鼓励患者咳嗽并采取有效的咳嗽方式进行排痰,保持呼吸道的通畅,促进病变的愈合。对重症患者做好监护,教育家属及时发现病情变化,并及时向医师报告。

2.生活指导

指导患者生活要有规律,注意休息,劳逸结合,应增加营养物质的摄入。提倡健康的生活方式,重视口腔护理,在晨起、饭后、体位引流后、晚睡前要漱口、刷牙,防止污染分泌物误吸入下呼吸道。鼓励患者平日多饮水,戒烟、酒。保持环境整洁、舒适,维持适宜的室温与湿度,注意保暖,避免受凉。

3.用药指导

抗生素治疗非常重要,但治疗时间较长,为防止病情反复,应遵从治疗计划。指导患者及家属根据医嘱服药,向患者讲解抗生素等药物的用药疗程、方法、不良反应,发现异常及时向医师报告。

4.加强易感人群的护理

对意识障碍、慢性病、长期卧床者,应注意指导家属协助患者经常变换体位、翻身、拍背促进痰液排出,疑有异物吸入时要及时清除。有感染征象时应及时就诊。

五、护理评价

患者体温平稳,呼吸系统症状消失,营养改善,无并发症发生或发生后及时得到处理。

第五节　支气管哮喘

支气管哮喘是一种慢性气管炎症性疾病,其支气管壁存在以肥大细胞、嗜酸细胞和 T 淋巴细胞为主的炎性细胞浸润,可经治疗缓解或自然缓解。本病多发于青少年,儿童患者多于成人患者,城市发病率高于农村。近年的流行病学显示,哮喘的发病率或病死率均有所增加,我国哮喘发病率为 1‰～2‰。支气管哮喘的病因较为复杂,大多是在遗传因素的基础上,受到体内外多种因素激发而发病,并反复发作。

一、临床表现

(一)症状和体征

典型的支气管哮喘,发作前多有鼻痒、打喷嚏、流涕、咳嗽、胸闷等先兆症状,进而出现呼气性的呼吸困难伴喘鸣,患者被迫呈端坐呼吸、咳嗽、咳痰。发作持续几十分钟至数小时后自行或经治疗缓解。此为速发性哮喘反应。迟发型哮喘反应发生时,患者气管呈持续高反应性状态,上述表现更为明显,较难控制。

少数患者可出现哮喘重度或危重度发作,表现为重度呼气性呼吸困难、焦虑,烦躁、端坐呼吸、大汗淋漓、嗜睡或意识模糊,经应用一般支气管扩张药物不能缓解。此类患者不及时救治,可危及生命。

(二)辅助检查

1.血液检查

嗜酸性粒细胞、血清总免疫球蛋白 E(IgE)及特异性免疫球蛋白 E 均可增高。

2.胸部 X 线检查

哮喘发作期由于肺脏充气过度,肺部透亮度增高,合并感染时可见肺纹理增多及炎症阴影。

3.肺功能检查

哮喘发作期有关呼气流速的各项指标,如第一秒用力呼气容积(FEV)、最大呼气流速峰值(PEF)等均降低。

二、治疗原则

本病的防治原则是去除病因,控制发作和预防发作。控制发作应根据患者发作的轻重程度,抓住解痉、抗炎两个主要环节,迅速控制症状。

(一)解痉

哮喘轻、中度发作时,常用氨茶碱稀释后静脉注射或加入液体中静脉滴注。根据病情吸入或口服β_2-受体激动剂。常用的β_2受体激动剂气雾吸入剂有喘康速(特布他林)、喘乐宁、舒喘灵(沙丁胺醇)等。

哮喘重度发作时,应及早静脉给予足量氨茶碱及琥珀酸氢化可的松或甲泼尼龙琥珀酸钠,待病情得到控制后再逐渐减量,改为口服泼尼松龙,或根据病情吸入糖皮质激素,应注意不宜骤然停药,以免复发。

(二)抗感染

肺部感染的患者,应根据细菌培养及药敏结果选择应用有效抗生素。

(三)稳定内环境

及时纠正水、电解质及酸碱失衡。

(四)保证气管通畅

痰多而黏稠不易咳出或有严重缺氧及二氧化碳潴留者,应及时行气管插管吸出痰液,必要时行机械通气。

三、护理

(一)一般护理

(1)将患者安置在清洁、安静、空气新鲜、阳光充足的房间,避免接触变应原,如花粉、皮毛、油烟等。护理操作时防止灰尘飞扬。喷洒灭蚊蝇剂或某些消毒剂时要转移患者。

(2)患者哮喘发作呼吸困难时应给予适宜的靠背架或过床桌,让患者伏桌而坐,以帮助其呼吸,减少疲劳。

(3)给予营养丰富的易消化的饮食,多食蔬菜、水果,多饮水,同时注意保持大便通畅,减少因用力排便所致的疲劳。严禁食用与患者发病有关的食物,如鱼、虾、蟹等,并协助患者寻找变应原。

(4)危重期患者应保持皮肤清洁干燥,定时翻身,防止褥疮发生。因大剂量使用糖皮质激素,应做好口腔护理,防止发生口腔炎。

(5)哮喘重度发作时,由于大汗淋漓,呼吸困难甚至有窒息感,患者极度紧张、烦躁、疲倦。要耐心安慰患者,及时满足患者需求,缓解紧张情绪。

(二)观察要点

1.观察哮喘发作先兆

如患者主诉有鼻、咽、眼部发痒及咳嗽、流鼻涕等黏膜过敏症状时,应及时报告医师采取措施,减轻发作症状,尽快控制病情。

2.观察药物毒副作用

氨茶碱 0.25 g 加入 25 %～50 %葡萄糖注射液 20 mL 中静脉推注,时间要在 5 min 以上,因浓度过高或推注过快可使心肌过度兴奋而产生心悸、惊厥、血压骤降等严重反应。使用时要现配现用,静脉滴注时,不宜和维生素 C、促皮质激素、去甲肾上腺素、四环素类等配伍。糖皮质激素类药物久用可引起钠潴留、血钾降低、消化道溃疡病、高血压、糖尿病、骨质疏松、停药反跳等,须加强观察。

3.根据患者缺氧情况调整氧流量

一般为 3～5 L/min。保持气体充分湿化,氧气湿化瓶每日更换、消毒,防止医源性感染。

4.观察痰液黏稠度

哮喘发作患者常过度通气,出汗过多,因而身体丢失水分增多,致使痰液黏稠形成痰栓,阻塞小支气管,导致呼吸不畅,感染难以控制。应通过静脉补液和饮水补足水分和电解质。

5.严密观察有无并发症

如自发性气胸、肺不张、脱水、酸碱失衡、电解质紊乱、呼吸衰竭、肺性脑病等并发症。监测动脉血气、生化指标,如发现异常需及时对症处理。

6.注意呼吸频率、深浅幅度和节律

重度发作患者喘鸣音减弱乃至消失,呼吸变浅,神志改变,常提示病情危急,应及时处理。

(三)家庭护理

1.增强体质,积极防治感染

平时注意增加营养,根据病情做适量体力活动,如散步、做简易操、打太极拳等,以提高机体免疫力。当感染发生时应及时就诊。

2.注意防寒避暑

寒冷可引起支气管痉挛,分泌物增加,同时感冒易致支气管及肺部感染。因此,冬季应适当提高居室温度,秋季进行耐寒锻炼防治感冒,夏季避免大汗,防止痰液过稠不易咳出。

3.尽量避免接触变应原

患者应戒烟,尽量避免到人员众多、空气污浊的公共场所。保持居室空气清新,室内可安装空气净化器。

4.防止呼吸肌疲劳

坚持进行呼吸锻炼。

5.稳定情绪

一旦哮喘发作,应控制情绪,保持镇静,及时吸入支气管扩张气雾剂。

6.家庭氧疗

家庭氧疗又称缓解期氧疗,对于患者的病情控制、存活期的延长和生活质量的提高有着重要意义。家庭氧疗时应注意氧流量的调节,严禁烟火,防止火灾。

7.缓解期处理

哮喘缓解期的防治非常重要,对于防止哮喘发作及恶化、维持正常肺功能、提高生活质量、保持正常活动量等均具有重要意义。哮喘缓解期患者,应坚持吸入糖皮质激素,可有效控制哮喘发作,吸入色甘酸钠和口服酮替芬亦有一定的预防哮喘发作的作用。

第三章　消化内科疾病的护理

第一节　反流性食管炎

反流性食管炎是指胃、十二指肠内容物反流入食管所引起的食管黏膜炎症、糜烂、溃疡和纤维化等病变,甚至引起咽喉、气道等食管以外的组织损害。其发病率男性高于女性,男女比例为(2~3):1,发病率为1.92%。随着年龄的增长和食管下段括约肌收缩力的下降,胃、十二指肠内容物自发性反流,使老年人反流性食管炎的发病率有所增加。

一、病因与发病机制

(一)抗反流屏障削弱

食管下括约肌是指食管末端3~4 cm长的环形肌束。健康人静息时压力为10~30 mmHg(1.3~4.0 kPa),为一高压带,防止胃内容物反流入食管。由于年龄的增长,机体老化使食管下括约肌的收缩力下降引起食物反流。一过性食管下括约肌松弛也是反流性食管炎的主要发病机制。

(二)食管清除作用减弱

正常情况下,一旦发生食物的反流,大部分反流物通过1~2次食管自发和继发性的蠕动性收缩将食管内容物排入胃内,即容量清除,剩余的部分则由唾液缓慢地中和。老年人食管蠕动缓慢和唾液产生减少,影响了食管的清除作用。

(三)食管黏膜屏障作用下降

反流物进入食管后,可以凭借食管上皮表面黏液、不移动水层和表面 HCO_3^- 、复层鳞状上皮等构成上皮屏障,以及黏膜下丰富的血液供应构成的后上皮屏障,发挥其抗反流物对食管黏膜损伤的作用。随着机体老化,食管黏膜逐渐萎缩,黏膜屏障作用下降。

二、护理评估

(一)健康史

询问患者的饮食结构及习惯、有无长期服用药物史。

(二)身体评估

1.反流症状

反酸、反食、反胃(指胃内容物在无恶心和不用力的情况下涌入口腔)、嗳气等,多在餐后明显或加重,平卧或躯体前屈时易出现。

2.反流物引起的刺激症状

胸骨后或剑突下烧灼感、胸痛、吞咽困难等。常由胸骨下段向上伸延,常在餐后1 h出现,平卧、弯腰或腹压增高时可加重。反流物刺激食管痉挛导致胸痛,常发生在胸骨后或剑突下。严重时可为剧烈刺痛,可放射到后背、胸部、肩部、颈部、耳后,有的酷似心绞痛的特点。

3.其他症状

咽部不适,有异物感、棉团感或堵塞感,可能与酸反流引起食管上段括约肌压力升高有关。

4.并发症

(1)上消化道出血:食管黏膜炎症、糜烂及溃疡可以导致上消化道出血。

(2)食管狭窄:食管炎反复发作致使纤维组织增生,最终导致瘢痕性狭窄。

(3)Barrett食管:在食管黏膜的修复过程中,食管、贲门交界处 2 cm 以上的食管鳞状上皮被特殊的柱状上皮取代,称之为 Barrett 食管。Barrett 食管发生溃疡时,又称 Barrett 溃疡。Barrett食管是食管癌的主要癌前病变,其腺癌的发生率较正常值高 30~50 倍。

(三)辅助检查

1.内镜检查

内镜检查是反流性食管炎最准确、最可靠的诊断方法,能判断其严重程度和有无并发症,结合活检可与其他疾病相鉴别。

2.24 h食管 pH 监测

应用便携式 pH 值记录仪在生理状态下对患者进行 24 h 食管 pH 值连续监测,可提供食管是否存在过度酸反流的客观依据。在进行该项检查前 3 d,应停用抑酸药物与促胃肠动力的药物。

3.食管吞钡 X 线检查

对不愿意接受或不能耐受内镜检查者行该检查。严重患者可发现阳性 X 线征。

(四)心理-社会状况

反流性食管炎长期持续存在,病情反复、病程迁延,因此患者会出现食欲减退、体重下降症状,导致患者心情烦躁、焦虑;合并消化道出血时会使患者紧张、恐惧。应注意评估患者的情绪状态及对本病的认知程度。

三、常见护理诊断及问题

(一)疼痛:胸痛

与胃食管黏膜炎性病变有关。

(二)营养失调:低于机体需要量

与害怕进食、消化吸收不良等有关。

(三)有体液不足的危险

与合并消化道出血引起活动性体液丢失、呕吐及液体摄入量不足有关。

(四)焦虑

与病情反复、病程迁延有关。

(五)知识缺乏

缺乏对反流性食管炎病因和预防知识的了解。

四、诊断要点与治疗原则

(一)诊断要点

临床上有明显的反流症状,内镜下有反流性食管炎的表现,食管过度酸反流的客观依据即可做出诊断。

(二)治疗原则

以药物治疗为主,对药物治疗无效或发生并发症者可做手术治疗。

1.药物治疗

目前多主张采用递减法,即开始时使用质子泵抑制剂加促胃肠动力药,迅速控制症状,待症状控制后再减量维持。

(1)促胃肠动力药:目前常用的药物主要是西沙必利。常用量为每次 5~15 mg,每日 3~4 次,疗程 8~12 周。

(2)抑酸药。①H_2 受体拮抗剂(H_2RA):西咪替丁 400 mg、雷尼替丁 150 mg、法莫替丁 20 mg,每日 2 次,疗程 8~12 周。②质子泵抑制剂(PPI):奥美拉唑 20 mg、兰索拉唑 30 mg、泮托拉唑 40 mg、雷贝拉唑 10 mg 和埃索美拉唑 20 mg,每日 1 次,疗程 4~8 周。③抗酸药:仅用于症状轻、间歇发作的患者作为临时缓解症状用。反流性食管炎有并发症或停药后很快复发者,需要长期维持治疗。H_2RA、西沙必利、PPI 均可用于维持治疗,其中以 PPI 效果最好。维持治疗的剂量因患者而异,以调整至患者无症状的最低剂量为合适剂量。

2.手术治疗

手术为不同术式的胃底折叠术。手术指征为:①严格内科治疗无效。②虽经内科治疗有效,但患者不能忍受长期服药。③经反复扩张治疗后仍反复发作的食管狭窄。④确证由反流性食管炎引起的严重呼吸道疾病。

3.并发症的治疗

(1)食管狭窄:大部分狭窄可行内镜下食管扩张术治疗。扩张后予以长程 PPI 维持治疗可防止狭窄复发。少数严重瘢痕性狭窄需行手术切除。

(2)Barrett 食管:药物治疗是预防 Barrett 食管发生和发展的重要措施,必须使用 PPI 治疗并长期维持。

五、护理措施

(一)一般护理

为减少平卧时及夜间反流,可将床头抬高 15~20 cm。避免睡前 2 h 内进食,白天进餐后亦不宜立即卧床。应避免食用使食管下括约肌压力降低的食物和药物,如高脂肪、巧克力、咖啡、浓茶及硝酸甘油、钙拮抗剂等。应戒烟及禁酒。减少一切影响腹压增高的因素,如肥胖、便秘、紧束腰带等。

(二)用药护理

遵医嘱给予药物治疗,注意观察药物的疗效及不良反应。

1.H_2 受体拮抗剂

药物应在餐中或餐后即刻服用,若需同时服用抗酸药,则两药应间隔 1 h 以上。若静脉给药,应注意控制速度,过快可引起低血压和心律失常。西咪替丁对雄激素受体有亲和力,可导致男性乳腺发育、阳痿及性功能紊乱,应做好解释工作。该药物主要通过肾排泄,用药期间应监测肾功能。

2.质子泵抑制剂

奥美拉唑可引起头晕,应嘱患者用药期间避免开车或做其他必须高度集中注意力的工作。兰索拉唑的不良反应包括荨麻疹、皮疹、瘙痒、头痛、口苦、肝功能异常等,轻度不良反应不影响继续用药,较严重时应及时停药。泮托拉唑的不良反应较少,偶可引起头痛和腹泻。

3.抗酸药

该药在饭后 1 h 和睡前服用。服用片剂时应嚼服,乳剂给药前应充分摇匀。抗酸剂应避免与奶制品、酸性饮料及食物同时服用。

（三）饮食护理

（1）指导患者有规律地定时进餐，饮食不宜过饱，选择营养丰富，易消化的食物。避免摄入过咸、过甜、过辣的刺激性食物。

（2）制订饮食计划：与患者共同制订饮食计划，指导患者及家属改进烹饪技巧，增加食物的色、香、味，刺激患者食欲。

（3）观察并记录患者每日进餐次数、量、种类，以了解其摄入营养素的情况。

六、健康指导

（一）疾病知识的指导

向患者及家属介绍本病的有关病因，避免诱发因素。保持良好的心理状态，平时生活要有规律，合理安排工作和休息时间，注意劳逸结合，积极配合治疗。

（二）饮食指导

指导患者加强饮食卫生和饮食营养，养成有规律的饮食习惯；避免过冷、过热、辛辣等刺激性食物及浓茶、咖啡等饮料；嗜酒者应戒酒。

（三）用药指导

根据病因及病情进行指导，嘱患者长期维持治疗，介绍药物的不良反应，如有异常及时复诊。

第二节　胃　炎

胃炎指的是任何病因引起的胃黏膜炎症，常伴有上皮损伤和细胞再生。胃黏膜对损害的反应涉及上皮损伤、黏膜炎症和上皮细胞再生等过程。胃炎是最常见的消化道疾病。按临床发病的缓急和病程的长短，一般将胃炎分为急性胃炎和慢性胃炎。

一、急性胃炎

急性胃炎是多种病因引起的急性胃黏膜炎症。临床上急性发病，常表现为上腹部症状。内镜检查可见胃黏膜充血、水肿、出血、糜烂（可伴有浅表溃疡）等一过性病变。病理组织学特征为胃黏膜固有层见到以中性粒细胞为主的炎症细胞浸润。

急性胃炎主要包括：①急性幽门螺杆菌感染引起的急性胃炎。但临床上很难诊断幽门螺杆菌感染引起的急性胃炎，因为一过性的上腹部症状多不为患者注意，亦极少需要胃镜检查，加之多数患者可能症状很轻或无症状。感染幽门螺杆菌后，如不予治疗，幽门螺杆菌感染可长期存在并发展为慢性胃炎。②除幽门螺杆菌之外的病原体感染及（或）其毒素对胃黏膜损害引起的急性胃炎。进食被微生物及（或）其毒素污染的不洁食物所引起的急性胃肠炎，以肠道炎症为主。由于胃酸的强力抑菌作用，除幽门螺杆菌之外的细菌很难在胃内存活而感染胃黏膜，一般人很少患除幽门螺杆菌之外的感染性胃炎。但当机体免疫力下降时，可发生各种细菌、真菌、病毒所引起的急性感染性胃炎。③急性糜烂出血性胃炎。本病是由各种病因引起的、以胃黏膜多发性糜烂为特征的急性胃黏膜病变，常伴有胃黏膜出血，可伴有一过性浅溃疡形成。因为本病胃黏膜炎症很轻或缺如，因此严格来说应称为急性糜烂出血性胃病。急性糜烂出血性胃炎临床常见,需要积极治疗,在此予以重点讨论。

(一)病因及发病机制

急性糜烂出血性胃炎的常见病因如下。

1.药物

常见的有非甾体抗炎药(nonsteroidal anti-inflammatory drug,NSAID)如阿司匹林、吲哚美辛等,某些抗肿瘤药如氟尿嘧啶、口服氯化钾或铁剂等。这些药物直接损伤胃黏膜上皮层。其中,NSAID还通过抑制环氧合酶的作用而抑制胃黏膜生理性前列腺素的产生,削弱胃黏膜的屏障功能;氟尿嘧啶对快速分裂的细胞如胃肠道黏膜细胞产生明显的细胞毒作用。

2.急性应激

严重创伤、大手术、大面积烧伤、颅内病变、败血症及其他严重脏器病变或多器官功能衰竭等均可引起胃黏膜糜烂、出血,严重者发生急性溃疡并大量出血,如烧伤所致者称柯林溃疡、中枢神经系统病变所致者称库欣综合征溃疡。一般认为急性应激引起急性糜烂出血性胃炎机制是应激状态下胃黏膜微循环不能正常运行而造成黏膜缺血、缺氧,由此可导致胃黏膜黏液和碳酸氢盐分泌不足、局部前列腺素合成不足、上皮再生能力减弱等改变,使胃黏膜屏障受损。

3.乙醇

乙醇具亲酯性和溶脂能力,高浓度乙醇可直接破坏胃黏膜屏障。黏膜屏障的正常保护功能是维持胃腔与胃黏膜内氢离子高梯度状态的重要保证。当上述因素导致胃黏膜屏障破坏,胃腔内氢离子便会反弥散进入胃黏膜内,从而进一步加重胃黏膜的损害,最终导致胃黏膜糜烂和出血。上述各种因素亦可能增加十二指肠液反流入胃腔的量,其中的胆汁和各种胰酶,参与了胃黏膜屏障的破坏。

(二)临床表现

1.症状

本病大多无症状。一部分仅有上腹不适、腹胀、食欲减退等症状;一部分表现为突发的呕血和(或)黑便,是上消化道出血的常见病因之一。上消化道出血中 10 %～25 %由急性糜烂出血性胃炎引起。

2.体征

急性糜烂出血性胃炎可有上腹部不同程度的压痛。大量出血可引起休克、贫血。

(三)护理

1.护理目标

患者病因祛除,无腹痛、消化道出血。

2.护理措施

(1)一般护理。①休息与活动:患者应注意休息,减少活动,对急性应激造成者应卧床休息。同时应做好患者的心理疏导,解除其精神紧张。②合理饮食:进食应定时、有规律,一般进少渣、温凉半流质饮食。如有少量出血可给牛奶、米汤等流质以中和胃酸,有利于黏膜的修复。急性大出血或呕吐频繁时应禁食。

(2)治疗用药护理:指导患者正确使用阿司匹林、吲哚美辛等对胃黏膜有刺激的药物,必要时应用制酸剂、胃黏膜保护剂预防疾病的发生。大出血时立即建立静脉通道。配合医师迅速、准确地实施输血、输液、各种止血治疗及用药等抢救措施,并观察治疗效果及不良反应。输液开始宜快,必要时测定中心静脉压作为调整输液量和速度的依据。避免因输液、输血过多、过快而引起急性肺水肿,对老年患者和心肺功能不全者尤应注意。

(3)病情观察:观察患者呕血及黑便大致数量,血压、脉搏、血红蛋白变化情况。观察原发病及其他病因的转归情况。

(4)心理护理:安慰解释,使患者消除焦虑和恐惧,积极配合治疗。

(5)健康指导:向患者及家属介绍急性胃炎的有关知识、预防方法和自我护理措施。避免使用对胃黏膜有刺激的药物,必须使用时应同时服用制酸剂;嗜酒者应戒酒;对于急性应激状态患者,要注意保护胃黏膜;注意饮食卫生,生活要有规律,保持轻松愉快的心情。

3.护理评价

患者无腹痛及呕血黑便;能戒除烟酒,饮食规律;能够了解急性应激及药物原因所致急性胃炎防治知识。

二、慢性胃炎

慢性胃炎是由各种病因引起的胃黏膜慢性炎症。以国际上新悉尼系统的分类方法,将慢性胃炎分为浅表性(又称非萎缩性)、萎缩性和特殊类型三大类。慢性浅表性胃炎是指不伴有胃黏膜萎缩性改变、胃黏膜层见以淋巴细胞和浆细胞为主的慢性炎性细胞浸润的慢性胃炎,幽门螺杆菌感染是此类慢性胃炎的主要病因。慢性萎缩性胃炎是指胃黏膜已发生了萎缩性改变的慢性胃炎,常伴有肠上皮化生。慢性萎缩性胃炎又可再分为多灶萎缩性胃炎和自身免疫性胃炎两大类。特殊类型胃炎种类很多,由不同病因所致,临床上较少见,如感染性胃炎、化学性胃炎等。

慢性胃炎是一种常见病,其发病率在各种胃病中居首位,男性患者稍多于女性,随年龄增长发病率逐渐增高。自身免疫性胃炎在我国仅有少数个案报道。由幽门螺杆菌引起的慢性胃炎呈世界范围分布,我国属于幽门螺杆菌高感染率国家,幽门螺杆菌的感染率为40%~70%。幽门螺杆菌感染可几乎无例外地引起胃黏膜炎症,且感染后机体一般难以将其清除而变成慢性感染。

(一)病因与发病机制

1.幽门螺杆菌感染

目前认为幽门螺杆菌感染是慢性浅表性胃炎最主要的病因,其机制如下。

(1)幽门螺杆菌具有鞭毛结构,可在胃内黏液层中自由活动,并依靠其黏附素与胃黏膜上皮细胞紧密接触,直接侵袭胃黏膜。

(2)幽门螺杆菌所分泌的尿素酶,能分解尿素产生NH_3,中和胃酸,既形成了有利于幽门螺杆菌定居和繁殖的中性环境,又损伤了上皮细胞膜。

(3)幽门螺杆菌能产生细胞毒素,使上皮细胞空泡变性,造成黏膜损害和炎症。

(4)幽门螺杆菌的菌体胞壁还可作为抗原诱导自身免疫反应。

2.饮食和环境因素

流行病学资料显示,饮食中高盐和缺乏新鲜蔬菜、水果等生活方式与慢性胃炎的发生密切相关。幽门螺杆菌感染增加了胃黏膜对环境因素损害的易感性。

3.自身免疫

自身免疫性胃炎以富含壁细胞的胃体黏膜萎缩为主。壁细胞损伤后能作为自身抗原刺激机体的免疫系统而产生相应的壁细胞抗体和内因子抗体,破坏壁细胞,使胃酸分泌减少乃至缺失,还可影响维生素 B_{12} 吸收,导致恶性贫血。

4.物理及化学因素

长期饮浓茶、烈酒、咖啡,食用过热、过冷、过于粗糙的食物,可损伤胃黏膜;服用大量非类固醇抗感染药可破坏黏膜屏障;各种原因引起的十二指肠液反流,因其中的胆汁和胰液等会削弱胃黏膜的屏障功能,使其易受胃酸、胃蛋白酶的损害。

(二)临床表现

1.症状

慢性胃炎大多无症状,部分有上腹痛或不适、食欲不振、饱胀、嗳气、反酸、恶心和呕吐等消化不良的表现。少数可有少量上消化道出血。一些患者可出现明显畏食、贫血和体重减轻,见于自身免疫性胃炎。

2.体征

慢性胃炎可有上腹部轻压痛。

(三)护理

1.护理目标

病因祛除,无腹痛,营养状况改善、焦虑减轻。

2.护理措施

(1)一般护理。①休息与活动:伴有贫血时适当休息,平时进行适当的锻炼,以增强机体抗病力。②合理饮食:多食用高营养、易消化、丰富的新鲜蔬菜水果,避免摄入过咸、过甜、过辣的刺激性食物,避免长期饮浓茶、烈酒、咖啡,避免食用过热、过冷、过于粗糙的食物。

(2)用药护理:遵医嘱给患者以清除幽门螺杆菌感染治疗时,注意观察药物的疗效及不良反应。枸橼酸铋钾(CBS)为常用制剂,因其在酸性环境中方起作用,故宜餐前 30 min 服用。服 CBS 可使齿、舌变黑,可用吸管直接吸入。部分患者服药后出现便秘和粪便变黑,停药后可自行消失。少数患者有恶心、一过性血清转氨酶升高等,极少数出现急性肾衰竭。阿莫西林服用前应询问患者有无青霉素过敏史,应用过程中注意有无迟发性过敏反应的出现,如皮疹。甲硝唑可引起恶心、呕吐等胃肠道反应,应在餐后30 min服用,并可遵医嘱用甲氧氯普胺、维生素 B_{12} 等拮抗。

(3)心理护理:及时了解患者心理,耐心解释患者疑虑,尤其有异型增生的患者,常因担心恶变而恐惧。护理人员应主动安慰患者,说明本病经过正规治疗是可以治愈的。对于异型增生,经严密随访,即使有恶变,及时手术也可获得满意的疗效,使患者乐观、积极配合治疗,消除焦虑、恐惧心理。

(4)健康指导:①向患者及家属介绍本病的有关病因,指导健康的饮食习惯。②介绍根除幽门螺杆菌治疗的意义和适应证。指导药物治疗注意事项,如避免使用对胃黏膜有刺激的药物,必须使用时应同时服用制酸剂或胃黏膜保护剂;介绍药物的不良反应,如有异常及时复诊,定期门诊复查。③对胃黏膜异型增生的患者,嘱其定期随访。

3.护理评价

经过治疗和护理,患者不适减轻;了解相关知识;及时发现和处理并发症。

第三节　消化性溃疡

消化性溃疡主要指发生在胃和十二指肠的慢性溃疡,即胃溃疡(gastric ulcer,GU)和十二指肠溃疡(duodenal ulcer,DU)。溃疡的黏膜缺损超过黏膜肌层,不同于糜烂。本病中年最为常见,DU 多见于青壮年,而 GU 多见于中老年,后者发病高峰比前者约迟 10 年。男性患病比女性多。临床上 DU 比 GU 多见,两者之比为(2～3)∶1,但有地区差异,在胃癌高发地区 GU所占的比例有所增加。

一、病因及发病机制

在正常生理情况下,胃、十二指肠黏膜经常接触有强侵蚀力的胃酸和在酸性环境下被激活,能水解蛋白质的胃蛋白酶,此外还经常受摄入的各种有害物质的侵袭,但却能抵御这些侵袭因素的损害,维持黏膜的完整性,这是因为胃、十二指肠黏膜具有一系列防御和修复机制。目前认为,胃、十二指肠黏膜的这一完善而有效的防御和修复机制,足以抵抗胃酸/胃蛋白酶的侵蚀。一般而言,只有当某些因素损害了这一机制才可能发生胃酸/胃蛋白酶侵蚀黏膜而导致溃疡形成。

(一)幽门螺杆菌(HP)

幽门螺杆菌为消化性溃疡的重要致病因素。HP 可造成胃、十二指肠黏膜的上皮细胞受损和强烈的炎症反应,损害了局部黏膜的防御-修复机制。

(二)非甾体抗炎药(NSAID)

NSAID 是引起消化性溃疡的另一个常见病因。大量研究资料显示,在长期服用 NSAID的患者中,10 %～25 %的患者可发现胃或十二指肠溃疡,有 1 %～4 %的发生出血、穿孔等溃疡并发症。在 NSAID 引起的溃疡中,GU 较 DU 多见。溃疡形成及其并发症发生的危险性除与服用 NSAID 种类、剂量、疗程有关,尚与高龄、同时服用抗凝血药、糖皮质激素等因素有关。NSAID 通过削弱黏膜的防御和修复功能而导致消化性溃疡发病。NSAID 和幽门螺杆菌是引起消化性溃疡发病的两个独立因素。

(三)胃酸

消化性溃疡的最终形成是胃酸/胃蛋白酶对黏膜自身消化所致。因胃蛋白酶活性是 pH值依赖性的,在 pH 值>4 时便失去活性,因此在探讨消化性溃疡发病机制时主要将胃酸视为溃疡形成的直接原因。胃酸的这一损害作用一般只有在正常黏膜防御和修复功能遭受破坏时才能发生。

(四)其他

1.吸烟

吸烟者消化性溃疡发生率比不吸烟者高,吸烟影响溃疡愈合和促进溃疡复发。

2.遗传

消化性溃疡的家族史可能是幽门螺杆菌感染的"家庭聚集"现象;O 型血胃上皮细胞表面有更多黏附受体而有利于幽门螺杆菌定植。遗传因素的作用尚有待进一步研究。

3.急性应激可引起应激性溃疡

长期精神紧张、过劳,易使溃疡发作或加重,情绪应激可能主要起诱因作用。

4.胃、十二指肠运动异常

研究发现部分 DU 患者胃排空增快,这可使十二指肠球部酸负荷增大;部分 GU 患者有胃排空延迟,这可促使十二指肠液反流入胃,加重胃黏膜屏障损害。胃肠运动障碍不大可能是原发病因,但可加重幽门螺杆菌或 NSAID 对黏膜的损害。

概言之,消化性溃疡是一种多因素疾病,其中幽门螺杆菌感染和服用 NSAID 是已知的主要病因,溃疡的发生是黏膜侵袭因素和防御因素失去平衡的结果,胃酸在溃疡形成中起关键作用。

二、临床表现

(一)症状

典型的消化性溃疡有如下临床特点:①慢性过程,病史可达数年至数十年。②周期性发作,发作与自发缓解相交替,发作期可为数周或数月,缓解期亦长短不一,短者数周、长者数年;发作常有季节性,多在秋冬或冬春之交发病,可因精神情绪不良或过劳而诱发。③发作时上腹痛呈节律性,表现为空腹痛,即餐后2~4 h或(及)午夜痛,腹痛多为进食或服用抗酸药所缓解,典型节律性表现在 DU 多见。腹痛性质多为灼痛,亦可为钝痛、胀痛、剧痛或饥饿样不适感。腹痛多位于中上腹,可偏右或偏左。部分患者无上述典型表现的疼痛,而仅表现为无规律性的上腹隐痛或不适。但部分患者可无症状或症状较轻,以至不为患者所注意。④可有反酸、嗳气、上腹胀等症状。

(二)体征

溃疡活动时上腹部可有局限性轻压痛,缓解期无明显体征。

(三)临床特殊类型

1.复合溃疡

复合溃疡指胃和十二指肠同时发生的溃疡。DU 往往先于 GU 出现。幽门梗阻发生率较高。

2.幽门管溃疡

幽门管位于胃远端,与十二指肠交界,长约 2 cm。幽门管溃疡与 DU 相似,胃酸分泌一般较高。幽门管溃疡上腹痛的节律性不明显,对药物治疗反应较差,呕吐较多见,较易发生幽门梗阻、出血和穿孔等并发症。

3.球后溃疡

DU 大多发生在十二指肠球部,发生在球部远段十二指肠的溃疡称球后溃疡。多发生在十二指肠乳头的近端,具 DU 的临床特点,但午夜痛及背部放射痛多见,对药物治疗反应较差,较易并发出血。

4.巨大溃疡

巨大溃疡指直径大于 2 cm 的溃疡,对药物治疗反应较差,愈合时间较慢,易发生慢性穿透或穿孔。

5.老年人消化性溃疡

近年来,老年人发生消化性溃疡的报道增多。临床表现多不典型,GU 多位于胃体上部甚

现代护理学基础概要

至胃底部,溃疡常较大,易误诊为胃癌。

6.无症状性溃疡

约15％消化性溃疡患者可无症状,而以出血、穿孔等并发症为首发症状。可见于任何年龄,以老年人较多见。NSAID引起的溃疡近半数无症

三、并发症

(一)上消化道出血

50％以上的消化道出血是消化性溃疡所致。出血是消化性溃疡最常见的并发症。DU比GU容易发生。常因服用NSAID而诱发,部分患者(10％～25％)以上消化道出血为首发症状。

(二)穿孔

穿孔是消化性溃疡最严重的并发症,见于2％～10％的病例。消化性溃疡穿孔的后果有3种,如下。

(1)溃疡穿透浆膜层达腹腔致弥漫性腹膜炎,引起突发的剧烈腹痛,称游离穿孔。

(2)溃疡穿透并与邻近实质性器官相连,往往表现为腹痛规律发生改变,变得顽固而持久,称为穿透性溃疡。

(3)溃疡穿孔入空腔器官形成瘘管。

(三)幽门梗阻

幽门梗阻见于2％～4％的病例,大多由DU或幽门管溃疡引起。急性梗阻多因炎症水肿和幽门部痉挛所致,梗阻为暂时性,随炎症好转而缓解;慢性梗阻主要由于溃疡愈合后瘢痕收缩而呈持久性。幽门梗阻使胃排空延迟,患者可感上腹饱胀不适,疼痛于餐后加重,且有反复大量呕吐,呕吐物是呈酸腐味的宿食,大量呕吐后疼痛可暂缓解。严重频繁呕吐可致失水和低氯低钾性碱中毒,常继发营养不良。上腹饱胀和逆蠕动的胃型,以及空腹时检查胃内有振水音、抽出胃液量大于200 mL,是幽门梗阻的特征性表现。

(四)癌变

少数GU可发生癌变,癌变率在1％以下,DU则极少见。对于长期GU病史,年龄在45岁以上,经严格内科治疗4～6周症状无好转,大便隐血试验持续阳性者,应怀疑是否癌变,需进一步检查和定期随访。

四、护理

(一)护理目标

患者能够了解并避免发病诱因,能够描述正确的溃疡防治知识,主动参与、积极配合防治;未出现上消化道出血、穿孔、幽门梗阻、溃疡癌变等并发症或出现能被及时发现和处理;焦虑程度减轻或消失。

(二)护理措施

1.一般护理

(1)休息和活动:症状较重或有并发症时,应卧床休息;溃疡缓解期,应适当活动,工作宜劳逸结合,以不感到劳累和诱发疼痛为原则。

· 52 ·

(2)饮食护理。①饮食原则:定时定量,以维持正常消化活动的节律,避免餐间零食和睡前进食,使胃酸分泌有规律;少食多餐,少食可避免胃窦部过度扩张引起的促胃液素分泌增加,以减少胃酸对病灶的刺激,多餐可使胃中经常保持适量的食物以中和胃酸,利于溃疡面的愈合;细嚼慢咽,以减少食物对消化道过强的机械刺激,同时咀嚼还可增加唾液分泌,后者具有稀释和中和胃酸的作用;食物选择应营养丰富、搭配合理、清淡、易于消化、刺激性小,各种食物应切细、煮软,可选择牛奶、鸡蛋、鱼及面食、稍加碱的软米饭或米粥等偏碱性食物,脂肪摄取也应适量,避免生、冷、硬、粗纤维的蔬菜、水果,忌食生姜、生蒜、生萝卜、油炸食物及浓咖啡、浓茶和辣椒、酸醋;进餐时避免情绪不安,精神紧张。②营养状况监测:经常评估患者的饮食和营养状况。

2.病情观察

(1)病情监测:注意观察及详细了解患者疼痛的规律和特点,指导患者准备抑酸性食物(苏打饼干等)在疼痛前进食,或服用抑酸剂以防疼痛;也可采用局部热敷或针灸止痛等;监测生命体征及腹部体征的变化,以及时发现并纠正并发症。

(2)帮助患者认识和祛除病因及诱因:①对服用 NSAID 者,应停药。②对嗜烟酒者,应督促患者戒烟戒酒。

3.并发症的护理

当发生急性穿孔和瘢痕性幽门梗阻时,应立即遵医嘱做好手术前准备。亚急性穿孔和慢性穿孔时,注意观察疼痛的性质。急性幽门梗阻时,做好呕吐物的观察与处理,指导患者禁食水,行胃肠减压,保持口腔清洁,遵医嘱静脉补充液体,并做好解痉药和抗生素的用药护理。

4.用药护理

遵医嘱对患者进行药物治疗,并注意观察药效及不良反应。

(1)碱性抗酸药:如氢氧化铝凝胶等,应在饭后 1 h 和睡前服用。服用片剂时应嚼服,乳剂给药前应充分摇匀。抗酸药应避免与奶制品同时服用,因两者相互作用可形成络合物。酸性的食物及饮料不宜与抗酸药同服。氢氧化铝凝胶能阻碍磷的吸收,引起磷缺乏症,表现为食欲不振、软弱无力等症状,甚至可导致骨质疏松,长期大量服用还可引起严重便秘、代谢性碱中毒与钠潴留,甚至造成肾损害。如服用镁制剂则易引起腹泻。

(2)H_2受体拮抗剂:应在餐中或餐后即刻服用,也可把一日剂量在睡前服用。如需同时服用抗酸药,则两药应间隔 1 h 以上服用。如用于静脉给药时应注意控制速度,速度过快可引起低血压和心律失常。西咪替丁对雄激素受体有亲和力,可产生男性乳腺发育、阳痿及性功能紊乱,肾脏是其排泄的主要部位,应用期间应注意患者肾功能。此外,少数患者还可出现一过性肝功能损害和粒细胞缺乏,亦可出现头痛、头晕、疲倦、腹泻及皮疹等反应,如出现上述反应应及时协助医师进行处理。药物可从母乳排出,哺乳期应停止用药。

(3)其他药物:奥美拉唑可引起头晕,特别是用药初期,应嘱患者用药期间避免开车或做其他必须高度集中注意力的事;硫糖铝片宜在每次进餐前 1 h 服用;可有便秘、口干、皮疹、眩晕、嗜睡等不良反应;因其含糖量较高,糖尿病患者应慎用;不能与多酶片同服,以免降低两者的效价。

5.心理护理

及时了解并减轻各种焦虑,护理人员应关心患者,鼓励其说出心中的顾虑与疑问,护士应耐心倾听并给予解答。正确评估患者及家属对疾病的认识程度和心理状态。积极进行健康宣教,减轻不良心理反应。

6.健康指导

(1)向患者及家属讲解有关溃疡病的知识,如病因、诱因、饮食原则。

(2)指导患者保持乐观的情绪、规律的生活,避免过度紧张与劳累。

(3)指导患者戒除烟酒,慎用或勿用致溃疡药物,如阿司匹林、咖啡因、泼尼松等。

(4)指导患者按医嘱正确服药,学会观察药效及不良反应,不随便停药,以减少复发。

(5)让患者了解并发症的症状、体征,能在病情加重时及时就医。

(6)年龄偏大的胃溃疡患者应嘱其定期到门诊复查,防止癌变。

(三)护理评价

患者能说出引起疼痛的原因、诱因,戒除烟酒,饮食规律,能选择适宜的食物,未因饮食不当诱发疼痛;能正确服药,上腹部疼痛减轻并渐消失,无恶心、呕吐、呕血、黑便;情绪稳定,无焦虑或恐惧,生活态度积极乐观。

第四节　胃　癌

胃癌占胃恶性肿瘤的 95 % 以上。每年新诊断的癌症病例数中,胃癌位居第四位,在癌症病死率中列第二位,该病在我国仍是常见的恶性肿瘤之一。男性胃癌的发病率和死亡率高于女性,男女之比约为 2∶1。发病年龄以中老年居多,35 岁以下较低,55～70 岁为高发年龄段。我国胃癌的发病率在不同地区之间有很大差异。

一、病因及发病机制

胃癌的发生是一个多步骤、多因素、进行性发展的过程。在正常情况下,胃黏膜上皮细胞的增殖和凋亡之间保持动态平衡。这种平衡的维持有赖于癌基因、抑癌基因及一些生长因子的共同调控。这种平衡一旦被破坏,即癌基因被激活,抑癌基因被抑制,使胃上皮细胞过度增殖又不能启动凋亡信号,则可能逐渐进展为胃癌。多种因素会影响上述调控体系,共同参与胃癌的发生。

(一)环境和饮食因素

环境因素可直接或间接经饮食途径参与胃癌的发生,在胃癌发生中起重要作用。如火山岩地带、高泥炭土壤、水土含硝酸盐过多、微量元素比例失调或化学污染均为致癌因素。多吃新鲜水果和蔬菜、使用冰箱及正确贮藏食物,可降低胃癌的发生概率。经常食用霉变食品、咸菜、腌制烟熏食品,以及过多摄入食盐,可增加其危险性。

(二)幽门螺杆菌感染

幽门螺杆菌感染与胃癌的关系已引起关注。1994 年世界卫生组织(WHO)宣布 HP 是人类胃癌的 Ⅰ 类致癌原。胃癌可能是 HP 长期感染与其他因素共同作用的结果,其中 HP 可能起先导作用。

（三）遗传因素

胃癌有明显的家族聚集倾向，家族发病率高于普通人群 2～3 倍。浸润型胃癌有更高的家族发病倾向，提示该型与遗传因素有关。一般认为遗传素质使致癌物质对易感者更易致癌。

（四）癌前状态

胃癌的癌前状态分为癌前疾病和癌前病变，前者是指与胃癌相关的胃良性疾病，有发生胃癌的危险性；后者是指较易转变为癌组织的病理学变化。

1.癌前疾病

(1)慢性萎缩性胃炎、残胃炎：因胃酸分泌不足，有利于细菌生长。胃内增加的细菌可促进亚硝酸盐类致癌物质产生，长期作用于胃黏膜将导致癌变。另外老年人胃癌发病率高亦与此有关。毕Ⅱ式胃切除术后，癌变常在术后 10～15 年发生。

(2)胃息肉：炎性息肉约占 80％，直径多在 2 cm 以下，癌变率低；腺瘤性息肉癌变的概率较高，特别是直径大于 2 cm 的广基息肉。

(3)胃溃疡：癌变多从溃疡边缘发生，多因溃疡边缘的炎症、糜烂、再生及异型增生所致。

2.癌前病变

(1)肠型化生：肠化有小肠型和大肠型两种。大肠型化生又称不完全肠化，其肠化细胞不含亮氨酸氨基肽酶和碱性磷酸酶，被吸收的致癌物质易于在细胞内积聚，导致细胞异型增生而发生癌变。

(2)异型增生：胃黏膜腺管结构及上皮细胞失去正常的状态出现异型性改变，组织学上介于良恶性之间。因此，对上述癌前病变应注意密切随访。

二、临床表现

（一）症状

早期无或者仅有非特异性消化道症状。进展期症状是上腹痛，常同时伴有食欲缺乏、厌食、体重减轻。腹痛可急可缓，开始仅为上腹饱胀不适，餐后更甚，继之有隐痛不适，偶呈节律性溃疡样疼痛，但这种疼痛不能因进食或服用制酸剂缓解。患者常有早饱感及软弱无力。早饱感是指患者虽感饥饿，但稍一进食即感饱胀不适。早饱感或呕吐是胃壁受累的表现，皮革胃或部分梗阻时这种症状尤为突出。

发生并发症或转移时可出现一些特殊症状，贲门癌累及食管下段时可出现吞咽困难。并发幽门梗阻时可有恶心呕吐，溃疡型胃癌出血时可引起呕血或黑粪，继之出现贫血。胃癌转移至肝脏可引起右上腹痛，黄疸和(或)发热；转移至肺可引起咳嗽、呃逆、咯血，累及胸膜可产生胸腔积液而发生呼吸困难；肿瘤侵及胰腺时，可出现背部放射性疼痛。

（二）体征

早期胃癌无明显体征，进展期在上腹部可扪及肿块，有压痛。肿块多位于上腹偏右相当于胃窦处。如肿瘤转移至肝脏可致肝脏肿大及出现黄疸，甚至出现腹水。腹膜有转移时也可发生腹水，移动性浊音阳性。侵犯门静脉或脾静脉时有脾脏增大。有远处淋巴结转移时可扪及 Virchow 淋巴结，质硬不活动。肛门指检在直肠膀胱凹陷可扪及一板样肿块。

一些胃癌患者可以出现副癌综合征，包括反复发作的表浅性血栓静脉炎（Trousseau 征）

及过度色素沉着;黑棘皮病,皮肤褶皱处有过度色素沉着,尤其是双腋下;皮肌炎、膜性肾病、累及感觉和运动通路的神经肌肉病变等。

三、护理

(一)护理目标

患者疼痛得到控制,营养状态改善,情绪稳定,能积极配合治疗。

(二)护理措施

1.一般护理

(1)休息与活动:轻症患者可适当参加日常活动,进行身体锻炼,以不感到劳累、腹痛为原则。重症患者应卧床休息。

(2)饮食护理:对能进食者鼓励其尽可能进食易消化、营养丰富的流质或半流质饮食。对食欲缺乏者,应为患者提供清洁的进食环境,选择适合患者口味的食品和烹调方法,并注意变换食物的色、香、味,以增进食欲。定期测量体重,监测血清蛋白和血红蛋白等营养指标,以监测患者的营养状态。

(3)静脉营养支持:对消化功能不全不能进食的患者,遵医嘱静脉补充液体及能量。

2.病情观察

(1)疼痛的观察与处理:观察疼痛特点,注意评估疼痛的性质、部位,是否伴有严重的恶心和呕吐、吞咽困难、呕血及黑便等症状。如出现剧烈腹痛和腹膜刺激征,应考虑发生穿孔的可能性,及时协助医师进行有关检查或手术治疗。教会患者一些放松和转移注意力的技巧,疼痛剧烈时,可腹部热敷止痛。

(2)监测患者的感染征象:密切观察患者的生命体征及血常规检查的改变,询问患者有无咽痛、尿痛等不适,及时发现感染迹象并协助医师进行处理。病房应定期消毒,减少探视,保持室内空气新鲜;严格遵循无菌原则进行各项操作,防止交叉感染。协助患者做好皮肤、口腔护理,注意会阴部及肛门的清洁,减少感染的机会。

3.用药护理

(1)化疗药物:遵医嘱进行化学治疗,以抑制和杀伤癌细胞,注意观察药物的疗效及不良反应。

(2)止痛药物:遵循 WHO 推荐的三阶梯疗法,遵医嘱给予相应的止痛药,第一阶段从非阿片类镇痛剂开始,如阿司匹林、强痛定(布桂嗪)、平痛新(奈福泮)、消炎痛(吲哚美辛)栓等。若不能缓解,在此基础上,加弱阿片类镇痛剂,如可卡因、丙氧酚等;若疼痛剧烈,则可用强阿片类镇痛剂,如哌替啶、美施康定等,现在又有一种新型贴剂多瑞吉,镇痛效果可达到 72 h。

4.心理护理

护理人员应与患者建立良好的护患关系,运用倾听、解释、安慰等技巧与患者沟通,表示关心与体贴,耐心听取患者自身感受的叙述,并给予支持和鼓励,同时介绍有关胃癌治疗进展的信息,提高患者治疗的信心,使其用积极的心态面对疾病。此外,及时取得家属的配合,协助患者得到家庭和社会的支持,控制焦虑、抑郁情绪,使患者保持乐观的生活态度。

5.健康指导

(1)疾病预防指导:对健康人群开展卫生宣教,提倡多食富含维生素 C 的新鲜水果、蔬菜,多食肉类、鱼类、豆制品和乳制品；避免高盐饮食，少进咸菜、烟熏和腌制食品；食品贮存要科学，不食霉变食物。对胃癌高危人群，如中度或重度胃黏膜萎缩、中度或重度肠化、不典型增生或有胃癌家族史者，应遵医嘱给予根除幽门螺杆菌治疗及定期复查，以便早期诊断及治疗。

（2）生活指导：指导患者生活规律，保证充足的睡眠，根据病情和体力适量活动，增强机体抵抗力。注意个人卫生，特别是体质衰弱者，应做好口腔、皮肤黏膜的护理，防止继发性感染。指导患者运用适当的心理防卫机制，保持乐观态度和良好的心理状态，以积极的心态面对疾病。

（3）用药及疾病指导：指导患者合理使用止痛药，并应发挥自身积极的应对能力，以提高控制疼痛的效果。嘱患者定期复诊，以监测病情变化和及时调整治疗方案。教会患者及家属如何早期识别并发症，及时就诊。

（三）护理评价

患者情绪稳定，积极配合治疗；疼痛得到明显缓解，营养改善，体力增强。

第四章 循环系统疾病的护理

第一节 循环系统解剖结构和功能

循环系统由心脏、血管和调节血液循环的神经体液组成。

一、心脏

1.心腔和瓣膜

心脏被房室间隔及房室瓣分成4个心腔,即左心房、左心室、右心房、右心室。左心房室由二尖瓣隔开,右心房室间由三尖瓣隔开,左心房与主动脉之间的瓣膜为主动脉瓣,右心室与肺动脉之间的瓣膜为肺动脉瓣。炎症、退行性病变等可引起瓣膜粘连、挛缩、钙化、僵硬,导致瓣口狭窄和(或)关闭不全。

2.心壁结构

心壁可分为3层,由内至外分别为心内膜、心肌层和心外膜。心外膜即心包的脏层,紧贴心脏表面,与心包壁层之间的间隙为心包腔。正常心包腔内含少量浆液,在心脏收缩、舒张时起润滑作用。心壁的各层由于感染、缺血等可能导致心内膜炎、心肌炎、心肌梗死、心包炎等。当心包腔内积液量增多影响心脏的舒张功能时,可产生心脏压塞的症状和体征。

3.传导系统

心脏传导系统由窦房结→结间束→房室结→希氏束→左、右束支及分支→普肯野纤维构成。窦房结的自律性最高,是正常人心脏的起搏点。当心脏传导系统的自律性和传导性发生异常改变或存在异常传导组织时,就可发生心律失常。

4.血液供应

心脏的血液由冠状动脉供应。左冠状动脉分为前降支和左回旋支。前降支主要供应左室前壁及室间隔前2/3心肌。左回旋支主要供应左室侧壁、后壁及高侧壁。右冠状动脉主要供应右心房、右心室和室间隔的后1/3及左室后壁。

二、血管

血管可分动脉、毛细血管和静脉。动脉又称阻力血管,管壁含平滑肌和弹性纤维,可以在血管活性物质作用下收缩和舒张,影响局部血流。毛细血管又称功能血管,是血液与组织液进行物质交换的场所。静脉由于其容量大,又称容量血管。

三、调节循环系统的神经-体液

1.调节循环系统的神经(表 4-1)

表 4-1　调节循环系统的神经

调节循环系统的神经	作用受体	心率	心肌收缩力	外周血管	血压
交感神经兴奋	肾上腺素能 α 受体和 β₁ 受体	↑	↑	收缩	↑
副交感神经兴奋	乙酰胆碱能受体	↓	↓	扩张	↓

2.调节循环系统的体液

肾素-血管紧张素-醛固酮系统(RASS)很重要,可以调节钠、钾平衡,血容量和血压变化。同时,血管内皮细胞可以生成收缩血管和舒张血管因子,共同调节正常的循环功能。

第二节　循环系统疾病的诊断

对心血管疾病做出诊断时应依次包括病因、病理解剖和病理生理三个方面。

一、病因诊断

病因诊断放在首位,常见病因可分为先天性和后天性两大类。先天性心脏病如房间隔或室间隔缺损、法洛氏四联症等,后天性心脏病如冠状动脉粥样硬化性心脏病、风湿性心瓣膜病、肺源性心脏病等。

二、病理解剖诊断

病理解剖诊断位于病因诊断之后。在诊断时可按解剖部位分为心脏各部和附近大血管各种性质的病变,如急性心包炎、亚急性心内膜炎、急性心梗、二尖瓣狭窄等。

三、病理生理诊断

病理生理诊断列第三位,表示疾病引起的功能改变,如心功能不全、休克、心脏压塞、各种心律失常等。

心脏病诊断示例:冠状动脉粥样硬化性心脏病(病因诊断)、急性前壁心梗(病理解剖诊断)、急性心衰(病理生理诊断)、室性早搏(病理解剖诊断)、心功能Ⅳ级(病理生理诊断)。

第三节　常见症状与护理

循环系统疾病包括心脏和血管病变,合称为心血管病。它已成为目前首要死亡原因,且发病年龄逐渐年轻化,必须积极开展心血管疾病的防治及危险因素干预。循环系统疾病常见症状主要有呼吸困难、胸痛、心悸、发绀、水肿、晕厥等。

一、心源性呼吸困难

心源性呼吸困难是指患者主观上感到空气不足,呼吸费力,出现发绀、端坐呼吸,客观上出现呼吸频率、幅度或节律的改变。

(一)病因和机理

最常见的病因是左心衰竭,也可见于右心衰竭、心包炎、心脏压塞等。

(1)左心衰竭→左心收缩力下降→左心舒张末期压力增加→肺静脉血进入左心房的阻力增加→肺淤血→肺毛细血管气体交换受阻。

(2)心包炎、心脏压塞→心脏舒张功能受限→回心血量减少→肺静脉和体循环淤血。

(3)右心衰竭→右心收缩力下降→右心舒张末期压力增加→体循环淤血→淤血性肝大,胸腔积液、腹水等使呼吸受限。

(二)临床表现形式

由轻到重表现为劳力性呼吸困难、夜间阵发性呼吸困难、端坐呼吸和急性肺水肿(表4-2)。

表 4-2　心源性呼吸困难表现形式

表现形式	特点	机理
劳力性呼吸困难	体力活动时出现或加重,休息后缓解或消失	活动时回心血量增加,加重肺水肿
夜间阵发性呼吸困难	夜间入睡后因突然胸闷、气急而憋醒,被迫坐起,呼吸深快	夜间平躺后回心血量增多;膈肌上移;迷走神经兴奋,小气道痉挛
端坐呼吸	无法平卧,被迫半卧位或坐位才能缓解呼吸困难	端坐位膈肌下移
急性肺水肿	端坐呼吸,频频咳嗽,咳粉红色泡沫样痰,有濒死感	肺毛细血管压升高使血管内液体渗入肺间质和肺泡内形成急性肺水肿

(三)护理评估要点

1.病史

评估呼吸困难的特点(急缓、发生时间、持续时间、严重程度、诱发和缓解因素、伴随症状、体位等),评估既往心血管疾病史和家族心血管疾病遗传史。

2.心理状况

了解呼吸困难对患者情绪、睡眠、活动的影响,是否因此产生恐惧、焦虑或绝望心理。

3.身体检查

(1)一般情况:评估患者,观察呼吸频率、幅度以及脉搏、血压、意识、面容、体位、皮肤黏膜、发绀、水肿、颈静脉怒张等。

(2)肺淤血是否存在:双肺是否可闻及湿啰音或哮鸣音,啰音分布是否随体位改变,区别于肺源性呼吸困难。

(3)心脏状况:心率、心律、心音改变,有无奔马律,心脏有无增大。

4.了解辅助检查

重点为血氧饱和度(SaO_2)、血气分析,判断缺氧情况和酸碱平衡情况。胸部 X 线和超声心动图可判断肺淤血和心脏的功能状态。

（四）护理诊断/问题

1.气体交换受损

与肺淤血、肺水肿或伴肺部感染有关。

2.活动无耐力

与氧气的供需失衡有关。

3.焦虑

与呼吸困难影响患者的日常生活、睡眠,病情呈加重趋势有关。

（五）护理措施

1.休息和体位

保证身心休息,减轻心脏负荷。协助患者采取舒适体位,用软枕或枕头垫于患者肩臂、膝下。对于端坐位者,在床上放一小桌,让患者伏桌上休息。注意体位的变化,骨隆起处避免压疮。衣被宽松、轻软,以减轻憋闷感。

2.氧疗

保持呼吸道通畅。给予氧气吸入,并根据患者呼吸困难的程度以及血氧饱和度（SaO_2）调整时间、浓度、流量、湿化液等。对肺心病患者为低浓度给氧,1～2 L/min;对一般患者为中等浓度给氧,2～4 L/min;对严重的肺心病患者为高浓度给氧,6～8 L/min,同时可采取酒精湿化消除肺泡中气泡,浓度为 30 ％～50 ％。

3.用药护理

遵医嘱给予强心、利尿、抗感染的药物,观察药物疗效和副作用。输液时严格掌握输液速度,可多采用输液泵或静脉注射方式给药,以减轻心脏负荷。

4.病情观察

密切观察呼吸困难程度的发展情况,如呼吸频率、节律、幅度、缺氧发绀改善情况、血气分析结果等。

5.活动安排

根据患者身体情况确定活动的持续时间和频度,循序渐进地增加活动量。告诉患者及家属在活动中或活动后出现心悸、心前区不适或疼痛、呼吸困难、头昏眼花、出冷汗、极度疲乏时,应立即停止活动,就地休息,以此作为限制最大活动量的指征。在活动耐力可及的范围内,鼓励患者尽可能生活自理。有些自理活动如刷牙、洗脸、洗衣服等可坐着进行。

6.心理支持

经常和患者接触,了解患者的心理动态,给予安慰和疏导。当患者活动量增加时,应给予鼓励和肯定,以增强患者的信心。教育家属对患者自理生活给予理解、支持和鼓励,不要养成患者过分依赖他人的习惯。

二、心源性水肿

（一）病因和机理

心源性水肿是由于心功能不全引起体循环静脉淤血,使机体组织间隙有过多液体积聚。最常见的病因为右心衰竭或全心衰竭。体循环静脉淤血→毛细血管内压力升高→有效循环血量减少→肾血流量下降→继发性醛固酮增加→水钠潴留→组织间积液过多。此外,组织液回吸收过少也可能发生水肿。

(二)护理评估要点

1.病史

询问患者水肿的特点,了解水肿起始的部位、出现的时间、程度、性质、进展过程、伴随症状、体位与饮食、缓解与加重的因素,了解水肿的原因、摄水、摄盐量等。估计其临床意义和严重性。了解患者是否因水肿引起形象改变和躯体不适而心情抑郁、烦躁等。

2.心理评估

水肿引起形象改变、躯体不适都可使患者心情抑郁、烦躁等。

3.身体评估

重点评估水肿的特点和程度。

(1)心源性水肿的特点是水肿从身体下垂部位开始,呈凹陷性,以脚踝内侧、胫前部明显,逐渐蔓延至全身,发展较缓慢,久病卧床者出现腰骶部水肿。

(2)检查水肿部位、程度、压之有无凹陷;观察生命体征、体重、静脉充盈程度,有无胸腔积液、腹水征;观察有无低蛋白血症和电解质紊乱及其程度;观察有无伴随症状,如水肿部位因长期受压形成压疮。

4.了解辅助检查

胃肠道淤血导致患者饮食摄入差,需监测血白蛋白水平;对于利尿剂的使用,需重点监测血钾。

(三)护理诊断/问题

1.体液过多

与水钠潴留、低蛋白血症有关。

2.有皮肤完整性受损的危险

与水肿、卧床过久或躯体活动受限有关。

(四)护理措施

1.休息与体位

患者应多卧床休息,伴胸腔积液、腹水患者应取半卧位。

2.饮食护理

主要是盐、水的摄入控制和蛋白的补充。钠盐摄入每日在 5 g 以下。限食含钠高的食品,如香肠、咸菜等。严重水肿且利尿剂效果不佳时,控制液体摄入,每日进液量控制在前一日出量加 500 mL 左右。低蛋白血症者注意补充含优质高蛋白的食物。

3.用药护理

遵医嘱使用利尿剂。注意观察用药后尿量、体重变化及水肿消退情况,并注意监测利尿剂引起的副作用,如电解质紊乱等。

4.病情观察

观察患者的尿量(若尿量<30 mL/h,报告医生,防止肾衰)、体重(同一时间、同样着装、同一体重计)及水肿情况,并注意有无低血钾或高血钾发生。记录 24 h 出入量。

5.皮肤护理

(1)定期观察水肿部位及其他受压处皮肤有无发红、破溃现象发生,注意重点部位:骶尾部、踝部、足跟部。

(2)保持床褥清洁、平整、干燥、柔软,必要时使用软垫或气垫;协助患者每2h翻身1次,更换体位。使用便盆时,应注意动作轻巧,以免擦伤皮肤;使用热水袋时,水温不宜太高,避免烫伤。

三、胸痛

(一)病因和机理

因循环系统疾病发生的胸痛常由心肌缺血、缺氧所致。各种原因如冠心病、梗阻性肥厚型心肌病、严重心衰、严重心律失常等,都可能引起心肌缺血、缺氧,导致心绞痛发生。严重而持续的心肌缺血导致心肌坏死则称为心肌梗死。此外,急性主动脉夹层、急性心包炎及心脏神经官能症患者也可出现不同性质的胸痛。不同胸痛的特点见表4-3。

表4-3　循环系统疾病中常见的几种引起胸痛的病因特点比较

病　因	特　点
心绞痛	典型心绞痛特点是患者在体力劳动、情绪激动或饱餐等诱因作用下发生胸骨后或心前区疼痛,呈压榨、紧缩或憋闷感,可向左肩、颈、上肢放射,疼痛一般持续数分钟,经休息或使用硝酸甘油制剂后缓解
急性心肌梗死	其疼痛的部位、性质同心绞痛,但程度剧烈,持续时间可达数小时,硝酸甘油制剂不能缓解
急性主动脉夹层	胸骨后或心前区撕裂样剧痛或烧灼痛,可向背部放射
急性心包炎	心前区、随呼吸、咳嗽、变换体位等加重,刺痛,持续时间较长
心脏神经官能症	心前区针刺样疼痛,部位不固定,与体力活动无关,多在休息时发生,伴有疲劳、失眠、注意力不集中等神经衰弱症状

(二)护理评估要点

1.病史

患者以胸痛为主诉时,询问患者胸痛的部位、特点、性质、程度、诱因、持续时间、加剧或缓解的因素、伴随症状(如憋喘、发绀、濒死感),了解患者既往有无心肺疾病等病史。

2.身体评估

重点评估患者脉搏、心率、血压、SaO_2情况。

3.辅助检查

当患者以胸痛为主诉就诊时,要协助医生做以下检查,首先排除是否存在急性心肌缺血或坏死。

(1)心电图:在患者就诊后10 min内完成心电图检查。

(2)心肌坏死标记物:立即抽血急诊测定肌钙蛋白等心肌坏死标记物的水平。

(三)护理诊断/问题

1.胸痛

与心肌供血不足或中断有关。

2.恐惧

与疼痛剧烈伴有濒死感有关。

(四)护理措施

1.明确胸痛的原因

协助医生做心电图、抽血检查等,在 10 min 内确定或排除胸痛由急性心肌缺血所致。

2.一旦为急性心肌缺血

(1)绝对身心休息:即刻休息,减轻心脏负荷,减轻心肌缺血损伤;安抚、稳定患者情绪,降低心脏负荷很重要。

(2)饮食:对严重胸痛者,可暂禁食。对其他患者,给予低脂、低钠、低胆固醇饮食。

(3)给氧:2~4 L/min,保证动脉血氧饱和度在 90 % 以上,减轻心肌缺血和胸痛。

(4)遵医嘱给药:立即遵医嘱给予舌下含服硝酸甘油,嚼服阿司匹林,吗啡 2~4 mg 稀释后缓慢静脉注射,以及 β 受体阻断剂,以减慢心率、降低血压和心肌收缩力。

(5)病情监测:了解患者胸痛缓解情况,监测心率、心律、ST 段、血压和动脉血氧饱和度的变化。

四、晕厥

(一)病因和特点

晕厥是一种短暂的、突然的可逆性意识丧失,由一过性脑组织缺血、缺氧而引起,一般为突然发作,迅速恢复,少有后遗症,发作时常伴面色苍白、血压下降、出冷汗甚至抽搐。常见的原因有:

1.心血管疾病

如严重心律失常(病态窦房结综合征、频发室性期前收缩、阵发性室性心动过速、三度房室传导阻滞等)、急性心肌梗死、急性左心衰竭、严重主动脉瓣狭窄等。由于心排血量突然减少而引起的临床综合征称为阿斯综合征,也称阿斯发作,是病情严重而危险的先兆。

2.血管舒缩障碍

如直立性低血压性晕厥、排尿性晕厥、颈动脉窦反射性晕厥、屏气性晕厥等。

3.神经精神性疾病

如高血压脑病、癔症。

4.其他

如低血糖等。

(三)护理评估要点

1.病史

询问患者有无心血管病史,有无类似发作史,发作时有无诱因(如体位改变、劳累、情绪激动、感染、饥饿感等),发作持续时间(>3 s,近乎晕厥;>5 s,晕厥;>10 s,阿斯综合征),有无抽搐、恶心、呕吐、头痛等伴随症状。

2.身体评估

注意监测患者的心率、心律、血压、脉搏、呼吸及神志有无改变,有无心脏病体征。

3.实验室及其他检查

通过心电图检查了解有无急性心肌梗死及心律失常类型。做超声心动图,了解有无严重心瓣膜病及心肌病变。

(二)护理诊断/问题

有受伤的危险:与晕厥突然发作有关。

(三)护理措施

确定病因,病因明确者应尽早针对病因治疗。

1.严密观察病情变化

观察生命体征,定时测量体温、脉搏、呼吸、血压。对心律失常者,应同时测脉率与心率,时间不得少于 1 min,必要时进行心电、血压监护;发现严重心律失常时,应及时报告医师。

2.预防发作

避免过度紧张、恐惧、创伤、剧痛等诱发因素,以防晕厥再次发生。对排尿性晕厥,嘱其睡前少饮水和勿憋尿,避免站立排尿;对颈动脉窦反射性晕厥,嘱其衣领勿过紧过高;对屏气性晕厥者,嘱其勿屏气过长。发作频繁者避免独自外出。

3.发作时

立即平卧于空气流通处,将头部放低,同时松解衣领、裤带,但应注意避免过快转换体位。尽可能改善脑缺血、缺氧,促使患者尽快苏醒。

4.安定情绪

耐心向患者解释病情,宽慰患者,消除患者紧张、焦虑情绪。

五、心悸

心悸是一种自觉心跳的不适感,当心率增快、减慢、心律不齐及心搏增强时均可发生。心悸的发生与多种因素有关,主要有以下几种。

1.心脏搏动增强

健康人在剧烈活动、精神过度紧张、情绪激动、饮酒、大量吸烟时易发生,病理情况多见于高热、甲状腺功能亢进、贫血和心室肥大者。

2.心律失常

心动过速、心动过缓、心律不齐(期前收缩、心房纤颤)等。

3.心脏神经官能症

此为自主神经功能紊乱引起的综合征,青年女性多见,心悸发作与精神因素有关。

六、发绀

发绀一般是指血液中还原血红蛋白增多,致皮肤与黏膜呈现青紫色的现象。在皮肤较薄、色素较少和毛细血管丰富的循环末梢,如口唇、甲床、鼻尖、颊部等处较易观察到,而且较为明显。由循环系统疾病引起的发绀可分为中心性和周围性两类。临床上,心力衰竭的患者发生发绀时既可以是中心性的,也可以是周围性的,称为混合性发绀。

(1)中心性发绀可由肺淤血、肺水肿等原因造成肺氧合不足,使体循环毛细血管中还原血红蛋白增多。此外还可见于某些先天性心脏病体循环静脉血与动脉血相混合而引起的发绀。

(2)周围性发绀是由于周围循环血流障碍,血流缓慢,毛细血管血液中的氧气在组织中过多消耗而发生,常见于右心衰竭、缩窄性心包炎、严重休克等。

第四节　心律失常

一、概述

心脏的传导系统由产生和传导冲动的特殊分化的传导组织构成。包括窦房结、结间束、房室结、希氏束、左右束支及普肯野纤维网。

冲动由窦房结产生,沿结间束和心房肌传递,到达房室结及左心房,冲动此时传递速度极慢,当冲动传递到希氏束后传递速度再度加速,左右束支及普肯野纤维网传递速度极快捷,使整个心室几乎同时被激动,最终冲动到达心外膜,完成一次完整的心动周期。

心脏传导系统也接受迷走神经和交感神经的支配,迷走神经兴奋性增加会使窦房结的自律性和传导性抑制,延长窦房结和周围组织的不应期,减慢房室结的传导,延长了房室结的不应期。交感神经作用与迷走神经相反。

各种原因引起心脏冲动频率、节律、起源部位、冲动传导速度和次序的异常均可引起心脏活动的规律发生紊乱,称为心律失常。

(一)分类

临床上根据心律失常发作时心率的快慢可分为快速性心律失常和缓慢性心律失常。心律失常按其发生原理可分为冲动形成异常和冲动传导异常两大类。

1.冲动形成异常

(1)窦性心律失常:由窦房结发出的冲动频率过快、过慢或有明显不规则形成的心律失常,如窦性心动过速、窦性心动过缓、窦性心律不齐、窦性停搏。

(2)异位心律:起源于窦房结以外(异位)的冲动,则形成期前收缩、阵发性心动过速、扑动、颤动以及逸搏心律等心律失常。

2.冲动传导异常

(1)生理性:干扰及房室分离。

(2)病理性:传导阻滞常见的有窦房传导阻滞、房室传导阻滞、房内传导阻滞、室内传导阻滞(左、右束支及左束支分支传导阻滞)。

(3)房室间传导途径异常:预激综合征。

(二)发病机制

心律失常有多种不同机制,如折返、异常自律性、后除极触发激动等,心律失常的电生理机制主要包括冲动形成异常、冲动传导异常及二者并存。

1.冲动形成异常

(1)正常自律性状态:窦房结、结间束、冠状窦口周围、房室结的远端和希氏束-普肯野系统的心肌细胞均有自律性。自主神经系统兴奋性改变或心脏传导系统的内在病变,均可导致原有正常自律性的心肌细胞发放不适当的冲动,如窦性心律失常、逸搏心律。

(2)异常自律性状态:正常情况下心房、心室肌细胞是无自律性的快反应细胞,由于病变使膜电位降低$-60\sim-50mV$时,使其出现异常自律性,而原本有自律性的快反应细胞(普肯野纤维)的自律性也增高,异常自律性从而引起心律失常,如房性或室性快速心律失常。

(3)后除极触发激动:当局部儿茶酚胺浓度增高、低血钾、高血钙、洋地黄中毒及心肌缺血再灌注时,心房、心室与希氏束-普肯野组织在动作电位后可产生除极活动,被称为后除极。若后除极的振幅增高并抵达阈值,便可引起反复激动,可导致持续性快速性心律失常。

2.冲动传导异常

折返是所有快速性心律失常最常见的发病机制,传导异常是产生折返的基本条件。传导异常包括:①心脏两个或多个部位的传导性与应激性各不相同,相互连接形成一个有效的折返环路;②折返环的两支应激性不同,形成单向传导阻滞;③另一通道传导缓慢,使原先发生阻滞的通道有足够时间恢复兴奋性;④原先阻滞的通道再次激动,从而完成一次折返激动。冲动在环内反复循环,从而产生持续而快速的心律失常。

(三)实验室检查

1.心电图检查

心电图检查是诊断心律失常最重要、最常用的无创性的检查技术。需记录十二导联,并记录显示 P 波清楚导联的心电图长条,以备分析,往往选择 II 或 V1 导联。

心电图分析主要包括:①心房、心室节律是否规则,频率如何;②P-R 间期是否恒定;③P 波、QRS 波群形态是否正常,P 波与 QRS 波的相互关系等。

2.长时间心电图记录

(1)动态心电图。动态心电图检查是在患者日常工作和活动情况下,连续记录患者 24 h 的心电图。其作用是:①了解患者症状发生如心悸、晕厥等,是否与心律失常有关。②明确心律失常或心肌缺血的发作与活动关系、昼夜分布特征。③帮助评价抗心律失常药物的疗效、起搏器、埋藏式心脏复律除颤器的效果和功能状态。

(2)事件记录器。

事件记录器:应用于间歇、不频繁发作的心律失常患者,通过直接回放、电话、互联网将实时记录的发生心律失常及其发生心律失常前后的心电图传输至医院。

埋植皮下事件记录器:这种事件记录器可埋于患者皮下,记录器可自行启动、检测和记录心律失常,应用于发作不频繁,可能是心律失常所致的原因不明晕厥患者。

3.运动试验

运动试验用于运动时出现心悸的患者以协助诊断。但运动试验的敏感性不如动态心电图,须注意正常人进行运动试验时亦可出现室性期前收缩。

4.食管心电图

将食管电极导管插入食管并置于心房水平位置,能记录心房电位,并能进行心房快速起搏和程序电刺激。其作用为:①可以提供对常见室上性心动过速发生机制的判断的帮助,帮助鉴别室上性心动过速;②可以诱发和终止房室结折返性心动过速;③有助于不典型预激综合征的诊断;④评价窦房结功能;⑤评价抗心律失常药物的疗效。

5.临床心电生理检查

(1)心电生理检查临床作用。①诊断性应用:确立心律失常诊断及类型,了解心律失常起源部位及发生机制。②治疗性应用:以电刺激终止心动过速发作,评价某些治疗措施(如起搏器、置入式心脏复律除颤器、导管消融、手术治疗、药物治疗等)能否防止电刺激诱发心动过速;通过电极导管进行消融如射频、冷冻,达到治愈心动过速的目的。③判断预后:通过电刺激确定患者是否易于诱发室性心动过速,有无发生猝死的危险。

(2)心电生理检查适应证:①窦房结功能测定。②房室与室内传导阻滞。③心动过速。④不明原因晕厥。

二、窦性心律失常

心脏的正常起搏点位于窦房结,其冲动产生的频率是 60～100 次/min,产生的心律称为窦性心律。心电图特征 P 波在Ⅰ、Ⅱ、aVF 导联直立,aVR 导联倒置,P-R 间期 0.12～0.20 s。窦性心律的频率因年龄、性别、体力活动等不同有显著的差异。

(一)窦性心动过速

成人窦性心律在 100～150 次/min,偶有高达 200 次/min,称窦性心动过速。窦性心动过速通常逐渐开始与终止。刺激迷走神经可以使其频率减慢,但刺激停止又加速原来的水平。

1.病因

多数属生理现象,健康人常在吸烟,饮茶、咖啡、酒,剧烈运动或情绪激动等情况下发生。在某些病时也可发生,如发热、甲亢、贫血、心肌缺血、心力衰竭、休克等。应用肾上腺素、阿托品等药物亦常引起窦性心动过速。

2.心电图特征

窦性 P 波规律出现,频率>100 次/min,P-P 间隔<0.6 s。

3.治疗原则

一般不需特殊治疗。祛除诱发因素和针对原发病做相应处理。必要时可应用 β 受体阻滞药(如美托洛尔),减慢心率。

(二)窦性心动过缓

成人窦性心律频率<60 次/min,称窦性心动过缓。常同时伴发窦性心律不齐(不同 P-P 间期的差异大于 0.12 s)。

1.病因

多见于健康的青年人、运动员、睡眠状态,为迷走神经张力增高所致。亦可见于颅内压增高、器质性心脏病、严重缺氧、甲低、阻塞性黄疸等。服用抗心律失常药物,如 β 受体阻滞药、胺碘酮、钙通道阻滞药和洋地黄过量等也可发生。

2.心电图特征

窦性 P 波规律出现,频率<60 次/min,P-P 间隔>1 s。

3.临床表现

一般无自觉症状,当心率过分缓慢,出现心排血量不足,可出现胸闷、头晕,甚至晕厥等症状。

4.治疗原则

窦性心动过缓一般无症状也不需治疗;病理性心动过缓应针对病因采取相应治疗措施。如因心率过慢而出现症状者则可用阿托品、异丙肾上腺素等药物,但不宜长期使用。症状不能缓解者可考虑心脏起搏治疗。

(三)病态窦房结功能综合征

病态窦房结功能综合征,简称病窦综合征,是由于窦房结的病变导致功能减退,出现多种心律失常的表现。病窦综合征常合并心房自律性异常,部分患者可有房室传导功能障碍。

1.病因

某些疾病如甲状腺功能亢进、伤寒、布氏杆菌病、淀粉样变、硬化与退行性变等,在病程中损害了窦房结,导致窦房结起搏和传导功能障碍;窦房结周围神经和心房肌的病变,减少窦房结的血液供应,影响其功能;迷走神经张力增高、某些抗心律失常药物抑制窦房结功能,亦可导致窦房结功能障碍。

2.心电图特征

主要表现:①非药物引起的持续的窦性心动过缓,心率<50 次/min;②窦性停搏与窦房传导阻滞;③窦房传导阻滞与房室传导阻滞同时并存;④心动过缓与房性快速心律失常交替发作。

其他表现:①心房颤动患者自行心室率减慢,或发作前后有心动过缓和(或)一度房室传导阻滞;②房室交界区性逸搏心律。

3.临床表现

发作性头晕、黑矇、乏力,严重者可出现晕厥等,与心动过缓有关的心、脑血管供血不足的症状。有心动过速的症状者,还可有心悸、心绞痛等症状。

4.治疗原则

对于无心动过缓有关供血不足的症状患者,不必治疗,定期随访,对于有症状的患者,应用起搏器治疗。心动过缓-心动过速综合征患者应用起搏器后,仍有心动过速症状,可应用抗心律失常药物,但避免单独使用抗心律失常药物,以免加重心动过缓症状。

三、期前收缩

根据异位起搏点部位的不同,期前收缩可分为房性、房室交界区性和室性期前收缩。期前收缩起源于一个异位起搏点,称为单源性,起源于多个异位起搏点,称为多源性。

临床上将偶尔出现期前收缩称偶发性期前收缩,但期前收缩>5 个/min 称频发性期前收缩。如每一个窦性搏动后出现一个期前收缩,称为二联律;每两个窦性搏动后出现一个期前收缩,称为三联律;每一个窦性搏动后出现两个期前收缩,称为成对期前收缩。

(一)病因

各种器质性心脏病如冠心病、心肌炎、心肌病、风湿性心脏病、二尖瓣脱垂等可引起期前收缩。电解质紊乱、应用某些药物亦可引起期前收缩。另外,健康人在过度劳累、情绪激动、大量吸烟饮酒、饮浓茶、进食咖啡因等可引起期前收缩。

(二)心电图特征

1.房性期前收缩

P 波提早出现,其形态与窦性 P 波不同,P-R 间期大于 0.12 s,QRS 波群形态与正常窦性心律的 QRS 波群相同,期前收缩后有不完全代偿间歇。

2.房室交界性期前收缩

提前出现的 QRS 波群,其形态与窦性心律相同;P 波为逆行型(在 Ⅱ、Ⅲ、aVF 导联中倒置)出现在 QRS 波群前,P-R 间期<0.12 s。或出现在 QRS 波后,R-P 间期<0.20 s。也可出现在 QRS 波之中。期前收缩后大多有完全代偿间歇。

3.室性期前收缩

QRS 波群提前出现,形态宽大畸形,QRS 时限>12 s,与前一个 P 波无相关;T 波常与 QRS 波群的主波方向相反;期前收缩后有完全代偿间歇。

(三)临床表现

偶发期前收缩大多无症状,可有心悸或感到 1 次心跳加重或有心跳暂停感。频发期前收缩使心排血量降低,引起乏力、头晕、胸闷等。

脉搏检查可有脉搏不齐,有时期前收缩本身的脉搏减弱。听诊呈心律不齐,期前收缩的第一心音常增强,第二心音相对减弱甚至消失。

(四)治疗原则

1.病因治疗

积极治疗病因,消除诱因。如改善心肌供血,控制炎症,纠正电解质紊乱,防止情绪紧张和过度疲劳。

2.对症治疗

偶发期前收缩无重要临床意义,不需特殊治疗,亦可用小量镇静药或 β 受体阻滞药;对症状明显、呈联律的期前收缩需应用抗心律失常药物治疗,如频发房性、交界区性期前收缩常选用维拉帕米、β 受体阻滞药等;室性期前收缩常选用利多卡因、美西律、胺碘酮等;洋地黄中毒引起的室性期前收缩应立即停用洋地黄,并给予钾盐和苯妥英钠治疗。

四、阵发性心动过速

阵发性心动过速是指阵发性、快速而规则的异位心律,由 3 个以上包括 3 个连续发生的期前收缩形成。根据异位起搏点的部位不同,可分为房性、交界区性和室性三种,房性与交界区性心动过速有时难以区别,故统称为室上性心动过速。

(一)病因

1.室上性心动过速病因

常见于无器质性心脏病的正常人,也可见于各种心脏病患者,如冠心病、高血压、风心病、甲状腺功能亢进、洋地黄中毒等患者。

2.室速病因

多见于器质性心脏病患者,最常见于冠心病急性心肌梗死,其他如心肌病、心肌炎、风湿性心脏病、电解质紊乱、洋地黄中毒、Q-T 延长综合征、药物中毒等。

(二)心电图特征

1.室上性心动过速心电图特征

连续 3 次或 3 次以上快而规则的房性或交界区性期前收缩(QRS 波群形态正常),频率在 150～250 次/min,P 波为逆行性(Ⅱ、Ⅲ、aVF 导联倒置),常埋藏于 QRS 波群内或位于其终末部分,与 QRS 波群保持恒定关系,但不易分辨。

2.室性心动过速心电图特征

连续 3 次或 3 次以上室性期前收缩;QRS 波形态畸形,时限大于 0.12 s,有继发性 ST-T

改变,T 波常与 QRS 波群主波方向相反;心室率140~220 次/min,心律可以稍不规则;一般情况下 P 波与 QRS 波群无关,形成房室分离;常可见到心室夺获或室性融合波,是诊断室速的最重要依据。

(三)临床表现

1.室上性心动过速临床表现特点

心率快而规则,常达 150~250 次/min。突发突止,持续数秒、数小时甚至数日不等。发作时患者可有心悸、胸闷、乏力、头晕、心绞痛,甚至发生心力衰竭、休克。症状轻重取决于发作时的心率及持续时间。

2.室性心动过速临床表现特点

发作时临床症状轻重可因发作时心率、持续时间、原有心脏病变而各有不同。非持续性室性心动过速(发作持续时间少于 30 s,能自行终止)患者,可无症状;持续性室性心动过速(发作持续时间长于 30 s,不能自行终止)由于快速心率及心房、心室收缩不协调而致心排血量降低,血流动力学明显障碍,心肌缺血,可出现呼吸困难、心绞痛、血压下降、晕厥、少尿、休克甚至猝死。听诊心率增快 140~220 次/min,心律可有轻度不齐,第一心音强弱不一。

(四)治疗原则

1.室上速治疗

发作时间短暂,可自行停止者,不需特殊治疗。

持续发作几分钟以上或原有心脏病患者应采取以下方法。①刺激迷走神经的方法:刺激咽部引起呕吐反射、Valsalva 动作(深吸气后屏气,再用力做呼气动作)、按压颈动脉窦、将面部浸没于冰水中等。②抗心律失常药物:首选维拉帕米,其他可选用艾司洛尔、普罗帕酮等药物。③对于合并心力衰竭的患者,洋地黄可作为首选药物,毛花苷 C 静脉注射,但其他患者洋地黄目前已少用。④应用升压药物:常用间羟胺、去甲肾上腺素等。

对于药物效果不好患者可采用食管心房起搏,效果不佳可采用同步直流电复律术。对于症状重、频繁发作、用药效果不好的患者,可应用经导管射频消融术进行治疗。

2.室速治疗

无器质性心脏病患者非持续性室性心动过速,又无症状者,无须治疗。

持续性发作时治疗首选利多卡因静脉注射,首次剂量为 50~100 mg,必要时 5~10 min 后重复。发作控制后应继续用利多卡因静脉滴注维持 24~48 h,维持量 1~4 mg/min 防止复发。其他药物有普罗帕酮、索他洛尔、普鲁卡因胺、苯妥英钠、胺碘酮、溴苄胺等。

如应用药物无效,或患者已出现低血压、休克、心绞痛、充血性心力衰竭、脑血流灌注不足时,可用同步直流电复律。洋地黄中毒引起的室性心动过速,不宜应用电复律。

五、心房和心室扑动与颤动

当异位搏动的频率超过阵发性心动过速的范围时,形成的心律称为扑动或颤动。可分为心房扑动(简称房扑)、心房颤动(简称房颤)、心室扑动(简称室扑)、心室颤动(简称室颤)。房颤是仅次于期前收缩的常见心律失常,远比房扑多见,还是心力衰竭最常见的诱因之一。室扑、室颤是极危重的心律失常。

(一)房扑与房颤

心房内产生极快的冲动,心房内心肌纤维极不协调地乱颤,心房丧失有效的收缩,心排血量比窦性心律减少 25％以上。

1.病因

房扑、房颤病因基本相同,常发生于器质性心脏病患者,如风湿性心瓣膜病、冠心病、高血压性心脏病、甲状腺功能亢进、心力衰竭、心肌病等。也可发生于健康人情绪激动、手术后、急性酒精中毒、运动后。

2.心电图特征

(1)房扑心电图特点:P 波消失,呈规律的锯齿状扑动波(F 波),心房率 250～350 次/min,F 波与 QRS 波群成某种固定的比例,最常见的比例为 2∶1 房室传导,心室率规则或不规则,取决于房室传导比例,QRS 波群形态一般正常,伴有室内差异性传导或原有束支传导阻滞者QRS 波群可宽大变形。

(2)房颤心电图特点:为窦性 P 波消失,代之以大小形态及规律不一的 F 波,频率350～600 次/min,R-R 间隔完全不规则,心室率极不规则,通常在 100～160 次/min。QRS 波群形态一般正常,伴有室内差异性传导或原有束支传导阻滞者 QRS 波群可宽大变形。

3.临床表现

房扑与房颤的临床症状取决于心室率的快慢,如心室率不快者可无任何症状。房颤心室率＜150 次/min,患者可有心悸、气促、心前区不适等症状,心室率极快者＞150 次/min,可因心排血量降低而发生晕厥、急性肺水肿、心绞痛或休克。持久性房颤,易形成左心房附壁血栓,若脱落可引起动脉栓塞。

房颤心脏听诊第一心音强弱不一致,心律绝对不规则。脉搏表现为快慢不均、强弱不等,发生脉搏短绌现象。

房扑心室率如极快,可诱发心绞痛和心力衰竭。

4.治疗原则

(1)房扑治疗:针对原发病进行治疗。应用同步直流电复律术转复房扑是最有效的方法。普罗帕酮、胺碘酮对转复、预防房扑复发有一定疗效。洋地黄类制剂是控制心室率首选药物,钙通道阻滞药对控制心室率亦有效。部分患者可行导管消融术治疗。

(2)房颤治疗:积极查出房颤的原发病及诱发原因,并给予相应的处理。急性期应首选电复律治疗。心室率不快,发作时间短暂者无须特殊治疗;如心率快,且发作时间长,可用洋地黄减慢心室率,维拉帕米、地尔硫䓬等药物终止房颤。对持续性房颤患者,如有恢复正常窦性心律指征时,可用同步直流电复律或药物复律,也可应用经导管射频消融进行治疗。

(二)室扑与室颤

心室内心肌纤维发生快而微弱的、不协调的乱颤,心室完全丧失射血能力,是最严重的心律失常,相当于心室停搏。

1.病因

急性心肌梗死是最常见病因,洋地黄中毒、严重低血钾、心脏手术、电击伤及胺碘酮、奎尼丁中毒等也可引起,是器质性心脏病和其他疾病危重患者临终前发生的心律失常。

2.临床表现

室颤一旦发生,表现为迅速意识丧失、抽搐、发绀,继而呼吸停止,瞳孔散大甚至死亡。查体心音消失、脉搏触不到、血压测不到。

3.心电图特征

(1)室扑心电图特征:QRS-T 波群消失,代之以相对规律均齐的快速大幅波动,频率为150~300 次/min。

(2)室颤心电图特征:QRS 波群与 T 波消失,呈完全无规则的波浪状曲线,形状、频率、振幅高低各异。

4.治疗原则

室颤可致心脏停搏,一旦发生立即做非同步直流电除颤,同时胸外心脏按压及人工呼吸,保持呼吸道通畅,迅速建立静脉通路,给予复苏和抗心律失常药物等抢救措施。

六、房室传导阻滞

冲动从心房传至心室的过程中发生障碍,冲动传导延迟或不能传导,称为房室传导阻滞,按其阻滞的程度,分为 3 度:一度房室传导阻滞、二度房室传导阻滞、三度房室传导阻滞。一度、二度又称为不完全性房室传导阻滞,三度则为完全性房室传导阻滞,此时全部冲动均不能被传导。

(一)病因

多见于器质性心脏病,如冠心病、心肌炎、心肌病、高血压病、心内膜炎、甲状腺功能低下等。另外,电解质紊乱、药物中毒、心脏手术等也是引发房室传导阻滞的病因。偶见正常人在迷走神经张力增高时可出现不完全性房室传导阻滞。

(二)临床表现

一度房室传导阻滞患者除有原发病的症状外,一般无其他症状。

二度房室传导阻滞又分为Ⅰ型和Ⅱ型,Ⅰ型又称文氏现象或莫氏Ⅰ型,二度Ⅰ型患者常有心悸和心搏脱落感,听诊第一心音强度逐渐减弱并有心搏;二度Ⅱ型又称莫氏Ⅱ型,患者心室率较慢时,可有心悸、头晕、气急、乏力等症状,脉律可不规则或慢而规则,但第一心音强度恒定。此型易发展为完全性房室传导阻滞。

三度房室传导阻滞的临床症状轻重取决于心室率的快慢,如患者心率 30~50 次/min,则出现心跳缓慢,脉率慢而规则,有心悸、头晕、乏力的感觉,出现晕厥、心绞痛、心力衰竭和脑供血不全等表现。当心率<20 次/min,可引起阿-斯综合征,甚至心跳暂停。

(三)心电图特征

一度房室传导阻滞 P-R 间隔>0.20 s,无 QRS 波群脱落。

二度房室传导阻滞莫氏Ⅰ型(文氏现象)的特征为:P-R 间期逐渐延长,直至 QRS 波群脱落;相邻的 R-R 间期逐渐缩短,直至 P 波后 QRS 波群脱落,之后 P-R 间期又恢复以前时限,如此周而复始;包含 QRS 波群脱落的 R-R 间期比两倍正常窦性 P-P 间期短;最常见的房室传导比例为 3∶2 或 5∶4。

莫氏Ⅱ型的特征为 P-R 间期固定(正常或延长),有间歇性 P 波与 QRS 波群脱落,常呈 2∶1或 3∶1 传导;QRS 波群形态多数正常。

三度房室传导阻滞,心房和心室独立活动,P 波与 QRS 波群完全脱离关系;P-P 距离和

R-R距离各自相等;心室率慢于心房率;QRS波群形态取决于阻滞部位。

(四)治疗原则

一度及二度Ⅰ型房室传导阻滞如心室率不慢且无症状者,一般不需治疗。心室率<40次/min或症状明显者,可选用阿托品、异丙肾上腺素,提高心室率。但急性心肌梗死患者应慎用,因可导致严重室性心律失常。二度Ⅱ型和三度房室传导阻滞,心室率缓慢,伴有血流动力学障碍,出现阿-斯综合征时,应立即按心脏停搏处理。对反复发作、曾有阿-斯综合征发作的患者,应及时安装临时或埋藏式心脏起搏器。

七、心律失常患者的护理措施

(一)休息与活动

影响心功能的心律失常患者应绝对卧床休息,以减少心肌耗氧量和对交感神经的刺激。协助做好生活护理,保持大便通畅,减少和避免任何不良刺激,以利身心休息。对于伴有呼吸困难、发绀等症状时,给予氧气吸入。

功能性和轻度器质性心律失常血流动力学改变不大的患者,应注意劳逸结合,避免感染,可维持正常工作和生活,积极参加体育运动,改善自主神经功能。

(二)心理护理

给予必要的解释和安慰,加强巡视,给予必要的生活护理,增加患者的安全感。

(三)饮食护理

给予低脂、易消化、营养饮食,不宜饱食,少量多餐,避免吸烟、酗酒、刺激性饮料和食物。

(四)病情观察

1.观察生命体征

密切观察脉搏、呼吸、血压、心率、心律,以及神志、面色等变化,同时应注意患者的电解质及酸碱平衡情况变化。

2.心电监护

严重心律失常患者应实行心电监护,注意有无引起猝死的危险征兆,如心律失常频发性、多源性、成联律、RonT室性早搏、阵发性室上性心动过速、房颤、二度Ⅱ型及三度房室传导阻滞等。如发现上述情况,立即报告医师进行处理,同时做好抢救,如吸氧、开放静脉通道、准备抗心律失常药物、除颤器、临时起搏器等。

(五)用药护理

1.正确、准确使用抗心律失常药物

口服药应按时按量服用,静脉注射及静滴药物速度要严格按医嘱执行,用药过程及用药后要注意观察患者心律、心率、血压、脉搏、呼吸和意识,必要时行心电监测,判断疗效和有无不良反应。

2.观察药物不良反应

利多卡因对心力衰竭、肝肾功能不全、酸中毒、老年患者,药物半衰期明显延长,应用时须注意减量。另外,静脉注射利多卡因不可过快、过量,以免导致中枢神经系统毒性反应,如嗜睡、感觉异常、眩晕、视物模糊,甚至谵妄、昏迷等。还可以引起心血管系统不良反应,如传导阻滞、低血压、抽搐,甚至呼吸抑制和心脏停搏。

　　奎尼丁药物有较强的心脏毒性作用,使用前测血压、心率,用药期间应观察血压、心电图,如有明显血压下降、心率减慢或不规则,心电图示 Q-T 间期延长时,应暂停给药,并给予处理。

　　胺碘酮对心外毒性最严重的为肺纤维化,应严密观察患者的呼吸状态及早发现肺损伤的情况。

(六)心脏电复律护理

详见心律失常介入治疗与护理。

(七)心脏起搏器安置术后护理

详见心律失常介入治疗与护理。

(八)健康指导

　　(1)向患者及家属讲明心律失常的病因、诱因和防治知识。

　　(2)注意休息,劳逸结合,防止增加心脏负担。无器质性心脏病的患者应积极参加体育运动,改善自主神经功能;器质性心脏病患者可根据心功能适当活动和休息。

　　(3)积极治疗原发病,避免诱因如发热、寒冷、睡眠不足等。

　　(4)按医嘱服用抗心律失常药物,不可自行增减和撤换药物,注意药物副作用,如有不良反应及时就医。

　　(5)应选择低脂、易消化、富营养的饮食,少量多餐。应避免吸烟、酗酒、饱食、刺激性饮食、含咖啡因饮料,以免引起心律失常。

　　(6)教会患者及家属测量脉搏和心律的方法,每日至少 1 次,每次至少 1 min。对于反复发生严重心律失常的患者家属,要教会其心肺复苏术以备急救。

　　(7)对于有晕厥史的患者要避免从事驾驶、高空作业等危险工作,当出现头晕、黑矇时,立即平卧,以免晕厥发作时摔倒。

　　(8)定期门诊随访,复查心电图。

第五节　心力衰竭

　　心力衰竭是各种心脏结构或功能性疾病导致心室充盈及(或)射血能力受损而引起的一组临床综合征。大多数情况下是由于心室收缩能力下降,射血功能受损,心排血量不足以维持机体代谢需要,临床上以心排血量不足,器官和组织的血液灌注减少,肺循环和(或)体循环静脉系统淤血为特征,为收缩性心力衰竭。少数由于左室舒张功能障碍,左心室充盈受阻,引起左心室充盈压异常增高,使肺静脉回流受阻,肺循环淤血,为舒张性心力衰竭。

　　心力衰竭和心功能不全的概念基本上是一致的,但后者的含义更为广泛,包括已有心排血量减少但尚未出现临床症状的这一阶段。伴有临床症状的心功能不全称为心力衰竭。

　　心力衰竭按其发展速度可分为急性心力衰竭和慢性心力衰竭,以慢性居多;按其发生部位可分为左心、右心和全心衰竭;按发病机理可分为收缩性和舒张性心衰,以收缩性心力衰竭多见。

一、慢性心力衰竭

慢性心力衰竭是大多数心血管疾病的最终归宿,也是最主要的死亡原因。主要表现是呼吸困难、乏力(活动耐力减退)和体液潴留(导致肺水肿和外周性水肿),影响患者的生活质量。由于人口老龄化及其他心血管疾病的高发病率,心力衰竭正成为最重要的心血管病症。在发达国家,引起心衰的基础疾病以缺血性心肌病为主。随着流行病学的变迁和社会经济的发展,我国导致心衰的基础心脏病构成比中,风湿性心瓣膜病所占比例下降了近 50%,而高血压、冠心病的比例呈明显上升趋势。

(一)病因与诱因

1.病因

几乎所有类型的心脏、大血管疾病均可引起心力衰竭。原因主要为原发性心肌损害、心脏容量与压力负荷过重导致心脏功能由代偿发展为失代偿。

(1)原发性心肌损害。

缺血性心肌损害:冠心病心肌缺血是引起心力衰竭的最常见原因之一。

心肌炎、心肌病:各种类型的心肌炎及心肌病均可导致心力衰竭,以病毒性心肌炎和扩张型心肌病最为常见。代谢性心肌病以糖尿病性心肌病最常见。

(2)心脏负荷过重。

压力负荷(后负荷)过重:见于高血压、主动脉瓣狭窄、肺动脉高压、肺动脉瓣狭窄及肺栓塞等左右心室收缩期射血阻力增加的疾病。

容量负荷(前负荷)过重:见于心脏瓣膜关闭不全、分流性先天性心血管病。此外,伴有全身血容量增多或循环血量增多的疾病如肾性贫血、甲状腺功能亢进症等。

2.诱因

有基础心脏病的患者,如存在增加心脏负荷的因素可诱发心力衰竭症状出现。常见的诱因有以下几种。

(1)感染。最常见最重要的诱因是呼吸系统感染,感染性心内膜炎也不少见。

(2)心律失常。各种类型的快速性心律失常和/或严重的缓慢性心律失常均可诱发心力衰竭。房颤是重要的诱因。

(3)血容量增加。静脉输液过多、过快;患者摄入钠盐或饮水过多等。

(4)过度劳累或情绪激动。如妊娠后期、分娩和暴怒等。

(5)治疗不当。如洋地黄类药物过量或不足,某些扩血管药物或抗心律失常药物使用不当、利尿不充分等。

(6)原有心脏病变加重或并发其他疾病。如贫血或出血等。

(二)病理生理

心力衰竭是一种不断发展的疾病,即使心脏没有新的损害,在各种病理生理因素的作用下,心功能不全仍将不断恶化。

1.代偿机制

(1)Frank-Starling 机制。此机制即回心血量增多使心脏的前负荷增加,心室舒张末期容积增加,从而增加心排血量及提高心脏做功量。而在心力衰竭时这一代偿机制的能力降低,心室舒张末期容积增加,舒张末压也增高,相应地心房压和静脉压也随之升高,到一定程度时即出现肺循环淤血或体循环淤血。

(2)心肌肥厚。心脏后负荷增加时的主要代偿机制为心肌肥厚和心肌能源不足。

(3)神经体液的代偿机制。该机制包括交感神经兴奋性增强、肾素-血管紧张素系统的激活。

2.心力衰竭时各种体液因子的改变

主要有心钠素(ANP)和脑钠肽(BNP),它们具有扩血管、利尿、拮抗肾上腺素等作用。心力衰竭时,ANP 和 BNP 尤其是后者分泌增加,其增高程度与心衰的严重程度呈正相关。其二是具有强烈的缩血管作用的内皮素。

3.舒张功能不全

可分为主动舒张功能障碍,与胞浆中的 Ca^{2+} 不能及时复位有关。另一种是由于心室肌的顺应性减退而发生充盈障碍,主要见于心室肥厚时。

4.心肌损害与心室重塑

心力衰竭发生发展的基本机制是心室重塑。原发性心肌损害与心脏负荷过重使心脏功能受损,导致心室肥厚或扩大。

(三)临床表现

临床上左心衰竭最为常见,单纯右心衰竭较少见。

1.左心衰竭

以心排血量降低及肺淤血为主要表现。

(1)症状。

呼吸困难:是左心衰最主要的症状。因肺淤血程度有差异,表现形式也不同。可为劳力性呼吸困难、夜间阵发性呼吸困难、端坐呼吸,严重者出现急性肺水肿。

咳嗽、咳痰、咯血:咳嗽和咳痰是肺泡和支气管黏膜淤血所致,开始常于夜间发生,坐位或立位时咳嗽症状可减轻,咳痰主要为白色浆液性泡沫样痰。偶见痰中带血丝。长期慢性肺静脉压力升高,导致肺循环和支气管血液循环之间形成侧支,在支气管黏膜下形成扩张的血管,后者一旦破裂可引起大咯血。

低心排血量症状:由于心排血量不足,器官、组织灌注不足及代偿性心率加快所致。患者可有疲倦、乏力、头昏、心慌等。严重左心衰竭时血液再分配,首先是肾血流量明显减少,患者可出现少尿。长期慢性的肾血流量减少可出现血尿素氮、肌酐升高并可有肾功能不全的相应的症状。

(2)体征。

肺部湿性啰音:两侧肺底对称性细湿啰音是左心衰最重要的体征之一,由肺毛细血管压增高,液体渗出到肺泡所致。湿啰音可随体位发生改变,侧卧位时则低位肺叶啰音较多。阵发性夜间呼吸困难或急性肺水肿时可有粗大湿啰音,满布两肺,并伴有哮鸣音。

心脏体征:除基础心脏病的固有体征外,慢性左心衰患者一般均有心脏扩大(单纯舒张性心衰除外)、心率增快、心尖部舒张期奔马律、肺动脉瓣区第二心音亢进,其中心尖部舒张期奔马律最有诊断价值,在患者心率增快或左侧卧位并深呼气时最容易听到。

其他体征:如交替脉,即脉搏强弱交替;陈-施呼吸,见于难治性心力衰竭晚期。

2.右心衰竭

以体静脉淤血的表现为主。

(1)症状。

消化道症状:胃肠道及肝淤血引起腹胀、食欲不振、恶心、呕吐等,是右心衰最常见的症状。

劳力性呼吸困难:继发于左心衰的右心衰,呼吸困难已经存在。单纯性右心衰为分流性先天性心脏病或肺疾患所致,也有明显的呼吸困难。

(2)体征。

颈静脉征:颈静脉搏动增强、充盈、怒张,是右心衰早期的主要体征,提示体循环静脉压增高。肝颈静脉返流征阳性则更具特征性。

肝脏肿大:肝脏因淤血而肿大,常伴压痛,持续慢性右心衰可致心源性肝硬化,晚期可出现黄疸及大量腹水。

水肿:早期水肿不明显,多在颈静脉充盈和肝大较明显后才出现。先有皮下组织水分聚集,体重增加,到一定程度才出现水肿。其特征为:身体最低垂部位首先出现,呈对称性及压陷性。严重者全身水肿。胸腔积液多见于全心衰时,也是体静脉压力增高所致,以双侧多见;如为单侧则以右侧更为多见,可能与右膈下肝淤血有关。

发绀:长期严重右心衰时可出现发绀,因血供不足组织摄取血氧相对增多,静脉血氧低下所致,常见于肢体末端或下垂部分。

心脏体征:除基础心脏病的相应体征之外,右心衰时可因右心室显著扩大而出现三尖瓣关闭不全杂音。

3.全心衰竭

右心衰常继发于左心衰而形成全心衰。右心衰出现之后,右心排血量减少,因此阵发性呼吸困难等肺淤血症状反而有所减轻。扩张型心肌病等表现为左、右心室同时衰竭者,肺淤血征往往不是很严重。

(四)辅助检查

1.X 线检查

了解心脏大小及外形,肺淤血的有无及其程度。心衰时可出现左心室或右心室增大或心脏向两侧增大。早期肺静脉压增高时,主要表现为肺门血管影增强。出现间质性肺水肿时可有肺野模糊和 Kerley B 线,后者为肺野外侧清晰可见的水平线状影,为慢性肺淤血的特征性表现。急性肺泡性肺水肿时,肺门呈蝴蝶状,肺野可见大片融合的阴影。

2.超声心动图

超声心动图比 X 线更准确地提供各心腔大小变化及心脏瓣膜结构和功能情况,正常左室射血分数值(LVEF)>50 %,心衰患者 EF 值下降。正常人 E/A 值不应小于 1.2,舒张功能不全时,E 峰下降,A 峰增高,E/A 比值降低。

3.放射性核素检查

有助于判断心室腔大小,计算 EF 值和左心室最大充盈速率,以判断是收缩性心衰还是舒张性心衰。

4.有创性血流动力学检查

此检查用于指导心功能严重损害的危重患者的抢救和治疗。经静脉漂浮导管插管至肺小动脉,测定各部位的压力、心排血量及血液含氧量,计算心脏指数(CI)及肺小动脉楔压(PCWP),直接反映左心功能。

(五)诊断要点

慢性心力衰竭的诊断是综合病因、病史、症状、体征及客观检查而做出的。首先应有明确的器质性心脏病的诊断,心衰的症状是诊断心衰的重要依据。左心衰竭的肺淤血引起不同程度的呼吸困难,右心衰竭的体循环淤血引起的颈静脉怒张、肝大、水肿等是诊断心衰的重要依据。做出诊断同时要对心功能进行分级。

(1)目前通用的是美国纽约心脏病学会(NYHA)提出的分级方案,主要是根据患者自觉的活动能力划分为4级:

Ⅰ级:日常活动无心力衰竭症状。

Ⅱ级:日常活动出现心力衰竭症状(疲乏、心悸、呼吸困难或心绞痛),休息时无自觉症状。

Ⅲ级:低于日常活动即出现心力衰竭症状。

Ⅳ级:休息状态下出现心衰的症状,体力活动后加重,患者不能从事任何体力活动。

这种分级方案的优点是简便易行,为此,几十年来仍被应用。其缺点是仅凭患者的主观陈述,有时症状与客观检查结果有很大差距,同时患者之间的个体差异也较大。

(2)美国心脏病学会及心脏学会(ACC/AHA)推出2001年版《心力衰竭的评估及处理指南》,该指南提出慢性心力衰竭分期的概念,重点锁定在心力衰竭的预防,从源头上减少和延缓心力衰竭的发生。具体如下:

A期:心力衰竭高危期,尚无器质性心脏病或心力衰竭症状,但存在发展为心脏病的高危因素。

B期:已有器质性心脏病变,但无心力衰竭症状。

C期:器质性心脏病,既往或目前有心力衰竭症状。

D期:需要特殊干预治疗的难治性心力衰竭。

(3)6 min步行试验:是一项安全、简单易行的评定心力衰竭严重程度的方法,要求患者在平直走廊内尽可能快地行走,测定6 min内的步行距离。若<150m为重度心衰;150~425m为中度心衰;426~550m为轻度心衰。本试验除用于评价患者运动耐力及心脏储备功能外,还可用来评价心衰治疗的效果。

(六)治疗要点

1.治疗目标

心力衰竭的治疗目标不仅仅是改善症状、提高生活质量,更重要的是防止和延缓心肌重构的发展,降低死亡率和住院率。

2.治疗内容

(1)病因治疗。

基本病因治疗:积极控制引起心力衰竭的原发病,如控制高血压、治疗冠心病和瓣膜病,少数病因未明的疾病如原发性心肌病等亦应早期干预。

消除诱因:积极控制感染和心律失常,及时纠正甲状腺功能亢进、贫血等可引起心力衰竭加重的原因。

(2)一般治疗。休息、限盐、氧疗。

(3)药物治疗。

利尿剂。利尿剂是心力衰竭治疗中最常用的药物,通过排钠排水以缓解淤血症状,消除水肿,减轻心脏前负荷,有十分显著的效果。所有伴有或曾有液体潴留的心力衰竭患者,均应给予利尿剂。通常从小剂量开始,逐渐增加剂量直至尿量增加、体重减轻 $0.5\sim1.0$ kg/d。一旦病情控制(水肿消退、肺部啰音消失,体重稳定),然后用最小有效剂量长期维持。每日体重的变化是最可靠的监测利尿剂效果和调整剂量的指标。

合理使用利尿剂是有效控制心力衰竭的基础,但利尿剂可激活神经内分泌系统,特别是RAAS系统,因此不宜单一应用,应与ACEI及β受体阻滞剂联合应用。

RAAS系统抑制剂。①血管紧张素转换酶抑制剂(ACEI):ACEI的主要作用机制是扩张血管,抑制醛固酮分泌,抑制交感神经兴奋性,改善心室及小血管的重构,作用于激肽酶Ⅱ,抑制缓激肽的降解,提高缓激肽的水平。目前主张有心血管危险因素的 A 期患者即可开始使用,有助于预防心力衰竭。ACEI应用的基本原则是从小剂量起始,逐渐递增,直至达到目标剂量或最大耐受剂量,一般每隔 $3\sim7$ d 剂量倍增一次。剂量调整的快慢取决于患者的临床状况。长效制剂每日一次可提高患者的服药依从性。血管紧张素Ⅱ受体拮抗剂(ARB)阻断RAAS效应与ACEI相同,因为血管性水肿或顽固性咳嗽不能耐受 ACEI 者可用 ARB 代替。②醛固酮受体拮抗剂。长期应用 ACEI 时,常出现"醛固酮逃逸"现象,即醛固酮水平不能保持稳定持续的降低,因此,在 ACEI 的基础上加用醛固酮受体拮抗剂,能进一步抑制醛固酮的有害作用。NYHA Ⅳ级的患者,使用地高辛、利尿剂、ACEI、β受体阻滞剂后不能症状缓解,可加用小剂量的螺内酯。目前新型选择性醛固酮拮抗剂依普利酮已在临床应用,可减少男性乳腺增生的副作用。

β受体阻滞剂。β受体阻滞剂可对抗代偿机制中交感神经兴奋性增强的效应,阻断其不利影响。除非患者有禁忌证或不能耐受,对所有慢性收缩性心衰,NHYA Ⅱ、Ⅲ级,EF<40 %且病情稳定心力衰竭患者均应尽早使用。它治疗的目的并不在于短时间内缓解症状,而是长期应用,延缓病变进展,减少复发和降低猝死率。用药原则亦是从小剂量起始,逐渐递增,达到目标剂量或最大耐受量后长期维持。临床疗效在用药后 $2\sim3$ 个月才出现。常用药物有比索洛尔、卡维地洛和缓慢释放型美托洛尔。禁忌证有支气管哮喘、心动过缓、高度房室传导阻滞。

正性肌力药。通过增加心肌收缩力而增加心排血量,达到改善症状,提高运动耐力的作用。

a.洋地黄类药物:为传统的正性肌力药。有增强心肌收缩力、兴奋迷走神经、抑制心脏传导系统的作用。有地高辛、毛花苷 C(西地兰)、毒毛花苷 K,前两种为临床常用。

地高辛:适用于中度心力衰竭维持治疗,应与利尿剂、ACEI 和 β 受体阻滞剂联合应用。目前维持用量 0.25 mg/d,连续口服 7 d 后血浆浓度可达稳态。对于 70 岁以上或肾功能受损者,地高辛宜用小剂量(0.125 mg)每日 1 次或隔日 1 次,同时监测血清地高辛浓度以便调整剂量。

毛花苷 C:适用于急性心力衰竭或慢性心衰加重时,特别适用于心衰伴快速心房颤动者。

每次 0.2～0.4 mg 稀释后静注,10 min 起效,1～2 h 达高峰,24 h 总量 0.8～1.2 mg。

毒毛花苷 K:用于急性心力衰竭。每次 0.25 mg 稀释后静注,5 min 起效。

b.非洋地黄类正性肌力药为 cAMP 依赖性正性肌力药。包括以下几种。

肾上腺能受体兴奋剂:如多巴胺及多巴酚丁胺。小剂量应用可增强心肌收缩力,扩张肾小动脉使尿量增多。对难治性心力衰竭伴有低血压可短期使用。需静脉用药,由小剂量开始逐渐增量,以不引起心率加快及血压升高为度。

磷酸二酯酶抑制剂:如氨力农、米力农,短期的血流动力效应如增加心排血量,降低左室充盈压效果明显。长期应用增高心衰患者病死率和室性心律失常发生率。难治性心力衰竭或心脏抑制前的终末期心力衰竭患者可考虑短期使用。

(4)其他治疗。

心脏再同步化治疗(CRT):即通过植入双腔起搏器,用同步化方式刺激右室和左室,来纠正慢性心衰患者的心脏失同步化。该治疗不仅可以缓解症状,提高生活质量,而且可以显著减少心衰死亡率和再住院率。②运动疗法:是一种辅助治疗手段,可减少神经激素系统的激活,减慢心室重塑,对延缓心力衰竭患者的自然进程有利。所有稳定的慢性心力衰竭且能够参加体力活动计划的患者,都应考虑运动疗法。③埋藏式心脏复律除颤器(ICD),中度心衰且 EF <30 %的患者在常规治疗基础上加用 ICD,可有效降低猝死率。④心脏移植:是病因无法纠正的不可逆心衰患者至终末状态的唯一出路。

3.舒张性心力衰竭的治疗

由于心室舒张功能不良使左室舒张末压(LVEDP)升高而致肺淤血,多见于肥厚型心肌病、高血压病和冠心病。治疗原则为寻找和治疗基本病因、降低肺静脉压、改善舒张功能。主要治疗药物有利尿剂、硝酸酯类、β受体阻滞剂和钙通道阻滞剂。除非有心房颤动的患者,一般应尽量慎用洋地黄类药物。

4.难治性心力衰竭的治疗

对该类患者的治疗是指经各种治疗,心衰不见好转,甚至还有进展者,但并非指心脏情况已至终末期不可逆转者。对这类患者应努力寻找潜在的原因,并设法纠正;同时短期静脉联合应用强效利尿剂、血管扩张剂(硝酸甘油或硝普钠)及非洋地黄类正性肌力药。对高度顽固水肿也有试用血液超滤者。

(七)护理诊断/问题

1.气体交换受损

与左心功能不全致肺循环淤血有关。

2.焦虑/恐惧

与慢性心衰反复发作、疾病带来的不适感、意识到自己的病情较重及不适应监护室气氛等有关。

3.体液过多

与右心衰竭导致体循环淤血、水钠潴留、低蛋白血症有关。

4.活动无耐力

与心衰导致心排血量减少有关。

5.潜在的并发症

有药物中毒的危险,有皮肤完整性受损的危险。

(八)护理措施

1.病情观察

(1)观察呼吸困难有无改善,发绀是否减轻,听诊肺部湿啰音是否减少,监测血氧饱和度、血气分析结果是否正常等。

(2)观察患者下肢浮肿、颈静脉怒张、肝大等情况,尿量、体重等变化,治疗及护理后病情有否好转,有无新的病理征象,并及时与医生联系。准确记录出入量,并将其重要性告诉患者及家属,取得配合。

(3)关注用药效果及药物不良反应。

(4)必要时进行心电监护,密切观察血压、脉搏、心电图情况。

2.休息与活动

(1)血流动力学不稳定、心衰症状严重的患者应绝对卧床休息,以减少心肌耗氧量。病情稳定的患者,可结合心功能分级、超声或左室射血分数(LVEF)值、患者年龄等与患者及家属共同制定个体化活动方案。活动原则如下。

Ⅰ级:不限制一般的体力活动.积极参加体育锻炼,但应避免剧烈运动和重体力劳动。

Ⅱ级:适当限制体力活动,增加午睡时间,强调下午多休息,不影响轻体力工作和简单家务劳动。

Ⅲ级:严格限制一般的体力活动,每日有充分的休息时间,日常活动可以自理或在他人协助下自理。

Ⅳ级:绝对卧床休息,取舒适体位,生活由他人照顾。可在床上做肢体被动运动。

(2)患者活动过程中,应密切观察有无呼吸困难、胸痛、心悸、头晕、疲劳、面色苍白、大汗等,出现以上症状时应立即停止活动,如患者经休息后症状仍不缓解,应及时通知医生。

(3)长期卧床易发生静脉血栓形成甚至肺栓塞,同时也使消化功能减低,肌肉萎缩等。因此,对需要静卧的患者,应帮助患者进行四肢被动活动和腹部按摩。

3.饮食护理

食物宜清淡、低脂、富纤维素及含钾丰富,少食多餐,避免饱食。

(1)限水、钠和盐。心衰患者应限制钠盐的摄入,轻度心力衰竭的患者,摄入的食盐应限制在 5 g/d;中度心力衰竭应限制在 2.5 g/d,重度心力衰竭应限制在 1 g/d。水肿不十分严重或利尿效果良好时,限盐无须特别严格,以免发生电解质紊乱。除食盐外,其他含钠高的食品有腌制品、发面食品、罐头食品、香肠、味精、啤酒、酱油、各种酱类(辣酱、番茄酱、沙拉酱),以及碳酸饮料等也应限制。水潴留往往继发于钠潴留,在限盐的基础上,将水的摄入量控制在1.5 L/d。应注意促进和保证患者的食欲,可变换烹调方法,使用洋葱、柠檬、大蒜等食物,从而改善低盐食物的味道,保证营养。

(2)含钾丰富。使用排钾利尿剂期间,鼓励进食含钾丰富的食物(如鲜橙汁、香蕉、枣、马铃薯、菠菜、毛豆、笋、香菇、西瓜、猕猴桃、牛肉等),避免低血钾诱发心律失常或洋地黄中毒。

(3)含纤维素丰富。鼓励适当选食含纤维素丰富的食物(如红薯、芹菜等),以保持大便通畅。避免食用刺激性强的食物。

4.对症护理

(1)呼吸困难。

(2)体液过多。

5.用药护理

(1)洋地黄类。

a.观察并告知患者洋地黄中毒的表现。洋地黄类药物使用过量时可导致一系列症状。主要表现在以下几个方面。①胃肠道反应:一般较轻,常见食欲缺乏、恶心、呕吐、腹泻、腹痛等。②心律失常:是洋地黄中毒最重要的反应,可见各类心律失常,最常见者为室性期前收缩。室上性心动过速伴房室传导阻滞是洋地黄中毒的特征性表现。③神经系统表现:可有头痛、失眠、忧郁、眩晕;出现黄视、绿视或复视。

b.预防洋地黄中毒。

明确影响洋地黄中毒的因素:老年人、心肌缺血缺氧情况下、重度心力衰竭、低钾、低镁血症、肾功能减退等情况对洋地黄较敏感,使用时应注意询问和倾听患者的不适主诉,并能及时发现患者 ECG 上的异常情况,及时处理。洋地黄与奎尼丁、胺碘酮、维拉帕米、阿司匹林等药物合用,可增加中毒机会,给药前应询问有无上述药物用药史。

正确用药:指导患者严格按时间、按剂量服用。服用地高辛时,若上一次药漏服,则下次服药时无须补服,以免剂量增加而致中毒。静脉用药必须稀释后缓慢静注,推注时间不得低于 10～15 min。同时监测心率、心律及心电图变化。洋地黄发挥效应时心电图最先出现的改变为 ST-T 改变,即特征性的鱼钩状的 ST-T 改变。以Ⅰ、Ⅲ、aVF 及左胸导联最为明显。心率减慢。

监测脉搏:使用洋地黄类之前,应先测基础脉搏,若脉搏<60 次/min,应禁止给药。服用洋地黄过程中,脉搏突然变化如显著减慢或加速,或由规则转为有特殊规律的不规则,如室性期前收缩二联律或三联律,是判断洋地黄中毒的重要依据,应及时告知医生处理。

必要时监测地高辛的血药浓度。

c.洋地黄中毒的处理。立即停药,并停用排钾利尿剂。一般停药后胃肠道反应和神经系统反应可随时间延长而逐渐好转。纠正心律失常:快速心律失常可静脉给予或口服氯化钾。钾可阻止洋地黄与心肌进一步结合,防止中毒继续加深。但同时伴有房室传导阻滞及高钾血症者应慎用。补钾的同时还可以补镁。选用苯妥英钠或利多卡因抗心律失常药物。一般禁用电复律,以免引发室颤。严重缓慢性心律失常,如重度房室传导阻滞、窦性心动过缓可给予阿托品静注或异丙肾上腺素静脉滴注,必要时可予临时心脏起搏治疗。应用洋地黄特异抗体:它能使强心苷从与 Na^+-K^+-ATP 酶结合的部位迅速解离出来,并与该抗体结合,起灭活解毒作用。

(2)利尿剂。非紧急情况下,利尿剂的应用时间选择早晨或日间为宜,避免夜间排尿过频影响休息。

疗效判断:使用利尿剂期间,每日监测体重以检验利尿剂效果。利尿剂足量的情况下,患者表现为水肿消退、肺部啰音消失、体重稳定,说明病情得以控制。有部分患者可出现利尿剂抵抗,配合适当/严格限制钠盐摄入量,能减轻此效应。

不良反应:①电解质丢失:CHF 常用利尿剂为袢利尿剂和噻嗪类,如呋塞米和氢氯噻嗪,最主要的不良反应是低钾血症,从而诱发心律失常或洋地黄中毒,应注意监测血钾及有无低钾血症表现,如乏力、腹胀、肠鸣音减弱等。合用 ACEI 或给予保钾利尿剂能一定程度预防钾丢失,但应严格监测血电解质,防止出现高钾血症。补充含钾丰富的食物。必要时补充钾盐,口服补钾宜在饭后或将水剂与果汁同饮,以减轻胃肠道不适;外周静脉补钾时应注意用药浓度。②低血压和氮质血症:出现低血压和氮质血症而患者已无液体潴留,则可能是利尿过度,血容量减少所致,应告知医生减少利尿剂使用剂量。

(3)血管扩张剂。

ACEI 类药物的不良反应包括咳嗽、低血压和头晕、肾损害、高钾血症、血管神经性水肿。用药期间需要检测血压,避免体位的突然改变,检测血钾水平和肾功能。

β 受体阻滞剂的主要不良反应是心衰恶化、疲乏、心动过缓、低血压等,应监测心率和血压,当心率低于 50 次/分钟时,暂停给药。

6.心理护理

经常与患者交流,倾听心理感受,给予必要的解释与安慰,加强巡视。鼓励家属安慰患者,酌情增减家属探视时间。急性心衰患者出现焦虑与恐惧时,可适当使用吗啡,但应注意观察患者有无呼吸抑制或心动过缓。观察患者有无缺氧所致的思维紊乱、意识障碍。加强心电监护,迅速开发静脉通道,并做好用药的护理。医护人员应以有条不紊的方式进行工作,尽量多陪伴患者,取得患者的信任,增加其安全感,以消除恐惧不安情绪。

(九)健康教育

1.知识宣教

向患者讲解慢性心衰的病因、诱因及防治知识,遵医嘱规律服药的重要性及常用药物的不良反应。

2.休息与活动

注意休息,劳逸结合,制订合理的活动计划,防止增加心脏负担。

3.病情监测

教会患者及家属如何检查水肿、每日关注体重变化、自测脉搏和心律、有无乏力和气促。

4.积极治疗原发病

定期门诊复查等。

二、急性心力衰竭

急性心力衰竭(AHF)是指急性心脏病变引起心排血量显著、急骤降低,导致组织器官灌注不足和急性肺淤血的一组临床综合征。临床上以急性左心衰较为常见,表现为急性肺水肿或心源性休克等,为内科急危重症,需及时抢救。急性右心衰竭相对少见。

(一)病因

心脏解剖或功能的突发异常,使心排血量急剧降低,肺静脉压骤然升高而发生急性左心衰竭。

(1)与冠心病有关的急性广泛前壁心肌梗死、乳头肌断裂、室间隔破损穿孔等。

（2）感染性心内膜炎引起瓣膜穿孔等所致急性返流。

（3）其他,如高血压心脏病血压急剧升高、在原有心脏病的基础上快速心律失常或严重缓慢性心律失常、输液过多过快等。

（二）病理生理

心脏收缩力突然严重减弱,心排血量急剧减少;或左室瓣膜急性返流,使左室舒张末压迅速升高,肺静脉回流受阻而压力快速升高,引起肺毛细血管压升高而使血管内液体渗到肺间质和肺泡内形成急性肺水肿。急性肺水肿早期可因交感神经激活,血压可一过性升高,随着病情进展,血压常下降,严重者可出现心源性休克。

（三）临床表现

急性肺水肿为急性左心衰的最常见表现。主要表现为突发严重呼吸困难,呼吸频率常达30~40次/分钟,频繁咳嗽,咳大量白色或粉红色泡沫状痰。常极度烦躁不安,面色灰白,取坐位,两腿下垂,大汗淋漓,皮肤湿冷,极重者可因脑缺氧而致神志模糊。听诊时两肺满布湿性啰音和哮鸣音,心尖部第一心音减弱,心率增快,同时有舒张早期奔马律,肺动脉瓣第二心音亢进。

AHF 的临床严重程度常用 Killip 分级。Ⅰ级:无 AHF;Ⅱ级:AHF,肺部中下肺野湿性啰音,心脏奔马律,胸片见肺淤血;Ⅲ级:严重 AHF,严重肺水肿,双肺布满湿啰音;Ⅳ:心源性休克。

（四）诊断要点

根据患者典型症状与体征,如突发极度呼吸困难、咳粉红色泡沫痰,两肺满布湿性啰音和哮鸣音、心脏舒张期奔马律等一般即可诊断。

（五）抢救配合

1.体位

立即协助患者取坐位,双腿下垂,以减少静脉回流。

2.吸氧

在保证气道通畅的前提下,高流量（6~8 L/min）鼻导管或面罩给氧,应用酒精（一般可用30 ％~50 ％）湿化,使肺泡内泡沫的表面张力降低而破裂,有利于改善肺泡通气。对于病情特别严重者应给予无创呼吸机正压通气（NIPPV）加压面罩给氧。上述措施无效时采取气管插管。

3.药物治疗

迅速建立静脉通路,遵医嘱正确用药。

（1）减少肺血容量,降低肺循环压力。

吗啡:镇静,可减轻患者焦虑、躁动所带来的额外心脏负担,还可扩张小静脉和小动脉,减轻心脏前后负荷。可用 3~5 mg 静注,于 3 min 内推完,必要时每间隔 15 min 重复 1 次。年老体弱者应酌情减量或改为皮下或肌肉注射。同时严密观察生命体征。

快速利尿:呋塞米 20~40 mg 静注,于 2 min 内推完,4 h 可重复 1 次。本药除利尿作用外,还有扩张静脉作用,有利于缓解肺水肿。

血管扩张剂:根据病情选择硝普钠、硝酸甘油或酚妥拉明静脉滴注,并监测血压。应用硝普钠或硝酸甘油血管扩张剂时，需每5～10 min监测血压1次，根据血压逐步增加剂量至目标剂量，使收缩压维持在100 mmHg左右，病情控制后采取逐步减量、停药。不可突然停药，以免引起病情反跳。硝普钠含有氰化物，连续用药时间不宜超过24 h。

（2）增加心肌收缩力。

西地兰：最适用于肺水肿伴有快速心房颤动，并已知有心室扩大伴左心室收缩功能不全者。首剂0.4～0.8 mg，稀释后缓慢静注，2 h后酌情再给0.2～0.4 mg。急性心肌梗死发病24 h内患者不宜用洋地黄类药物。

氨茶碱：具有平喘、强心、扩血管、利尿作用。常用250 mg稀释后缓慢静注，1～2 h可重复1次。

多巴胺、多巴酚丁胺：肺水肿伴有低血压，组织器官灌注不足时可选用。

4.其他治疗

激素可降低肺毛细血管通透性，减少渗出，常用地塞米松。仔细寻找并消除诱因，加强基本病因治疗。对于心源性休克，尤其是急性心梗合并肺水肿者，可采取主动脉内球囊反搏术增加心排血量，改善肺水肿。

第五章 血液内科疾病的护理

第一节 缺铁性贫血

一、定义

缺铁性贫血(iron deficient anemia,IDA)是指体内可用来制造血红蛋白的贮存铁缺乏,血红蛋白合成减少而引起的一种小细胞、低色素性贫血,是最常见的一种贫血,以生育年龄的妇女(特别是孕妇)和婴幼儿发病率较高。

二、临床表现

(一)贫血表现

常见乏力、易倦、头昏、头痛、耳鸣、心悸、气促、食欲缺乏等,伴苍白、心率增快。

(二)组织缺铁表现

精神行为异常,如烦躁、易怒、注意力不集中、异食癖;体力、耐力下降;易感染;儿童生长发育迟缓、智力低下;口腔炎、舌炎、舌乳头萎缩、口角炎、缺铁性吞咽困难综合征(Plummer-Vinson综合征);毛发干枯、脱落;皮肤干燥、皱缩;指(趾)甲缺乏光泽、脆薄易裂,重者指(趾)甲变平,甚至凹下呈勺状(匙状甲)。

(三)缺铁原发病表现

如消化性溃疡、肿瘤或痔疮导致的黑便、血便、腹部不适,肠道寄生虫感染导致的腹痛或大便性状改变,妇女月经过多,肿瘤性疾病的消瘦,血管内溶血的血红蛋白尿,等等。

三、诊断

(1)患者具有缺铁性贫血的症状及体征:乏力、易倦、气促、食欲缺乏等,注意患者是否存在精神行为异常和缺铁原发病表现。

(2)根据国内的诊断标准,符合以下3条可诊断为缺铁性贫血。

贫血为小细胞低色素性。男性 Hb<120 g/L,女性 Hb<110 g/L,孕妇 Hb<100 g/L;MCV<80 fl,MCH<27 pg,MCHC<32%。

有缺铁的依据。符合贮铁耗尽(ID)或缺铁性红细胞生成(IDE)的诊断。ID符合下列任一条即可诊断:血清铁蛋白少于 12 $\mu g/L$;骨髓铁染色显示骨髓小粒可染铁消失,铁粒幼红细胞少于 15%。IDE 符合以下几条:符合 ID 诊断标准;血清铁低于 8.95 $\mu mol/L$,总铁结合力升高大于 64.44 $\mu mol/L$,转铁蛋白饱和度小于 15%;FEP/Hb>4.5 $\mu g/g$ Hb。

存在铁缺乏的病因,铁剂治疗有效。

四、治疗

(一)病因治疗

IDA 的病因诊断是治疗 IDA 的前提,只有明确诊断才有可能去除病因。如婴幼儿、青少年和妊娠妇女营养不足引起的 IDA,应改善饮食;胃、十二指肠溃疡伴慢性失血或胃癌术后残胃癌所致的 IDA,应多次检查大便潜血,做胃肠道 X 线或内镜检查,必要时手术根治;月经过多引起的 IDA,应调理月经;寄生虫感染者应驱虫治疗;等等。

(二)补铁治疗

首选口服铁剂,如琥珀酸亚铁 0.1 g,3 次/日。餐后服用胃肠道反应小且易耐受。应注意的是,进食谷类、乳类和茶等会抑制铁剂的吸收,鱼、肉类、维生素 C 可加强铁剂的吸收。口服铁剂后,先是外周血网织红细胞增多,高峰在开始服药后 5~10 d,2 周后血红蛋白浓度上升,一般 2 个月左右恢复正常。铁剂治疗在血红蛋白恢复正常后至少持续 4 个月,待铁蛋白正常后停药。若口服铁剂不能耐受或吸收障碍,可用右旋糖酐铁(iron dextran)肌内注射,每次50 mg,每日或隔日 1 次,缓慢注射,注意变态反应。

注射用铁的总需量(mg)=(需达到的血红蛋白浓度-患者的血红蛋白浓度)×0.33×患者体重(kg)。

五、护理措施

(一)一般护理措施

1.休息活动

轻度的缺铁性贫血者可适当活动,一般生活基本能自理,但不宜进行剧烈运动和重体力劳动;严重的缺铁性贫血者多存在慢性出血性疾病,体质虚弱,活动无耐力,应卧床休息,给予生活协助。患者调整变换体位时要缓慢并给予扶持,防止因体位突变发生晕厥、摔伤。

2.皮肤毛发

保持皮肤、毛发的清洁,除日常洗漱,如洗脸、洗手、泡足、洗外阴、刷牙漱口之外,定时周身洗浴、洗头、更衣,夏日每日洗澡 1~2 次,春秋每周 1~2 次,冬日每周 1 次,每月理发 1 次。重度卧床患者可在床上洗头、擦浴、更衣。长期卧床者要有预防压疮的措施,如定时翻身、变换卧位,同时对受压部位给予温水擦拭及压疮贴贴敷,保持床位平整、清洁、干燥、舒适。

3.营养

给予高蛋白、富含铁的饮食,纠正偏食等不良习惯。除谷物主食外,多选用动物肝、肾、瘦肉、蛋类、鱼类、菌藻类,增加维生素 C 含量,食用新鲜蔬菜和水果,以利于铁的吸收。

4.心理

主动关心、体贴患者,做好有关疾病及自我护理知识的宣传教育。多与患者沟通交谈,了解和掌握其心理状态,特别是对久病的重症者,要及时发现其情绪上的波动,并给予有针对性的帮助,疏导解除其不良心态,使之安心疗养。

(二)重点护理措施

1.疲乏、无力、心悸、气短者

应卧床休息以减少耗氧量,必要时给予吸氧治疗。

2.皮肤干皲,指(趾)甲脆薄者

注意保护,应用维生素 A 软膏或润肤霜涂擦,滋润皮肤防止干裂出血、疼痛;不留长指(趾)甲,定时修剪,防止折断损伤;选用中性无刺激性洗涤剂,不用碱性皂类。

3.口腔炎、舌炎疼痛者

给予漱口液漱口,餐后定时进行特殊口腔护理,有溃疡时可用 1%龙胆紫涂抹创面或贴敷溃疡药膜。

4.出现与缺铁有关的异常行为者

及时与医师联系给予合理的处理。

5.药物护理

按医嘱给患者服用铁剂,并向患者说明服用铁剂时的注意事项:①为避免胃肠道反应,铁剂应进餐后服用,并从小剂量开始。②服用铁剂时忌饮茶,避免与牛奶同服,以免影响铁的吸收。③可同服维生素 C 以增加铁的吸收。④口服液体铁剂时,患者必须使用吸管,避免牙齿染黑。⑤要告诉患者对口服铁剂疗效的观察及坚持用药的重要性。治疗后网织红细胞数开始上升,1 周左右达高峰,血红蛋白于 2 周后逐渐上升,1～2 个月可恢复正常。在血红蛋白完全正常后,仍需继续补铁 3～6 个月,待血清铁蛋白大于 50 μg/L 后才能停药。

(三)治疗过程中可能出现的情况及应急措施

1.贫血性心脏病

心率增加,心前区可闻及收缩期杂音,心脏扩大,心功能不全。向家属讲解引起贫血性心脏病的原因及如何预防其发生。保持病室安静、舒适,尽量减少不必要的刺激。卧床休息,减轻心脏负担。密切观察心率、呼吸、血压及贫血的改善状况。必要时吸氧。控制输液速度及输液的总量,必要时记录 24 h 出入水量。

2.活动无耐力

活动后乏力、虚弱、气喘、出汗、头晕、眼前发黑、耳鸣。注意休息,适量活动,贫血程度轻的可参加日常活动,无须卧床休息。对严重贫血者,应根据其活动耐力下降程度合理安排休息方式、活动强度及每次活动持续时间。增加患者的营养,提供高蛋白、高维生素、易消化饮食,必要时静脉输血、血浆、清蛋白。

3.有感染的危险

体温高于正常范围。病室每日通风换气,限制探视人员,白细胞过低者给予单独隔离房间。医务人员严格执行无菌操作规程。保持床单清洁、整齐,衣被平整、柔软。保持口腔卫生,指导年长者、儿童晨起、饭后、睡前漱口,避免用硬毛牙刷。气候变化,要及时添减衣服,预防呼吸道感染。向患者及家属讲解可导致感染的危险因素,指导家属掌握预防感染的方法与措施。

4.胃肠道反应

服用铁剂护理时,铁剂对胃肠道的刺激可引起胃肠不适、疼痛、恶心、呕吐及便秘或腹泻。

口服铁剂从小剂量开始,在两餐之间服药,可与维生素 C 同服,以利吸收;服铁剂后,牙往往染黑,大便呈黑色,停药后恢复正常,应向家属说明其原因,消除顾虑。铁剂治疗有效者,于服药后 3～4 d 网织红细胞上升,1 周后可见血红蛋白逐渐上升。如服药 3～4 周无效,应查找原因。注射铁剂时应精确计算剂量,分次深部肌内注射,注意更换注射部位,以免引起组织坏死。

5.营养失调的护理

及时添加含铁丰富的食物,帮助纠正不良饮食习惯。合理搭配患者的膳食,让患者了解动物血、黄豆、肉类含铁较丰富,是防治缺铁的理想食品;维生素 C、肉类、氨基酸、果糖、脂肪酸可促进铁吸收,茶、咖啡、牛奶等抑制铁吸收,应避免与含铁多的食物同时食用。

6.局部疼痛及静脉炎

肌内注射铁剂时,因其吸收缓慢且疼痛,应在不同部位轮流深部注射。治疗中应密切观察可能出现的注射铁剂部位疼痛、发热、头痛、头昏、皮疹,甚至过敏性休克等不良反应,应及时到医院进行对症处理。在注射铁剂时,应常规备好肾上腺素,但肝肾功能严重受损者禁用。静脉滴注铁剂反应多而严重者一般不用。静脉注射铁剂时,应避免外渗,以免引起局部疼痛及静脉炎。注射时不可与其他药物混合配伍,以免发生沉淀而影响疗效。

(四)健康教育

1.介绍疾病知识

缺铁性贫血是指各种原因使机体内贮存铁缺乏,导致血红蛋白合成不足,红细胞的成熟受到影响而发生的贫血。红细胞的主要功能是借助所含的血红蛋白把氧运输到各组织器官,所以缺铁性贫血的主要表现是与组织缺氧有关的系列症状和体征。血红蛋白是血液红色的来源,故贫血患者可有不同程度的外观皮肤黏膜苍白、毛发干枯无华,同时可有疲乏、无力、心慌、气短等症状,个别的有异食癖。如果患者存在原发疾病,还应介绍相关的疾病知识,令其了解缺铁性贫血是继发引起的,应积极配合诊治原发疾病。一般的缺铁性贫血通过合理的治疗是可以缓解和治愈的。

2.心理指导

缺铁性贫血病程长,患者多有焦虑情绪,应鼓励患者安心疗养。对于可能继发于某种疾病而引起缺铁性贫血的患者,在原发性疾病未查清之前患者疑虑重的,给予安慰和必要的解释,使之减少顾虑,指导其积极配合检查以明确诊断,有利于进行更合理的治疗。

3.检查治疗指导

常用检查项目有血液化验和骨髓穿刺检查,以确定是否为缺铁引起的贫血。检查操作前向患者做解释,如检查目的、方法、采血或采骨髓的部位、体位及所需的时间等。在接受治疗的过程中,有些检查要重复做,以观察疗效或确诊,这一点需向患者做详细说明,减少患者顾虑,使之愿意配合。对于缺铁原因不明的还应进行其他检查,如胃肠内窥镜、X线、粪潜血检验等,也要向患者说明查前、查中如何配合医护技人员及检查后的注意事项。治疗过程中,尤其是铁剂治疗,要向患者说明用药方法和可能的不良反应,让患者有心理准备,一旦出现不良反应能主动及时地向医护反映,尽早得到处置。

4.饮食指导

(1)选用高蛋白、含铁丰富的食物:谷类,如小米、糯米、高粱、面粉等;肉禽蛋类,如羊肝、羊肾、牛肾、猪肝、鸡肝、鸡肫、鸭蛋、鸡蛋等;水产类,如黑鱼、咸带鱼、蛤蜊、海蜇、虾米、虾子、虾皮、鲫鱼等;蔬菜,如豌豆苗、芹菜、小白菜、芥菜、香菜、金花菜、太古菜、苋菜、辣椒、丝瓜等;豆类及其制品,如黄豆、黑豆、芝麻、豇豆、蚕豆、毛豆、红腐乳、豆腐、腐竹、豆腐干、豆浆;菌藻类(含铁非常丰富),如黑木耳、海带、紫菜、蘑菇等;水果,如红果(大山楂)、橄榄、海棠、桃、草莓、葡萄、樱桃等;硬果类,如西瓜子、南瓜子、松子仁、葵花子、核桃仁、花生仁等;调味品,如芝麻酱、豆瓣酱、酱油等。其中动物性食物铁的吸收率较高,故当首选动物性食物。

(2)多食含维生素C的食物有利于铁的吸收:新鲜蔬菜和水果含维生素C丰富,应多选用。茶叶含鞣酸能使铁沉淀而影响铁的吸收,故纠正贫血阶段忌用浓茶。

（3）克服偏食：从多种食物中获取全面的营养,制定食谱,有计划地将饮食多样化;改进烹调技巧,促进食欲。

（4）用铁锅烹调。

5.休息、活动指导

病情危重者绝对卧床休息,避免活动时突然变换体位而致直立性低血压头晕而发生摔倒损伤。生活规律,睡眠充足,休养环境安静、舒适,病情许可的可适当娱乐,如看电视、听广播、读书、看报。根据病情设定活动强度,病情好转过程中逐渐加大活动量。

第二节　特发性血小板减少性紫癜

特发性血小板减少性紫癜（idiopathic thrombocytopenic purpura，ITP）又称自身免疫性血小板减少性紫癜,主要由血小板受到免疫性破坏,导致外周血中血小板数目减少所致。临床上以自发性皮肤、黏膜及内脏出血,血小板计数减少、生存时间缩短和抗血小板自身抗体形成,骨髓巨核细胞发育成熟障碍等为特征。

一、病因

特发性血小板减少性紫癜病因未明,可能与下列因素有关。

（一）感染

约80％的急性ITP患者,在发病前2周左右有上呼吸道感染史;慢性ITP患者常因感染而使病情加重;此外,病毒感染后发病的ITP患者,其血中可发现抗病毒抗体或免疫复合物,且抗体滴度及免疫复合物水平与血小板数目及其寿命呈负相关。这些均证明ITP与感染尤其是病毒感染有关,特别是急性ITP。

（二）免疫因素

众多的临床研究及观察发现,ITP的发病与免疫因素密切相关。其依据:①正常人的血小板输入ITP患者的体内,其寿命明显缩短（仅为正常的1/16～1/8）,而ITP患者的血小板在正常血清或血浆中的存活时间正常;②绝大部分ITP患者体内可检测到血小板相关抗体或抗血小板抗体等自身抗体;③临床上应用糖皮质激素、大剂量丙种球蛋白静脉滴注和血浆置换等疗效确切。

目前多认为,血小板抗体或抗血小板抗体等自身抗体的形成在ITP的发病中非常重要。这些抗体可通过各种途径导致出血。其中最主要的原因是促使血小板破坏增多而导致血小板的数目减少。此外,还可引起血小板的功能异常,并可通过损害毛细血管内皮致通透性增加而引发出血。

（三）肝、脾与骨髓因素

肝、脾与骨髓不但是血小板相关抗体和抗血小板抗体产生的主要部位,也是血小板被破坏的主要场所。其中以脾脏最为重要。因为人体约1/3的血小板贮存于脾脏,且脾内相关抗体的水平最高。与抗体结合后的血小板因其表面性状发生改变,在通过血液较为缓慢的脾内血窦时,容易为其内单核-吞噬细胞系统的细胞所吞噬而遭受大量破坏。

(四)其他因素

慢性型 ITP 多见于成年女性,可能与体内雌激素水平较高有关。雌激素不但可增强自身免疫反应,促进相关免疫性疾病的发生与发展,还可抑制血小板生成及促进单核-巨噬细胞吞噬和破坏与抗体相结合的血小板。此外,有研究表明 ITP 的发生可能受基因的调控。

二、诊断要点

根据反复出现或首次出现程度不等的出血症状;血小板计数明显减少或多次检查血小板计数减少;脾无肿大或轻度增大;骨髓巨核细胞增多或正常,有成熟障碍;急性型 ITP 还需排除继发性血小板减少症,慢性型 ITP 需具备下列 5 项中任何 1 项,即可做出诊断:①泼尼松治疗有效;②脾切除治疗有效;③PAIgG 阳性;④PAC3 阳性;⑤血小板生成时间缩短。

三、鉴别要点

本病的确诊需排除继发性血小板减少症,如再生障碍性贫血、脾功能亢进、骨髓增生异常综合征(myelodysplastic syndrome,MDS)、白血病、系统性红斑狼疮、药物性免疫性血小板减少等。本病与过敏性紫癜不难鉴别。

四、规范化治疗

(一)一般疗法

血小板计数明显减少、出血严重者应卧床休息,防止创伤。避免应用降低血小板数量及抑制血小板功能的药物。

(二)糖皮质激素

为首选药物,近期有效率为 80%。其作用是降低毛细血管通透性,减少 PAIgG 生成及减轻抗原抗体反应,抑制血小板与抗体结合并阻止单核-吞噬细胞破坏血小板,刺激骨髓造血及血小板向外周的释放。常用泼尼松 30~60 mg/d,口服,待血小板接近正常,可逐渐减量,并以小剂量 5~10 mg/d 维持 3~6 个月,症状严重者可静脉滴注地塞米松或甲泼尼龙。力求血小板计数能够大于 $(20\sim30)\times10^9/L$。

(三)脾切除

可减少血小板抗体产生及减轻血小板的破坏。实践证明,脾切除有效率为 70% 左右,无效者其糖皮质激素的用量也可减少。主要适应证:糖皮质激素治疗 3~6 个月无效者;出血明显,危及生命者;泼尼松有效,但维持剂量必须大于 30 mg/d 者;不宜用糖皮质激素者;[51]Cr 扫描脾区放射指数增高者。禁忌证:妊娠期或因其他原因不能耐受手术者。近年来,有学者以脾动脉栓塞替代脾切除,但效果有待进一步研究。

(四)免疫抑制剂

一般不作为首选。用于以上疗法无效或疗效差者,糖皮质激素合用可提高疗效及减少糖皮质激素的用量。主要药物有长春新碱、环磷酰胺、硫唑嘌呤和环孢素等。其中最常用的是长春新碱,此药除具有免疫抑制作用外,还可能有促进血小板生成和释放的作用。具体用法:长春新碱每次 1 mg,每周 1 次,静脉滴注,4~6 周为一个疗程。有报道称缓慢静脉滴注效果更佳。环孢素主要用于难治性 ITP 患者。

(五)输血及血小板悬液

仅适用于危重出血或脾切除术。输新鲜血或浓缩血小板悬液有较好的止血效果,但反复多次输血易产生同种抗体,引起血小板破坏加速。

(六)其他

达那唑也可用于难治性 ITP,与糖皮质激素有协同作用,作用机制与免疫调节及抗雌激素有关。还可应用血管性止血药,如卡巴克络。中药也有一定疗效。

(七)急重症的处理

急重者主要包括:①血小板计数低于 $20×10^9/L$ 者;②出血严重而广泛者;③疑有或已发生颅内出血者;④近期将实施手术或分娩者。

1.血小板输注

紧急补充血小板,以暂时控制或预防严重出血。成人用量为每次 $10～20$ U,可根据病情重复使用。

2.静脉滴注大剂量泼尼松

可有效抑制单核-巨噬细胞的吞噬效应,减少血小板的破坏。常用量为 1 g/d,3～5 d 为一个疗程。

3.静脉滴注大剂量丙种球蛋白

可竞争性抑制血小板与相关抗体的结合,减少单核-巨噬细胞系统对血小板的吞噬与破坏,是目前 ITP 紧急救治有效的方法之一。剂量为 400 mg/(kg·d),5 d 为一个疗程。也可先静脉滴注丙种球蛋白 100 mg/kg,后输注血小板,次日再用相同剂量给药 1 次。为减少不良反应,如头痛、局部静脉炎等,除注意血管保护外,一般应同时应用糖皮质激素。

4.血浆置换

可有效清除血浆中的抗血小板抗体。方法为每日置换 3 L,连续 3～5 d。

五、预后评估

本病急性型一般病程为 4～6 周,出血症状缓解,病愈后很少复发。临床统计约有 80% 的病例未经治疗在半年内自愈,病死率为 1%,主要死因是颅内出血。慢性型常反复发作,迁延不愈可达数年甚至数十年。经治疗能长期缓解者仅 10%～15%,病死率为 3.9%～4.4%,经糖皮质激素治疗及脾切除后无效者,病死率可达 16.6%,主要死因仍是颅内出血。

六、护理

(一)护理诊断

1.有损伤的危险

出血与血管壁通透性和脆性增加有关。

2.疼痛

腹痛、关节痛,与腹型或关节型过敏性紫癜有关。

3.潜在并发症

肾功能损害。

4.知识缺乏

缺乏有关病因预防方面的知识。

（二）护理措施

1.急性期应卧床休息，根据受累部位给予相应护理

（1）关节型注意观察局部肿、热、痛情况，应将受累的关节放在合适位置，少活动，以减轻疼痛。

（2）腹型便血者应定时测量血压、脉搏，记录便血量，听肠鸣音，若肠鸣音消失并出现腹胀，注意有无肠梗阻或肠穿孔发生的可能。仅有肠鸣音活跃，应警惕再次便血。腹痛时遵医嘱皮下注射阿托品。

（3）肾脏是否受累，注意尿色，定期做尿常规检查。

2.用药护理

用糖皮质激素治疗，应向患者及家属讲明可能出现的不良反应，并预防感染的发生。用环磷酰胺时应嘱患者多饮水，注意尿量及尿的颜色。

3.向患者介绍疾病常识，并帮助患者寻找致病因素

（三）应急措施

（1）出现消化道出血时应将头偏向一侧，保持呼吸道通畅，有便血者应给予输血及止血药，注意血压变化，防止休克。

（2）出现惊厥者应立即地西泮（安定）10～20 mg 静脉注射，对昏迷者应给予吸氧、降颅压和保护脑细胞的治疗，密切观察神志变化。

（四）健康教育

（1）给患者讲述疾病的有关知识，说明本病为变态反应性疾病，常见因素为感染、食物、花粉及药物过敏等，应积极寻找变应原，发现可疑因素应避免再次接触。

（2）指导患者经常参加体育锻炼，增强体质，保持心情轻松愉快，预防上呼吸道感染。花粉季节，过敏体质者宜减少外出，外出时应戴口罩。不要滥用药物，用药前仔细阅读说明书，对有可能引起变态反应的药物应避免使用，最好遵医嘱用药。

（3）饮食指导：饮食宜清淡，主食以大米、面食、玉米面为主，多食瓜果蔬菜，注意营养和饮食卫生，避免食用不洁食物，饭前洗手，预防肠道寄生虫感染。对患者食用后曾发生过敏的食物，如鸡蛋、牛奶、鱼、虾、蟹及其他海产品等应绝对禁忌，过敏体质者应避免食用。不慎接触变应原时，应仔细观察反应，发现症状时及时就诊。

第三节　急性白血病

一、定义

急性白血病（acute leukemia，AL）是造血干细胞的恶性克隆性疾病，发病时骨髓中异常的原始细胞及幼稚细胞（白血病细胞）大量增殖并抑制正常造血，广泛浸润肝、脾、淋巴结等各种脏器。表现为贫血、出血、感染和浸润等征象。

二、分类

国际上常用的法美英 FAB 分类法将 AL 分为急性粒细胞白血病（acute myeloblastic leukemia，AML)及急性淋巴细胞白血病(acute lymphoblastic leukemia，ALL)两大类。

（一）AML

（1）M0(急性髓细胞白血病微分化型，minimally differentiated AML)。骨髓原始细胞＞30%，无嗜天青颗粒及 Auer 小体，核仁明显。光镜下髓过氧化物酶(MPO)及苏丹黑 B 阳性细胞＜3%；在电镜下，MPO 阳性，CD33 或 CD13 等髓系标志可呈阳性，淋系抗原通常为阴性。血小板抗原阴性。

（2）M1(急性粒细胞白血病未分化型，AML without maturation)。原粒细胞(Ⅰ型＋Ⅱ型，原粒细胞质中无颗粒为Ⅰ型，出现少数颗粒为Ⅱ型)占骨髓非红系有核细胞(NEC，指不包括浆细胞、淋巴细胞、组织嗜碱性粒细胞、巨噬细胞及所有红系有核细胞的骨髓有核细胞计数)的 90% 以上，其中 3% 以上细胞为 MPO 阳性。

（3）M2(急性粒细胞白血病部分分化型，AML with maturation)。原粒细胞占骨髓 NEC 的 30%~89%，其他粒细胞＞10%，单核细胞＜20%。

（4）M3[急性早幼粒细胞白血病(acute promyelocytic leukemia，APL)]。骨髓中以颗粒增多的早幼粒细胞为主，此类细胞在 NEC 中＞30%。

（5）M4[急性粒-单核细胞白血病(acute myelomonocytic leukemia，AMML)]。骨髓中原始细胞占 NEC 的 30% 以上，各阶段粒细胞占 30%~80%，各阶段单核细胞＞20%。

（6）M4 Eo(AML with eosinophilia)。除上述 M4 型各特点外，嗜酸性粒细胞在 NEC 中≥5%。

（7）M5[急性单核细胞白血病(acute monocytic leukemia，AML)]。骨髓 NEC 中原单核、幼单核及单核细胞≥80%。如果原单核细胞≥80% 为 M5a，＜80% 为 M5b。

（8）M6[红白血病(erythroleukemia，EL)]。骨髓中幼红细胞≥50%，NEC 中原始细胞(Ⅰ型＋Ⅱ型)≥30%。

（9）M7[急性巨核细胞白血病(acute megakaryoblastic leukemia，AMeL)]。骨髓中原始巨核细胞≥30%。血小板抗原阳性，血小板过氧化酶阳性。

（二）ALL

（1）L1：原始和幼淋巴细胞以小细胞(直径≤12 μm)为主。

（2）L2：原始和幼淋巴细胞以大细胞(直径＞12 μm)为主。

（3）L3(Burkitt 型)：原始和幼淋巴细胞以大细胞为主，大小较一致，细胞内有明显空泡，胞浆嗜碱性，染色深。

WHO 髓系和淋巴肿瘤分类法(2001)将患者临床特点与形态学(morphology)和细胞化学、免疫学(immunology)、细胞遗传学(cytogenetics)和分子生物学(molecular biology)结合起来，形成 MICM 分型。如 APL 的诊断，更强调染色体核型和分子学结果。在 FAB 分类基础上增设了有特定细胞遗传学和基因异常的 AML、伴多系增生异常的 AML 和治疗相关的 AML 等三组白血病亚型。

三、临床表现

AL 起病急缓不一。急者的临床表现可以是突然高热，类似"感冒"，也可以是严重的出血。缓慢者常表现为脸色苍白、皮肤紫癜，在月经过多或拔牙后出血难止而就医时被发现。

（一）起病

起病急骤或缓慢，约半数患者起病急，进展快，儿童和青壮年尤甚。临床往往以高热、进行性贫血、显著出血倾向或骨关节疼痛为首见症状，常伴齿龈肿胀。约半数患者起病缓慢，于短期内常无明显症状，以渐进性皮肤苍白与无力为主，多见于老年人。部分 ALL 患者可以颈淋巴结肿大为首发症状。

（二）发热感染

发热是最常见的症状，其原因主要是感染。常见的感染为呼吸道炎症，以肺炎、咽峡炎、扁桃体炎多见，也可有耳部发炎、肾盂肾炎、肛周炎、疖痈、肠炎，甚至并发腹膜炎等。

（三）出血

出血部位可遍及全身，以皮下、口腔、鼻腔最为常见。致命出血如颅内出血、消化道或呼吸道大出血。视网膜出血可致视力减退。耳内出血可引起眩晕、耳鸣等。出血的原因一般为血小板明显减少。"早幼粒"与"急单"易并发弥散性血管内凝血-纤维蛋白溶解综合征（DIC-FL），常表现为多部位出血，皮下大片出血，极易发生颅内出血而死亡。

（四）贫血

患者早期即可出现贫血，随病情发展迅速加重，可表现为苍白、乏力、心悸、气促、水肿等。

（五）肝脾肿大

其为较常见的体征，有半数病例可有肝脾肿大。小儿肝大发生率高于成人。肿大的肝脾质地均柔软或轻度坚实，表面光滑，多无触痛，通常在肋缘下 4 cm 以内，但也有脾肿大达到脐水平者。肝脏常有白细胞浸润，但无明显肝损害。

（六）淋巴结肿大

急性白血病常有淋巴结肿大，多为轻度（直径＜3 cm），质地较软，不融合，有别于恶性淋巴瘤。部位多限于颌下、颈部、腋下、腹股沟等处。淋巴结肿大以 ALL 最多见，可在 90% 以上，除体表外，还可有深部淋巴结肿大，如纵隔、腹腔膜后、肝门、脊椎旁，并可压迫邻近器官组织而引起相应的症状。

（七）神经系统表现

中枢神经系统出血多见于白血病原始细胞急剧增多，并发 DIC 或血小板明显减少者。患者可有头痛、眼底出血、癫痫样痉挛、进行性意识障碍。血性脑脊液约占 60%。脑部浸润以脑膜为常见，有颅内压增高表现，如头痛、呕吐、视盘水肿等。会出现视力障碍、瞳孔改变、面肌麻痹和眩晕。脊髓压迫可出现截瘫，神经根及周围神经也可受累。有的患者可有精神症状，以不同程度的意识障碍为多见。

（八）骨骼和关节表现

白血病细胞大量增殖，使骨内张力增高，也可浸润破坏骨皮质和骨膜而引起疼痛。急性白血病常有胸骨压痛，对诊断有意义。骨痛多为隐痛。ALL 多表现为肢体骨剧痛，常需强烈镇痛药，但也有自然缓解者。骨关节浸润引起疼痛多见于儿童，可波及肘、腕、膝、髋等关节并呈游走性，表面无红、肿、热现象。

（九）皮肤病变

特异性皮肤损害是白血病细胞浸润所致。可出现斑丘疹、结节肿块、红皮病、剥脱性皮炎等,偶可致毛发脱落。非特异性皮肤表现为淤点、淤斑、荨麻疹、带状疱疹、瘙痒、多形性红斑等。

(十)五官和口腔表现

鼻黏膜可因白血病细胞浸润而发生炎症、糜烂、破溃,并引起反复大量鼻衄;鼻旁窦可继发感染;眼睑或眼结膜出血较常见;眼眶为绿色瘤好发部位,常引起突眼;视网膜或玻璃体积血可影响视力。并发中枢神经系统白血病者,常显示神经盘水肿充血等颅内压升高征象。ALL 患者可有泪腺、腮腺及唾液腺肥大。白血病细胞浸润内耳常伴有出血,出现前庭和耳蜗功能障碍,患者可有眩晕、恶心、耳鸣、重听、走路倾跌、眼球震颤等。中耳出血常可并发感染和听力下降。白血病细胞浸润还可引起齿龈肿胀出血、口腔溃疡和咽痛。

(十一)肺、胸膜表现

肺部浸润主要在肺泡壁和肺泡间隙,也可在支气管、胸膜、血管等。X 线片可显示似肺结核或粟粒性结核。胸膜浸润可伴有血性积液。患者肺、胸膜浸润症状有咳嗽、咯血、呼吸困难、胸痛、胸腔积液等。

(十二)胃肠系统表现

患者可表现为食欲缺乏、恶心、呕吐、腹胀、腹泻,这些症状也常与贫血、感染、恶病质或抗白血病药物毒性反应有关。胃肠浸润而发生出血较多见,可大量呕血或便血。也有并发阑尾炎、溃疡病或直肠周围感染的病例。

(十三)泌尿生殖系统

其表现为肾脏被浸润,可有蛋白尿、血尿、管型、浮肿等。急性白血病活动期或化疗时,可因大量白血病细胞破坏而致高尿酸血症,尿酸排泄增加,如果肾小管内 pH 值小于 5.5,则在远端肾小管、集合管、肾实质中结晶沉淀,易发生肾结石或尿酸性肾病,亦可引起急性肾衰竭。泌尿系感染多见肾盂肾炎、膀胱炎。子宫、卵巢、睾丸、前列腺均可被浸润。女性患者常表现为阴道出血和月经周期紊乱。男性患者可有性欲减退。

(十四)心脏表现

心肌、心包膜及心内膜可因白血病细胞浸润,表现为心脏扩大、心动过速、传导阻滞、心力衰竭、心包积液,有时易被误诊为心脏病。

(十五)局部肿瘤形成(绿色瘤)

其常见于小儿及青年 AML 患者,男多于女。好发于眼眶骨膜之下引起突眼症,也可见于颞骨、鼻旁窦、胸骨、肋骨及骨盆等部位,为向外隆起的结节或肿块。绿色瘤浸润之处皆呈绿色。绿色瘤的绿色是由大量骨髓过氧化物酶所致。

四、诊断

(一)临床表现

急性白血病发病急骤,表现为感染发热、出血、贫血、淋巴结肿大、肝脾肿大并伴有全身各系统组织器官的白血病细胞浸润,引起相应症状。

(二)实验室检查

1.血常规

显示贫血、血小板计数减少及白细胞质和量的变化。红细胞数和血红蛋白减少。严重者

红细胞低于 $1\times10^{12}/L$，血红蛋白低于 30 g/L。血小板可低于 $50\times10^9/L$，甚至有的低于 $10\times10^9/L$。同时存在血小板质和功能的异常。白细胞数为$(300\sim500)\times10^9/L$，个别甚至剧增为$(600\sim700)\times10^9/L$。外周血中出现幼稚型白细胞为诊断白血病的重要依据之一。

2.骨髓象

典型病例骨髓增生极度活跃或明显活跃，白血病细胞极度增生，占有核细胞的 20％～99％，多数在 50％以上。在白细胞某一系列大量增殖的同时，其他系列及巨核细胞明显减少甚至缺如或伴有发育与成熟障碍。除急性红白血病外，其他各型均表现为红系增生明显抑制，各阶段幼红细胞减少，并伴有发育与成熟障碍，原始和幼稚细胞形态发生异常，可在同一涂片上见白血病原始细胞大小差异悬殊，核/浆比值增大，胞核形态不规则，核分裂象多见，胞浆与胞核发育不平衡，核发育落后于浆，变性退化细胞增多，以 ALL 尤著。少数不典型病例出现骨髓改变较晚，需多次多部位反复穿刺，必要时要行骨髓活检。此外，白血病细胞分型还需采用细胞表面标记和组织化学染色等方法。

五、治疗

白血病确诊后，医生应权衡患者知情权和保护性医疗制度，以适当的方式告知患者和家属。根据患者的 MICM 分型结果及临床特点，进行预后危险分层，按照患者意愿、经济能力，选择并设计最佳的、完整的、系统的治疗方案。考虑治疗需要及减少患者反复穿刺的痛苦，建议留置深静脉导管。适合行异基因造血干细胞移植（hematopoietic stem cell transplantation，HSCT）者应抽血做 HLA 配型。

（一）一般治疗

1.紧急处理高白细胞血症

当循环血液中白细胞数大于 $200\times10^9/L$，患者可产生白细胞淤滞（leukostasis），表现为呼吸困难、低氧血症、呼吸窘迫、反应迟钝、言语不清、颅内出血等。病理学显示白血病血栓栓塞与出血并存，高白细胞不仅会增加患者早期死亡率，也会增加髓外白血病的发病率和复发率。因此，当血中白细胞大于 $100\times10^9/L$ 时，就应紧急使用血细胞分离机，单采清除过高的白细胞（M3 型不首选），同时给予化疗和水化。可按白血病分类诊断实施相应化疗方案，也可先用所谓化疗前短期预处理：ALL 用地塞米松 10 mg/m²，静脉注射；AML 用羟基脲 1.5～2.5 g/6 h（总量 6～10 g/d）注射约 36 小时，然后进行联合化疗。需预防白血病细胞溶解诱发的高尿酸血症、酸中毒、电解质紊乱、凝血异常等并发症。

2.防治感染

白血病患者常伴有粒细胞减少，在化疗、放疗后粒缺将持续相当长时间。粒缺期间，患者宜住层流病房或消毒隔离病房。G-CSF 可缩短粒缺期，用于 ALL 和老年、强化疗或伴感染的 AML。发热应做细菌培养和药敏试验，并迅速进行经验性抗生素治疗。

3.成分输血支持

严重贫血可吸氧，输浓缩红细胞维持 Hb＞80 g/L，白细胞淤滞时，不宜马上输红细胞以免进一步增加血黏度。如果因血小板计数过低而引起出血，最好输注单采血小板悬液。在输血时为防止异体免疫反应所致无效输注和发热反应，可以采用白细胞滤器去除成分血中的白细胞。拟行异基因 HSCT 者及为预防输血相关移植物抗宿主病（transfusion associated graft versus host disease，TA-GVHD)，输注前应将含细胞成分血液辐照 $25\sim30$ Gy，以灭活其中的淋巴细胞。

4.防治高尿酸血症肾病

由于白血病时细胞被大量破坏，特别在化疗时更甚，血清和尿中尿酸浓度增高，积聚在肾小管，可引起阻塞而发生高尿酸血症肾病，因此应鼓励患者多饮水。最好 24 h 持续静脉补液。使每小时尿量大于 $150\ \mathrm{mL/m^2}$ 并保持碱性尿。在化疗同时给予别嘌醇每次 100 mg，3 次/日，以抑制尿酸合成。少数患者对别嘌醇会出现严重皮肤过敏，应予注意。当患者出现少尿和无尿时，应按急性肾衰竭处理。

5.维持营养

白血病系严重消耗性疾病，特别是化疗、放疗的不良反应可引起患者消化道黏膜炎及功能紊乱。应注意补充营养，维持水、电解质平衡，给患者高蛋白、高热量、易消化食物，必要时经静脉补充营养。

(二)抗白血病治疗

抗白血病治疗的第一阶段是诱导缓解治疗，化学治疗是此阶段白血病治疗的主要方法。目标是使患者迅速获得完全缓解(complete remission，CR)。所谓 CR，即白血病的症状和体征消失，外周血中性粒细胞绝对值≥1.5×10^9/L，血小板≥100×10^9/L，白细胞分类中无白血病细胞；骨髓中原始粒Ⅰ型＋Ⅱ型(原单＋幼单或原淋＋幼淋)≤5%，M3 型原粒＋早幼粒≤5%，无 Auer 小体，红细胞及巨核细胞系列正常，无髓外白血病。理想的 CR 为初诊时免疫学、细胞遗传学和分子生物学异常标志消失。

达到 CR 后进入抗白血病治疗的第二阶段，即缓解后治疗，主要方法为化疗和 HSCT。诱导缓解获 CR 后，体内仍有残留的白血病细胞，称之为微小残留病灶(minimal residual disease，MRD)。此时，AL 患者体内白血病细胞的数量由发病时的 $10^{10}\sim10^{12}$ 降为 $10^8\sim10^9$；同时中枢神经系统、眼眶、睾丸及卵巢等髓外组织器官中，由于常规化疗药物不易渗透，仍可有白血病细胞浸润。为争取患者长期无病生存(disease-free survival，DFS)和痊愈，必须对 MRD 进行 CR 后治疗，以清除这些复发和难治的根源。

1.ALL 治疗

随着支持治疗的加强、多药联合方案的应用、大剂量化疗和 HSCT 的推广，成人 ALL 的预后已有很大改善，CR 率可为 80%～90%。ALL 治疗方案选择需要考虑年龄、ALL 亚型、治疗后的 MRD 和耐药性、是否有干细胞供体及靶向治疗的药物等。

(1)诱导缓解治疗:长春新碱(VCR)和泼尼松(P)组成的 VP 方案是 ALL 诱导缓解的基本方案。VP 方案能使 50% 的成人 ALL 获 CR，CR 期为 3～8 个月。VCR 主要毒副作用为末梢神经炎和便秘。VP 加蒽环类药物(如柔红霉素，DNR)组成 DVP 方案，CR 率可提高为 70% 以上，但蒽环类药物有心脏毒性作用，对儿童尤甚。DNR、阿霉素、去甲氧柔红霉素(IDA)、表柔比星的累积量分别达 $1000\ \mathrm{mg/m^2}$、$500\ \mathrm{mg/m^2}$、$300\ \mathrm{mg/m^2}$ 和 $900\ \mathrm{mg/m^2}$ 时，心脏毒性风险为 1%～10%。DVP 再加门冬酰胺酶(L-ASP)即为 DVLP 方案，L-ASP 提高患者 DFS，是大多数 ALL 采用的诱导方案。L-ASP 的主要不良反应为肝功能损害、胰腺炎、凝血因子及清蛋白合成减少和变态反应。

在 DVLP 基础上加用其他药物,包括环磷酰胺(CTX)或阿糖胞苷(Ara-C),可提高 T-ALL 的 CR 率和 DFS。成熟 B-ALL 和 ALL-L3 型采用含大剂量(HD)CTX 和氨甲蝶呤(MTX)方案反复短程强化治疗,总生存率已由不足 10% 转为 50% 以上。伴有 t(9;22)的 ALL 可以合用伊马替尼进行靶向治疗。

(2)缓解后治疗:缓解后强化巩固、维持治疗和中枢神经系统白血病(central nervous system leukemia, CNSL)防治十分必要。如未行异基因 HSCT,ALL 巩固维持治疗一般需 3 年。定期检测 MRD 并根据亚型决定巩固和维持治疗的强度和时间。L-ASP 和 HD MTX 已广为应用并明显改善了治疗结果。HD MTX 的主要不良反应为黏膜炎、肝肾功能损害,故在治疗时需要充分水化、碱化和及时亚叶酸钙解救。大剂量蒽环类、依托泊苷和 Ara-C 在巩固治疗中的作用,尤其是远期疗效仍待观察。对于 ALL,即使经过强烈诱导和巩固治疗,仍需维持治疗。巯嘌呤(6MP)和 MTX 联合是普遍采用的有效维持治疗方案。一般控制门细胞在 $3×10^9/L$ 以下,以控制 MRD。为预防 CNSL,可鞘内注射 MTX 10 mg,每周 1 次,至少 6 次。

复发指 CR 后在身体任何部位出现可检出的白血病细胞,多在 CR 后 2 年内发生,以骨髓复发最常见。此时可选择原诱导化疗方案再诱导,如 DVP 方案,CR 率可为 29%~69%。若选用 HD Ara-c 联合米托蒽醌(NVT)或其他药物如氟达拉滨,效果更好。如复发在首次 CR 期 18 个月后,再次诱导化疗缓解概率相对高。但 ALL 一旦复发,不管采用何种化疗方案和再缓解率多高,总的二次缓解期通常短暂(中位2~3 个月),长期生存率小于 5%。

髓外白血病中以 CNSL 最常见。单纯髓外复发者多能同时检出骨髓 MRD,血液学复发会随之出现。因此在进行髓外局部治疗的同时,需行全身化疗。CNSL 预防有颅脊椎照射和腰穿鞘注两种方法。颅脊椎照射疗效确切,但其不良反应,即继发肿瘤、内分泌受损、认知障碍和神经毒性限制了应用。现在多采用早期强化全身治疗和鞘注来预防 CNSL,以省略颅脊椎照射,将其作为 CNSL 发生时的挽救治疗。一旦发生 CNSL,未接受过照射者采用 HD MTX(或 HD Ara-C)联合 CNS 照射,其对至少半数病例有效;否则可联合鞘内给药。不过,有照射史的 CNSL,鞘内给药的有效率仅为 30%。要注意此类治疗的中枢神经毒性(如白质脑病)作用。对于睾丸白血病患者,即使仅有单侧睾丸白血病也要进行双侧照射和全身化疗。

HSCT 对治愈成人 ALL 至关重要,异基因 HSCT 可使 40%~65% 的患者长期存活,主要适应证为:①复发难治 ALL。②CR 2 期 ALL。③CR 1 期高危 ALL。获 CR 时间长于 6 周,CR 后 MRD 偏高,在巩固维持期持续存在或仍不断增加。

2.AML 治疗

近年来,由于强烈化疗、HSCT 及有力的支持治疗,60 岁以下 AML 患者的预后有很大改善,30%~50% 的患者可望长期生存。

(1)诱导缓解治疗:DA(3+7)方案。第 1~3 d,DNR 45 mg/(m^2·d)静脉注射;第 1~7 d,Ara-C 100 mg/(m^2·d),持续静脉滴注。60 岁以下患者,总 CR 率为 63%(50%~80%)。用 NVT 8~12 mg/(m^2·d)替代 DNR,效果相等,但心脏毒性低。用 IDA 12 mg/(m^2·d)代替 DNR,年轻患者中 CR 率增加。IDA＋Ara-C＋VP16 联合应用可使年轻 AML 患者获得 80%CR 率。HD Ara-C 方案不增加 CR 率,但对延长缓解期有利。剂量增加的诱导化疗能提高一个疗程 CR 率和缓解质量,但相关毒性亦随之增加。国内用 HOAP 或 HA(高三尖杉酯碱 3~6 mg/d,静脉滴注 5~7 d)方案诱导治疗 AML,CR 率为 60%~65%。1 疗程获 CR 者 DFS 长,经过 2 个疗程诱导才达 CR 者 5 年 DFS 仅为 10%。达 CR 所用的诱导时间越长则 DFS 越短,2 个标准疗程仍未 CR 提示患者原发耐药存在,需换方案或进行异基因 HSCT。

APL 患者采用维 A 酸(ATRA)25~45 mg/(m² · d)口服治疗直至缓解。ATRA+化疗的 CR 率为 70%~95%,同时降低维 A 酸综合征的发生率和死亡率。维 A 酸综合征多见于 APL 单用 ATRA 诱导过程中,发生率为 3%~30%。临床表现为发热、体重增加、肌肉骨骼疼痛、呼吸窘迫、肺间质浸润、胸腔积液、心包积液、皮肤水肿、低血压、急性肾衰竭甚至死亡。初诊时白细胞较高及治疗后迅速上升者易发生 ATRA 综合征。治疗包括暂时停服 ATRA,吸氧,利尿,地塞米松 10 mg 静脉注射、2 次/d,白细胞单采清除和化疗,等等。ATRA 的其他不良反应为头痛、颅内压增高、骨痛、肝功能损害、皮肤与口唇干燥、阴囊皮炎溃疡等。APL 常伴有原发纤溶亢进,合并出血者除服用 ATRA 外,还需抗纤溶治疗,补充凝血因子和血小板。如有 DIC,可酌情应用小剂量肝素。对高白细胞的 APL,也可将砷剂作为一线药物。砷剂小剂量能诱导 APL 白血病细胞分化,大剂量则诱导其凋亡。成人用 0.1% As_2O_3(亚砷酸)注射液 10 mL 稀释于 5% 葡萄糖溶液或生理盐水 250~500 mL 中静脉滴注 3~4 h,儿童剂量按体表面积 6 mg/(m² · d),1 次/d,4 周为一个疗程,每疗程可间隔 5~7 d,亦可连续应用,连用 2 个月未 CR 者应停药。

(2)缓解后治疗:诱导 CR 是 AML 长期 DFS 关键的第一步,但此后若停止治疗,则复发几乎不可避免。复发后不行 HSCT 则生存者甚少。

AML 缓解后治疗的特点为:①AML 的 CNSL 发生率仅为 2%,初诊高白细胞、伴髓外病变、M4/M5、t(8;21)或 inv(16)、CD7 和 CD56 者应在 CR 后做脑脊液检查并鞘内预防性用药。国内多数单位在 AML CR 后仍将 CNSL 预防列为常规,鞘内注药至少 1 次,但较 ALL 预防次数明显减少。②AML 比 ALL 治疗时间明显缩短,APL 用 ATRA 获得 CR 后采用化疗与 ATRA 或砷剂交替维持治疗 2~3 年较妥。③高危组首选异基因 HSCT;低危组(不含 APL)首选以 HD Ara-C 为主的强烈化疗,复发后再行异基因 HSCT;中危组强化疗、大剂量化疗+自体 HSCT 或同胞相合 HSCT 均可。④HD Ara-C 方案巩固强化,每剂 Ara-C 静脉滴注 3 h,连用 6~12 个剂量,可单用或与安吖啶、NVT、DNR、IDA 等联合使用。AML 用 HD Ara-C 巩固强化至少 4 个疗程,或 1 次 HD Ara-C 后行自身 HSCT,长期维持治疗已无必要。HD Ara-C 的最严重并发症是小脑共济失调,发生后必须停药。皮疹、发热、眼结膜炎也常见,可用糖皮质激素常规预防。因贫困,年龄大于 55 岁或有合并症不能采用上述治疗者,也可用常规剂量的不同药物组成化疗方案,每 1~2 个月轮换,巩固维持 2 年,但仅 10%~15% 的患者能够长期生存。

(3)复发和难治 AML 的治疗:①HD Ara-C 联合化疗,年龄 55 岁以下、支持条件较好者可选用。②新方案,如氟达拉滨、Ara-C 和 G-CSF±IDA(FLAG±1)。③对于年龄偏大或继发性 AML,可采用预激化疗。G-CSF 300 μg/d 皮下注射,1~14 d;阿克拉霉素 20 mg/d,静脉注射,1~4 d;Ara-C 10~15 mg/m²,每 12 h 一次,皮下注射,1~14 d。④HSCT。除 HLA 相合的 HSCT 外,还包括 HLA 部分相合或半相合的移植。⑤免疫治疗。非清髓性干细胞移植(non-myeloablative allogeneic stem cell transplantation,NST)、供体淋巴细胞输注(donor lymphocyte infusion，DLI)、抗 CD33 和 CD45 单抗也显示了一定的疗效。

3.老年 AL 的治疗

对大于 60 岁、由 MDS 转化而来、继发于某些理化因素、耐药、重要器官功能不全、不良核型者,更应强调个体化治疗。多数患者化疗需减量用药,以降低治疗相关死亡率。少数体质好、支持条件佳者可采用类似年轻患者的方案治疗,有 HLA 相合同胞供体者可行 NST。

六、护理措施

(一)一般护理措施

(1)休息和活动:①轻度贫血、疲乏无力者可适当活动。②缓解期的患者可视体力情况进行活动,以不产生疲劳感为宜。③保持病室的安静和整洁,避免受凉、潮湿。④中重度贫血患者以卧床休息为主。

(2)饮食:①加强营养,增强机体抵抗力。②提供高热量、高蛋白质、维生素丰富饮食,如鱼、鸡、鸭肉,以及牛奶、瘦肉、新鲜水果和蔬菜等。③化疗期间给予清淡易消化饮食,少量多餐。④注意饮食清洁卫生。

(3)心理支持:①保持安静,精神愉快。②正确对待疾病,消除紧张、恐惧心理。③家属及病友给予鼓励支持,树立战胜疾病的信心。

(二)重点护理措施

1.鞘内化疗

(1)做好解释及准备工作,减轻患者及家属紧张情绪。

(2)协助医生进行腰椎穿刺及鞘内注射化疗。

(3)严密观察生命体征及询问患者主诉。

(4)去枕平卧 6 小时,避免穿刺后脑脊液外漏导致颅低压引起头痛。

(5)观察穿刺局部皮肤,保持敷贴清洁干燥,24 h 后去除。

(6)观察鞘内注射引起的急性化学性蛛网膜炎,患者有无发热、头痛及脑膜刺激征,并遵医嘱对症处理。

(7)观察鞘内化疗效果。

2.化学治疗

(1)抗生素类:柔红霉素(DAU)/多柔比星(DOX)/米托蒽醌,干扰 RNA、DNA、蛋白质的合成或对细胞的损伤。主要不良反应为骨髓抑制、心肌损害、消化道反应。使用时注意观察心率、心律变化,使用该药后会发生尿色的变化。该药为腐蚀性化疗药物,需从中心静脉通路进入体内,静脉注射时速度宜慢(大于1 小时)。

(2)抗代谢类:Ara-C/MTX,对核酸代谢与酶结合有竞争作用,影响阻断核酸合成。Ara-C 作用强度取决于药物浓度和用药时间,严格根据医嘱控制给药时间,大剂量快速静脉滴注时,注意用药时间不超过 2 h。Ara-C 主要不良反应为骨髓抑制和胃肠道黏膜损伤,大剂量用药时,可引起淤积性黄疸、角膜炎。MTX 不良反应有引起巨幼红细胞贫血、骨髓抑制、口腔溃疡和黏膜炎等。大剂量化疗时可口含冰块,以减少局部血流,减轻其对局部黏膜的不良反应,其解毒剂为甲基四氢叶酸钙。

(3)生物碱类:VCR/长春地辛(长春酰胺,VDS),干扰纺锤体形成,使细胞停在有丝分裂中期。主要不良反应为末梢神经炎,注意观察有无四肢端麻木、感觉异常,避免接触过冷或过热的物品,按医嘱使用营养神经的药物。该药为腐蚀性化疗药物,需从中心静脉通路进入体内。

(4)糖皮质激素类:此类药物的抗肿瘤作用机制不明,它们可以溶解淋巴细胞,对增殖期和非增殖期细胞都有效。药物不良反应有满月脸、水牛背、多毛、水钠潴留、高血压、高血糖、低钾、低钙、应激性溃疡、精神性兴奋等,同时要预防口腔真菌感染。

(5)ATRA:白血病(M3)的诱导分化剂,一般不良反应为皮肤干燥、脱屑、口角皲裂、恶心呕吐、肝功能损害。最主要的不良反应是维A酸综合征,表现为用药后出现发热、呼吸困难、体重增加、肢体远端水肿、胸腔或心包积液及发作性低血压,用皮质激素治疗有效。

3.骨髓及干细胞移植

不同的预处理产生不同的毒性,通常有恶心、呕吐及皮肤红斑。糖皮质激素可减轻放射性胃肠道损伤。口腔黏膜炎常出现在移植后5~7 d,多需阿片类药物镇痛;继发疱疹感染者应用阿昔洛韦和静脉营养支持,7~12 d"自愈"。大剂量CTX可致出血性膀胱炎,采用大量补液、碱化尿液、美司钠和膀胱冲洗防治;罕见急性出血性心肌炎。移植后5~6 d开始脱发,氯硝西泮或苯妥英钠能有效预防白消安所致的药物性惊厥。急性出血性肺损伤可表现为弥漫性间质性肺炎,需用高剂量糖皮质激素治疗。

(1)感染:移植后由于全血细胞减少、粒细胞缺乏、留置导管、黏膜屏障受损、免疫功能低下,感染相当常见。常采取以下措施预防感染。①保护性隔离。②住层流净化室。③无菌饮食。④胃肠道除菌。⑤免疫球蛋白定期输注(用至移植后100 d)。⑥医护人员勤洗手,戴口罩、帽子、手套,穿隔离衣。

(2)肝静脉闭塞病(veno-occlusive disease of the liver,VOD):其临床特征为不明原因的体重增加、黄疸、右上腹痛、肝大、腹腔积液。发病率为10%,确诊需肝活检。高峰发病时间为移植后16 d,一般在1个月内发病。多因进行性急性肝功能衰竭、肝肾综合征和多器官衰竭而死亡。

(3)移植物抗宿主病(GVHD):GVHD是异基因HSCT后最严重的并发症,产生GVHD有以下3个要素。①移植物中含免疫活性细胞。②受体表达供体没有的组织抗原。③受体处于免疫抑制状态不能将移植物排斥掉。

移植后生存期超过6个月的患者,20%~50%的合并cGVHD。cGVHD好发于年龄大、HLA不相合、无血缘移植、外周血干细胞移植(peripheral blood stem cell transplantation,PBSCT)和有aGVHD者。cGVHD的临床表现类似自身免疫病表现,如系统性硬化病、皮肌炎、面部皮疹、干燥综合征、关节炎、闭塞性细支气管炎、胆管变性和胆汁淤积。治疗常用的免疫抑制剂为泼尼松和CsA,分别单用或联合应用,两者隔天交替治疗可减少不良反应。此外,沙利度胺(反应停)、霉酚酸酯(MMF)、西罗莫司、甲氧沙林(补骨脂素)联合紫外线照射、浅表淋巴结照射也有一定效果。cGVHD者易合并感染,因此应同时注意预防感染。

4.骨髓穿刺护理

(1)做好解释及准备工作,减轻患者及家属紧张情绪。

(2)协助医生进行骨髓穿刺及活检。

(3)局部压迫20～30 min,观察穿刺局部皮肤无感染及皮下血肿,保持敷贴清洁干燥,24 h后去除。

(4)送检标本时需及时、安全。

(三)治疗过程中可能出现的情况及应急措施

(1)贫血:①严重时要卧床休息,限制活动,避免突然改变体位后发生晕厥,防止跌倒。②胸闷、心悸、气促时应给予吸氧。③给予高热量、高蛋白、高维生素饮食,注意色、香、味烹调,促进食欲。④观察贫血症状如面色、睑结膜、口唇、甲床苍白程度,注意有无头昏眼花、耳鸣、困倦、腿酸等症状,注意有无心悸、气促、心前区疼痛等贫血性心脏病的症状。⑤输血时护士认真做好查对工作,严密观察输血反应,给重度贫血者输血时速度宜缓慢,以免诱发心力衰竭。

(2)出血:①做好心理护理,减轻紧张焦虑情绪,保持情绪稳定。②血小板低于$20×10^9/L$时应绝对卧床休息,床上大小便。③血小板为$(20～50)×10^9/L$时患者可轻微活动,避免活动过度及外伤。④严密观察出血部位、出血量,注意有无皮肤黏膜淤点、淤斑、牙龈出血、鼻出血、呕血、便血、血尿。⑤鼻出血时鼻部冷敷,用干棉球填塞压迫止血,严重时请五官科会诊行相应的后鼻道填塞止血处理。⑥牙龈出血时要保持口腔卫生,饭后漱口,避免刷牙时损伤黏膜,局部可用吸收性明胶海绵止血剂贴敷止血。⑦观察女性患者月经量、颜色、气味及有无血块。⑧特别注意观察有无头痛、呕吐、视力模糊、意识障碍等颅内出血症状,警惕M3患者诱导治疗期发生DIC。⑨若有重要脏器出血及有出血性休克应给予急救处理。⑩按医嘱给予止血药物或配合输注血小板。⑪各种操作应动作轻柔,防止组织损伤引起出血,避免手术,避免或减少肌内注射,穿刺后应延长局部压迫时间。⑫应避免刺激性食物、过敏性食物及粗、硬食物,有消化道出血患者必要时应禁食,出血停止后给予温凉流质食物,以后给予半流质食物、软食、普食。⑬保持大便通畅,必要时使用通便药。⑭避免使用阿司匹林、双嘧达莫(潘生丁)、吲哚美辛(消炎痛)等任何一种对血小板功能有影响的药物。

(3)感染预防:①保持病室环境清洁卫生、空气清新,限制探视,防止交叉感染,患者可戴口罩做自我保护,避免呼吸道感染。②白细胞低下时可采取保护性隔离措施,避免接触花草、新鲜蔬菜、水果等带有活的微生物的东西,避免接触传染患者;有条件者入住无菌洁净层流室,防止交叉感染。③接触患者前后洗手,防止交叉感染;严格无菌技术操作,防止各种医源性感染。④做好口腔、会阴、肛周护理,防止各种感染。⑤观察患者有无发热、感染伴随症状及体征。⑥注意保暖,高热时给予物理或药物降温,鼓励多饮水,警惕感染性休克的发生。⑦按医嘱给予抗感染治疗,合理配制抗生素,观察药物效果及不良反应。⑧对患者及家属做好预防感染的卫生宣教工作。

(4)预防高尿酸血症护理:①遵医嘱给予碳酸氢钠片口服或碳酸氢钠溶液静脉滴注。②遵医嘱给予别嘌呤醇口服,抑制尿酸生成。③鼓励多饮水,保持尿量大于2500 mL/d,正确记录出入量。④定期监测血尿酸、肾功能。⑤出现肾衰竭时,按肾衰竭处理。

(5)疼痛:①卧床休息,对疼痛剧烈的患者,给予止痛剂。卧床期间,协助患者洗漱、进食、大小便及做好个人卫生等。②卧床时协助患者每1～2 h变换体位,保持患者肢体功能位,适当使用气圈、气垫等,每日用温水擦洗全身皮肤,保持皮肤清洁、干燥,预防压疮发生。③截瘫患者要防止下肢萎缩,严密观察肢体受压情况,并予肢体按摩,进行肢体的被动或主动活动锻炼。④鼓励患者咳嗽和深呼吸,如果没有禁忌证,每日应饮水2 000～3 000 mL,采取预防便秘的措施

（充足的液体入量、多纤维食物、躯体活动、便软化剂等）。

（6）高热护理：卧床休息，减少不必要的活动；胸闷气促时应给予吸氧；给予高热量、高蛋白、高维生素类食物，注意色、香、味烹调，促进食欲；鼓励多饮水，保持尿量大于 2 500 mL/d，遵医嘱予降温、补液，必要时记录出入量，保持体液电解质平衡；做好基础护理，避免诱发因素。

（四）健康教育

1.简介疾病知识

白血病的特点是血液和骨髓中白细胞数量和质量发生异常，异常的白血病细胞可浸润全身组织和器官。临床上主要表现为贫血、发热、感染、出血及肝、脾、淋巴结肿大等。有急性和慢性白血病之分。目前认为其病因和发病原理复杂，尚未完全被认识，某些因素如放射物质、化学物质、毒物、病毒及遗传与白血病发病有关。

当今白血病已不再是不治之症。化疗、造血干细胞移植等疗法发展很快，治疗缓解率明显提高，为 80% 以上。

2.心理指导

（1）对初入院的患者，避免直接谈论"白血病"诊断，而以"难治性贫血"代之。随着患者与同室同种疾病病友的自然交流，其将逐步认识和接受患白血病的现实，此时心理已有所准备，并能在周围患者的影响下积极接受检查和治疗。

（2）指导检查、治疗配合方法的同时，鼓励患者增强对治疗的信心，如介绍目前白血病疗法及疗效并列举疗效好的病例。对患者遵循"报喜不报忧"的心理护理原则，尽量减少其心理压力。

（3）随时与患者沟通交流，注意观察患者心理变化，特别是在病情反复或治疗不良反应明显之时，患者极易发生负面心理，应及时疏导，转变消极情绪，帮助满足心理需求，鼓励坚持治疗，恢复信心。

（4）与患者家属经常沟通，既可了解患者心态也可指导家属阻断不利于患者疗养的信息干扰，如医药费问题、家中意外等，避免各种外来因素的精神刺激，使患者安心疗养。

3.检查治疗指导

白血病治疗期长，缓解后还要进行巩固、强化、维持治疗，其间需随时监测血象、骨髓象和脑脊液的变化，同时要检查心、肝、肾等功能情况。故化疗期间每日都要采耳血，查血象。未缓解的患者每个疗程要做骨髓穿刺 4 次，缓解后做 2 次。腰椎穿刺鞘内注射每个疗程做 1～2 次，共进行 4～6 次，以预防脑膜白血病。穿刺后针眼处有效压迫，保持清洁干燥，防止出血和感染。腰椎穿刺鞘内注射后患者去枕平卧 6 小时，以防头痛、眩晕、呕吐等症状发生。

4.饮食指导

供给足够的营养要素，以补充白血病消耗。应确保蛋白质、热量、矿物质及维生素 C、B、E 的供应。化疗期间应选用减轻化疗不良反应的食品，如西瓜、芦笋、黄瓜、绿豆、扁豆、黄豆及豆制品。海参、青鱼、鲫鱼及胡桃、猕猴桃、苹果、无花果等也对治疗有益。抗贫血可用猪肝、芝麻、花生、蜂乳、黄鱼、海参、鲍鱼等。抗出血可用木耳、香菇、金针菜、葡萄、藕、荠菜等。发热或口腔溃疡疼痛影响吞咽时改为半流食或流食。食物烹调尽量适合个人口味，但注意宜清淡，避免辛辣、过热、过酸等刺激性。消化道出血严重者应禁食。

化疗期间，指导患者多饮水或果汁饮料，保证液体摄入量，利于降低血液和尿液的尿酸浓度,保护肾脏。发热汗多,丢失水分明显时,应指导多进水分,防止虚脱。

5.休息活动指导

贫血较重或有严重出血倾向的患者应绝对卧床休息,以减少耗氧量,防止晕厥,并避免诱发出血。轻症患者或缓解期患者可适当活动,但防止过度疲劳。完全缓解的患者可视体力恢复的情况出病室小范围活动,如花园内晒太阳、做早操等,以不疲劳为度。

6.预防感染护理指导

(1)患者应用化疗药物后处于骨髓抑制期,白细胞减少,抵抗力低下而易并发各种感染,应保持病室环境的清洁,定时通风并每日紫外线空气消毒 2 次,使空气新鲜,阳光充足。床单位用物简洁,尤其床头柜内不要堆放过多的物品,随时清理废弃垃圾。减少陪护及探视,一般病情允许的情况下,不必留陪人在院,有利于住院环境保护及卫生管理。当白细胞数小于 0.5×10^9/L 时,最好进行保护性隔离(住单间层流床或住无菌层流室),室内严格消毒,谢绝探视。

(2)患者因体虚无力和怕受凉常常拒绝洗澡、洗头等躯体清洁措施,应向患者及家属说明皮肤清洁的必要性:因为发热、出汗,皮脂腺丰富处易发生疖肿而成为感染灶,故保持皮肤的清洁非常重要。勤洗澡,及时更换内衣,勤理发和剃须,以免毛囊皮脂腺管发生阻塞而致感染。洗浴时,注意适当的温度和关好门窗保持室温,避免拖延时间过久,引起受凉感冒。长期卧床患者按时翻身和行床上擦浴,对经常受压处可涂抹赛肤润,改善局部血液循环,预防压疮的发生。

(3)保持口腔清洁,减少口腔感染的机会。口腔无出血者可用软毛牙刷于晨起、睡前刷牙。每饭后用盐水或漱口液漱口,每日晨起、三餐后及睡前漱口,漱口前先用温开水将口腔内食物残渣漱洗净,然后再用漱口液含漱。口腔血泡、牙龈渗血或形成溃疡的改为盐水和漱口液漱口,随时进行,餐后由护士进行特殊口腔护理,可以根据口腔的 pH 值选用不同的漱口液。

(4)注意肛门、外生殖器的清洁,每次便后用温水冲洗,大便后用 1∶5 000 高锰酸钾液坐浴 15～20 min,每日更换内裤。女性尤应注意经期卫生。

7.出血防治方法指导

(1)不要用力擤鼻涕和挖鼻。宜用软毛牙刷刷牙,口腔如已有出血改用漱口液漱口,防止因刷牙加重出血。

(2)活动时避免损伤,进行各种穿刺检查后要局部施压 5～7 min。

(3)内衣应柔软、宽大、舒适,避免粗糙、紧束的衣着。勤修剪指(趾)甲,防止自搔时抓伤。

(4)保持大便通畅,预防呼吸道疾患,避免因便秘和剧烈咳嗽而诱发和加重出血。

(5)注意观察大小便颜色、性状、皮肤、黏膜出血征象,出现头痛、视物模糊、喷射性呕吐等情况,立即报告医护人员处理,谨防颅内出血。

8.出院指导

(1)为巩固疗效、防止复发,达到长期存活(存活时间大于 5 年)和临床痊愈(停止化疗 5 年或无病生存达 10 年)的目的,完全缓解出院后必须坚持按时治疗。患者应遵医嘱定期来院复查血象、骨髓象及心、肝、肾功能等,根据医生的治疗方案坚持化疗,万不能半途而废,否则病情很容易复发。

(2)嘱患者避免受过度劳累、感染等诱发因素的影响,充分合理地休息,防止受凉感冒,保持良好的个人卫生习惯,少去公共场所,防止交叉感染。

第六章　肾内科疾病的护理

第一节　急性肾小球肾炎

急性肾小球肾炎(acute glomerulonephritis,AGN)简称"急性肾炎",是以急性肾炎综合征为主要表现的一组疾病。其特点为起病急,患者出现血尿、蛋白尿、水肿和高血压,可伴有一过性氮质血症。本病好发于儿童,男性居多,常有前驱感染,多见于链球菌感染后,其他细菌、病毒和寄生虫感染后也可引起此病。本部分主要介绍链球菌感染后的急性肾炎。

一、病因及发病机制

急性肾小球肾炎常发生于 β-溶血性链球菌"致肾炎菌株"引起的上呼吸道感染(多为扁桃体炎)或皮肤感染(多为脓疱疮)后,感染导致机体产生免疫反应而引起双侧肾脏弥漫性的炎症反应。目前多认为,链球菌的主要致病抗原是胞质或分泌蛋白的某些成分,抗原刺激机体产生相应抗体,形成免疫复合物沉积于肾小球而致病。同时,肾小球内的免疫复合物可激活补体,引起肾小球内皮细胞及系膜细胞增生,并吸引中性粒细胞及单核细胞浸润,导致肾脏病变。

二、临床表现

(一)症状与体征

1.尿异常

几乎所有患者均有肾小球源性血尿,约 30 %的出现肉眼血尿,且常为首发症状或患者就诊的原因。可伴有轻、中度蛋白尿,少数(<20 %)患者可呈大量蛋白尿。

2.水肿

80 %以上患者可出现水肿,常为起病的初发表现,表现为晨起眼睑水肿,呈"肾炎面容",可伴有下肢轻度凹陷性水肿,少数严重者可波及全身。

3.高血压

约 80 %患者患病初期水钠潴留时,出现一过性轻、中度高血压,经利尿后血压恢复正常。少数患者可出现高血压脑病、急性左心衰竭等。

4.肾功能异常

大部分患者起病时尿量减少(40～700 mL/d),少数为少尿(<400 mL/d),可出现一过性轻度氮质血症。一般于 1～2 周后尿量增加,肾功能于利尿后数日内恢复正常,极少数出现急性肾衰竭。

(二)并发症

前驱感染后常有 1～3 周(10 d 左右)的潜伏期。呼吸道感染的潜伏期较皮肤感染短。本病起病较急,病情轻重不一,轻者仅尿常规及血清补体 C_3 异常,重者可出现急性肾衰竭。大多预后良好,常在数月内临床自愈。

三、辅助检查

(1)尿液检查:镜下血尿,呈多形性红细胞;尿蛋白多为(+)～(++)。尿沉渣中可有红细胞管型、颗粒管型等;早期尿中白细胞、上皮细胞稍增多。

(2)血清 C_3 及总补体:发病初期下降,于 8 周内恢复正常,对本病诊断意义很大。血清抗链球菌溶血素"O"滴度可增高,部分患者循环免疫复合物(circulating immune complex,CIC)阳性。

(3)肾功能检查:内生肌酐清除率(endogenous creatinne clearance rate,CCR)降低,血尿素氮(blood urea nitrogen,BUN)、血肌酐(Cr)升高。

四、诊断要点

(1)链球菌感染后 1～3 周出现血尿、蛋白尿、水肿、高血压,甚至少尿及氮质血症。

(2)血清补体 C_3 降低(8 周内恢复正常),即可临床诊断为急性肾小球肾炎。

(3)若肾小球滤过率进行性下降或病情 1～2 个月尚未完全好转的,应及时做肾活检,以明确诊断。

五、治疗要点

治疗原则:以休息、对症处理为主,缩短病程,促进痊愈。本病为自限性疾病,不宜用肾上腺糖皮质激素及细胞毒药物。急性肾衰竭患者应予透析。

(一)对症治疗

利尿治疗可消除水肿,降低血压。利尿后,当高血压控制不满意时,可加用其他降压药物。

(二)控制感染灶

以往主张使用青霉素或其他抗生素 10～14 d,现其使用的必要性存在争议。对于反复发作的慢性扁桃体炎者,待肾炎病情稳定后,可作扁桃体摘除术,手术前后 2 周应注射青霉素。

(三)透析治疗

对于少数发生急性肾衰竭者,应予血液透析或腹膜透析治疗,帮助患者度过急性期,一般不需长期维持透析。

六、护理评估

(1)健康史:询问患者发病前 2 个月有无上呼吸道和皮肤感染史,起病急缓,就诊原因等;有无既往呼吸道感染史。

(2)身体状况:评估水肿的部位、程度、特点,血压增高程度;有无局部感染灶存在。

(3)心理及社会因素:因患者多为儿童,对疾病的后果常不能理解,因而不重视疾病,不按医嘱注意休息,家属则往往较急,过分约束患者;年龄较大的患者因休学、长期休息而产生焦虑、悲观情绪。评估患者及家属对疾病的认识,目前的心理状态等。

(4)辅助检查:周围血象有无异常,淋巴细胞是否升高。

七、护理目标

(1)能自觉控制水、盐的摄入,水肿明显消退。

(2)患者能逐步达到正常活动量。

(3)无并发症发生,或能较早发现并发症并积极配合抢救。

八、护理措施

(一)一般护理

急性期患者应绝对卧床休息,以增加肾血流量和减少肾脏负担。应卧床休息 6 周至 2 个月,当尿液检查只有蛋白尿和镜下血尿时,方可离床活动。病情稳定后逐渐增加运动量,避免劳累和剧烈活动,坚持 1~2 年,待完全康复后才能恢复正常的体力劳动。当存在水肿、高血压或心力衰竭时,应严格限制盐的摄入,一般进盐量应低于 3 g/d,特别严重的病例应完全禁盐。在急性期,为减少蛋白质的分解代谢,限制蛋白质的摄取量 0.5~0.8 g/(kg·d)。当血压下降、水肿消退、尿蛋白减少后,即可逐渐增加食盐和蛋白质的摄入量。除限制钠盐外,也应限制液体摄入量,进水量的控制本着宁少勿多的原则。每日进水量应为不显性失水量(约 500 mL)加上 24 h 尿量,此进水量包括饮食、饮水、服药、输液等所含水分的总量。另外,饮食应注意热量充足、易于消化和吸收。

(二)病情观察

注意观察水肿的范围、程度,有无胸腔积液、腹腔积液,有无呼吸困难、肺部湿啰音等急性左心衰竭的征象;监测高血压动态变化,监测有无头痛、呕吐、颈项强直等高血压脑病的表现;观察尿的变化及肾功能的变化,及早发现有无肾衰竭的可能。

(三)用药护理

在使用降压药的过程中,要注意一定要定时、定量服用,随时监测血压的变化,还要嘱患者服药后在床边坐几分钟,然后缓慢站起,防止眩晕及直立性低血压。

(四)心理护理

患者尤其是儿童,对长期的卧床会产生忧郁、烦躁等心理反应,加上担心血尿、蛋白尿是否会恶化,会进一步会加重精神负担。故应尽量多关心、巡视患者,随时注意患者的情绪变化和精神需要,按照患者的要求予以尽快解决。关于卧床休息需要持续的时间和病情的变化等,应适当予以说明,并要组织一些有趣的活动活跃患者的精神生活,使患者能以愉快、乐观的态度安心接受治疗。

九、护理评价

(1)能否接受限制钠、水的治疗和护理,尿量已恢复正常,水肿减轻甚至消失。

(2)能正确面对患病现实,说出心理感受,保持乐观情绪。

(3)无并发症发生。

十、健康指导

(1)预防指导:平时注意加强锻炼,增强体质。注意个人卫生,防止化脓性皮肤感染。有上呼吸道或皮肤感染时,应及时治疗。注意休息和保暖,限制活动量。

(2)生活指导:急性期严格卧床休息,按照病情进展调整作息制度。掌握饮食护理的意义及原则,切实遵循饮食计划。指导患者及其家属掌握本病的基本知识和观察护理方法,以消除各种不利因素,防止疾病进一步加重。

(3)用药指导:遵医嘱正确使用抗生素、利尿药及降压药等,掌握不同药物的名称、剂量、给药方法,观察各种药物的疗效和不良反应。

(4)心理指导:增强战胜疾病的信心,保持良好的心境,积极配合诊疗计划。

第二节　慢性肾小球肾炎

慢性肾小球肾炎简称"慢性肾炎",是最常见的一组原发于肾小球的疾病,以蛋白尿、血尿、高血压及水肿为基本表现,可有不同程度的肾功能减退,大多数患者会发展成慢性肾衰竭。本病起病方式各不相同,病情迁延,进展缓慢;可发生于任何年龄,以中青年患者居多,男性患者多于女性患者。

一、病因及诊断检查

(一)致病因素

慢性肾炎的病因尚不完全清楚,大多数由各种原发性肾小球疾病迁延不愈发展而成。目前认为其发病与感染有明确关系,细菌、原虫、病毒等感染后,可引起免疫复合物介导性炎症而导致肾小球肾炎,故认为发病起始因素为免疫介导性炎症。另外,在发病过程中也有非免疫、非炎症性因素参与,如高血压、超负荷的蛋白饮食等。仅少数慢性肾炎由急性肾炎演变而来。在发病过程中可因感染、劳累、妊娠和使用肾毒性药物等使病情加重。

(二)身体状况

1.症状体征

慢性肾炎多数起病隐匿,大多无急性肾炎病史,病前也无感染史,发病的已为慢性肾炎;少数为急性肾炎迁延不愈1年以上而成为慢性。临床表现差异大,症状轻重不一。主要表现如下。

(1)水肿:多为眼睑水肿和(或)轻度至中度下肢水肿,一般无体腔积液,缓解期可完全消失。

(2)高血压:高血压为部分患者的首发或突出表现,多为持续性中等程度以上高血压。持续血压升高可加速肾小球硬化,使肾功能迅速恶化,预后较差。

(3)全身症状:表现为头晕、乏力、食欲缺乏、腰膝酸痛等,其中贫血较为常见。随着病情进展可出现肾功能减退,最终发展成为慢性肾衰竭。

(4)尿异常:可有尿量减少,偶有肉眼血尿。

2.并发症

(1)感染:易合并呼吸道及泌尿道感染。

(2)心脏损害:心脏扩大、心律失常和心力衰竭。

(3)高血压脑病:血压骤升所致。

(4)慢性肾衰竭:慢性肾炎最严重的并发症。

(三)心理-社会状况

患者常因病程长、反复发作、疗效不佳、药物不良反应大、预后较差等而出现焦虑、恐惧、悲观的情绪。

(四)实验室及其他检查

1.尿液检查

尿比重多在1.020以下;最具有特征的是蛋白尿,尿蛋白(＋)～(＋＋＋),尿蛋白定量

1～3 g/24 h;尿沉渣镜检可见红细胞和颗粒管型。

2.血液检查

血液检查早期多正常或有轻度贫血,晚期红细胞计数和血红蛋白多明显降低。

3.肾功能检查

慢性肾炎可导致肾功能逐渐减退,表现为肾小球滤过率下降,内生肌酐清除率下降、血肌酐和尿素氮增高。

二、护理诊断/问题

(1)体液过多:与肾小球滤过率下降及血浆胶体渗透压下降有关。

(2)营养失调(低于机体需要量):与蛋白丢失、摄入不足及代谢紊乱有关。

(3)焦虑:与担心疾病复发和预后有关。

(4)潜在并发症:感染、心脏损害、高血压脑病、慢性肾衰竭。

三、治疗及护理措施

(一)治疗要点

慢性肾小球肾炎的主要治疗目的是防止或延缓肾功能恶化,改善症状,防止严重并发症。

1.一般治疗

适当休息、合理饮食、防治感染等。

2.对症治疗

(1)利尿:水肿明显的患者可使用利尿药,常用氢氯噻嗪、螺内酯、呋塞米,既可利尿消肿,也可降低血压。

(2)控制血压:高血压可加快肾小球硬化,因此,及时、有效地维持适宜的血压是防止病情恶化的重要环节。容量依赖性高血压首选利尿药,肾素依赖性高血压首选血管紧张素转化酶抑制药(卡托普利等)和β受体阻滞药(普萘洛尔等)。

3.抗血小板药物

长期使用抗血小板药物可改善微循环,延缓肾衰竭。常用双嘧达莫和阿司匹林。

4.糖皮质激素和细胞毒性药物

一般不主张应用糖皮质激素和细胞毒性药物。可试用于血压不高、肾功能正常、尿蛋白较多者,常选用泼尼松、环磷酰胺等。

(二)护理措施

1.病情观察

因高血压易加剧肾功能的损害,故应密切观察患者的血压变化。准确记录患者 24 h 出入液量,监测尿量、体重和腹围,观察水肿的消长情况。监测肾功能变化,及时发现肾衰竭。

2.生活护理

(1)适当休息:因卧床休息能增加肾血流量,减轻水肿、蛋白尿及改善肾功能,故慢性肾炎患者宜多卧床休息,避免重体力劳动。特别是有明显水肿、大量蛋白尿、血尿及高血压或合并感染、心力衰竭、肾衰竭及急性发作期的患者,应限制活动,绝对卧床休息。

(2)饮食护理:水肿少尿者应限制钠、水的摄入,食盐摄入量为 1～3 g/d,每日进水量不超过 1500 mL,记录 24 h 出入液量;每日测量腹围、体重,监测水肿消长情况。低蛋白、低磷饮食可改善肾小球内高压、高灌注及高滤过状态,延缓肾功能减退,宜尽早采用富含必需氨基酸的优质低蛋白饮食(如鸡肉、牛奶、瘦肉等),蛋白质的摄入量为 $0.5\sim0.8\ g/(kg\cdot d)$,低蛋白饮食亦可达到低磷饮食的目的。补充多种维生素及锌,适当增加糖类和脂肪的摄入比例,保证足够热量,减少自体蛋白的分解。

3.药物治疗的护理

使用利尿药时应注意有无电解质、酸碱平衡紊乱;服用降压药后,起床时动作宜缓慢,以防直立性低血压;应用血管紧张素转化酶抑制药时,注意观察患者有无持续性干咳;应用抗血小板药物时,注意观察有无出血倾向等。

4.对症护理

对症护理包括对水肿、高血压、少尿等症状的护理。

5.心理护理

注意观察患者的心理活动,及时发现患者的不良情绪,主动与患者沟通,鼓励患者说出其内心感受,做好疏导工作,帮助患者调整心态,使其积极配合治疗及护理。

6.健康指导

(1)指导患者严格按照饮食计划进餐,注意休息,保持精神愉快,避免劳累、受凉和使用肾毒性药物,以延缓肾功能减退。

(2)进行适当锻炼,提高患者机体抵抗力,预防呼吸道感染。

(3)遵医嘱服药,定期复查尿常规和肾功能。

(4)育龄妇女注意避孕,以免因妊娠导致肾炎复发和病情恶化。

第三节　肾病综合征

肾病综合征(nephrotic syndrome,NS)是肾小球疾病中最常见的一组临床综合症候群。肾病综合征传统上分为原发性和继发性两类。原发性是指原发于肾小球疾病并除外继发于全身性疾病引起的肾小球病变,其致病因素如系统性红斑狼疮、糖尿病、多发性骨髓瘤、药物、毒物、过敏性紫癜和淀粉样变等。在肾病综合征中,约 75 % 的是由原发性肾小球疾病引起,约 25 % 为继发性肾小球疾病引起,因此它不是一个独立性的疾病。NS 的临床诊断并不困难,但不同病理改变引起者治疗效果不一,某些病理类型易发展为肾功能不全,但即使是预后较好的病理类型,也可因其引起的严重全身水肿(胸膜腔积液、心包积液等而)影响到各脏器功能并易出现各种严重并发症,如威胁生命的感染和肺动脉栓塞等,因此须强调早期病因和病理类型诊断与整体治疗的重要性。本节仅讨论原发性肾病综合征。

一、病理

原发性肾病综合征在国内以肾小球系膜增殖最为常见,占 1/4～1/3;其次为膜性肾病,占 1/5～1/4,以成人较为多见,微小病变成人约占 1/5;再次为膜增殖,约为 15 %,局灶性、节段性肾小球硬化占 10 %～15 %。局灶性、节段性系膜增殖较少发生肾病综合征。各病理类型中均可伴有肾间质不同程度炎症改变和(或)纤维化,其中以炎症较为明显的类型如系膜增殖、膜增殖和少部分局灶节段性肾小球硬化常伴有肾间质炎症或纤维化改变;膜性引起者亦不罕见,肾间质炎症程度和纤维化范围对肾小球滤过功能减退有较大影响。

原发性肾病综合征病理类型不同,与临床表现(除均可有肾病综合征外)有一定关联,如微小病变和膜性肾病引起者多表现为单纯性肾病综合征,早期少见血尿、高血压和肾功能损害,但肾病综合征临床表现多较严重、突出,经尿丢失蛋白质多,可高达 20 g/d;而系膜增殖和膜增殖等炎症明显类型尚常伴有血尿、高血压和不同程度肾功能损害,且肾功能损害发生相对较早。局灶、节段性肾小球硬化,常有明显高血压和肾功能损害,出现镜下血尿亦较多见。少数情况病理类型改变与临床表现相关性可不完全一致。

二、临床表现及发病机制

(一)大量蛋白尿

大量蛋白尿是指每日从尿液中丢失蛋白质 3.0~3.5 g,儿童为 50 mg/kg,因此,体重为 60 kg 的成人尿液丢失 3 g/d,即可认定为大量蛋白尿。大量蛋白尿的产生是肾小球滤过膜通透性异常所致。正常肾小球滤过膜对血浆蛋白有选择性滤过作用,能有效阻止绝大部分血浆蛋白从肾小球滤过,只有极小量的血浆蛋白进入肾小球滤液。肾小球病变引起滤过膜对大、中分子量蛋白质选择性滤过屏障作用损伤,导致大分子蛋白和中分子量清蛋白等大量漏出。肾小球疾病时,肾小球基底膜组织结构功能异常,涎酸成分明显减少,使带负电荷的清蛋白滤过基底膜增多;出现蛋白尿。此外,肾小球血流动力学改变也能影响肾小球滤过膜的通透性,血压增高,尿蛋白增多,血压降低,蛋白尿减轻。肾内血管紧张素Ⅱ增加使出球小动脉收缩,肾小球内毛细血管压力增加,亦可增加蛋白质漏出。使用血管紧张素转换酶抑制剂或血管紧张素Ⅱ受体阻滞剂可因降低出球小动脉阻力而降低肾小球毛细血管压力,从而减轻蛋白尿。

临床上对肾病综合征患者不仅要定期进行准确的 24 h 尿液蛋白定量测定,以了解蛋白尿程度和判断治疗效果,从而调整治疗方案,而且要进行尿液系列蛋白检查,以了解丢失蛋白的成分,从而判断蛋白丢失部位是在肾小球还是在肾小管间质。尿液蛋白量有时不能说明肾脏病变的广泛程度和严重程度;但蛋白尿成分的测定则可反映肾小球病变的程度,如尿液中出现大量 IgG 成分,说明大分子量蛋白从尿液中丢失,提示肾小球滤过膜体积屏障结构破坏严重,若尿液中蛋白几乎均为中分子量的清蛋白或转铁蛋白,一般提示病变在肾小球或肾小管间质。此时参考丢失蛋白质多寡甚为重要,一般说来肾小管性尿蛋白丢失较少超过 3 g/d,个别超过 3 g/d,后者多数对治疗反应相对较佳;若尿液出现较多小分子量蛋白,则应进一步检查,以明确是否轻链蛋白引起大量蛋白尿,故尿蛋白成分检查有时尚有助于病因诊断。

(二)低清蛋白血症

低清蛋白血症见于绝大部分肾病综合征患者,即血浆清蛋白水平在 30 g/L 以下。其主要原因是尿中丢失清蛋白,但二者可不完全平行,因为血浆清蛋白值是清蛋白合成与分解代谢平衡的结果,它主要受以下几种因素影响:①肝脏合成清蛋白增加。在低蛋白血症和清蛋白池体积减小时,清蛋白分解速度是正常的,甚至下降。肝脏代偿性合成清蛋白量增加,如果饮食中能给予足够的蛋白质及热量,正常人肝脏每日可合成清蛋白达 20 g 以上。体质健壮和摄入高蛋白饮食的患者可不出现低蛋白血症。有人认为,血浆胶体渗透压在调节肝脏合成清蛋白方面可能有重要的作用。②肾小管分解清蛋白的量增加。正常人肝脏合成的清蛋白 10% 在肾小管内代谢。在肾病综合征时,由于近端小管摄取和分解滤过蛋白明显增加,肾内代谢可增加至 16 %～30 %。③严重水肿时胃肠道吸收能力下降,肾病综合征患者常呈负氮平衡状态。年龄、病程、慢性肝病、营养不良均可影响血浆清蛋白水平。

由于低清蛋白血症,药物与清蛋白的结合会有所减少,血中游离药物的水平会升高(如约 90 %的激素与血浆蛋白结合,而具有生物活性的部分仅占 10 %左右),此时,即使常规剂量也可产生毒性或不良反应。低蛋白血症时,花生四烯酸和血浆蛋白结合减少,促使血小板聚集和血栓素 A_2(thromboxane A_2,TXA_2)增加,后者可加重蛋白尿和肾损害。

(三)水肿

本病患者水肿多较明显,与体位有关,严重者常见头枕部凹陷性水肿、全身水肿、两肋部皮下水肿、胸腔和腹腔积液,甚至出现心包积液,以及阴囊或会阴部高度水肿,此种情况多见于微小病变或部分膜性肾病患者。一般认为,水肿的出现及其严重程度与低蛋白血症的程度呈正相关,然而也有例外的情况。机体自身具有抗水肿形成能力,其调节机制是:①当血浆清蛋白浓度降低,血浆胶体渗透压下降的同时,从淋巴回流组织液大大增加,从而带走组织液内的蛋白质,使组织液的胶体渗透压同时下降,两者的梯度差值仍保持正常范围;②组织液水分增多,则其静水压上升,可使毛细血管前的小血管收缩,从而使血流灌注下降,减少了毛细血管床的面积,使毛细血管内静水压下降,从而抑制体液从血管内向组织间逸出;③水分逸出血管外,使组织液蛋白浓度下降,而血浆内蛋白浓度上升。鉴于淋巴管引流组织液蛋白质的能力有限,上述体液分布自身平衡能力有一定的限度,当血浆胶体渗透压进一步下降时,组织液的胶体渗透压无法调节至相应的水平,两者间的梯度差值不能维持正常水平而产生水肿。大多数肾病综合征水肿患者血容量正常,甚至增多,并不一定都减少,血浆肾素正常或处于低水平,提示肾病综合征的钠潴留,是由于肾脏调节钠平衡的障碍,而与低血容量激活肾素-血管紧张素-醛固酮系统无关。肾病综合征水肿的发生不能仅以一个机制来解释。仅在某些患者身上血容量的变化,可能是造成水、钠潴留,加重水肿的因素,也可能尚与肾内某些调节机制的障碍有关。此外,水肿严重程度虽与病变严重性并无相关,但严重水肿本身如伴有大量胸腔积液、心包积液或肺间质水肿,则会引起呼吸困难和心肺功能不全;若患者长期低钠饮食和大量应用利尿剂,尚可造成有效血容量减少性低血压甚至低血容量性休克。

(四)高脂血症

肾病综合征时脂代谢异常的特点为血浆中几乎各种脂蛋白成分均增加,如血浆总胆固醇(Ch)和低密度脂蛋白胆固醇(low density lipoprotein cholesterol,LDL-C)明显升高,甘油三酯(triglyceride,TG)和极低密度脂蛋白胆固醇(very low density lipoprotein cholesterol,VLDL-C)升高。高密度脂蛋白胆固醇(hidh density lipoprotein cholesterol,HDL-C)浓度可以升高、正常或降低;HDL 亚型的分布异常,即 HDL_3 增加而 HDL_2 减少,表明 HDL_3 的成熟障碍。在疾病过程中,各脂质成分的增加出现在不同的时间,一般以 Ch 升高出现最早,其次才为磷脂及 TG。除浓度发生改变外,各脂质的比例也发生改变,各种脂蛋白中胆固醇、磷脂及胆固醇、甘油三酯的比例均升高,载脂蛋白也常有异常,如 ApoB 明显升高,ApoC 和 ApoE 轻度升高。脂质异常的持续时间及严重程度与病程及复发频率明显相关。

肾病综合征时脂质代谢异常的发生机制是:①肝脏合成 Ch、TG 及脂蛋白增加;②脂质调节酶活性改变及 LDL 受体活性或数目改变导致脂质的清除障碍；③尿中丢失 HDL 增加。在肾病综合征时，HDL 的 ApoA I 可以有 50 %～100 % 的从尿中丢失，而且患者血浆 HDL$_3$ 增加而 HDL$_2$ 减少，说明 HDL$_3$ 在转变为较大的 HDL$_2$ 颗粒之前即在尿中丢失。

肾病综合征患者的高脂血症对心血管疾病发生率的影响，主要取决于高脂血症持续的时间、LDL 与 HDL 的比例、高血压史及吸烟等因素。长期的高脂血症，尤其是 LDL 上升而 HDL 下降，可加速冠状动脉粥样硬化的发生，增加患者发生急性心肌梗死的危险性。脂质引起肾小球硬化的作用已在内源性高脂血症等的研究中得到证实。脂代谢紊乱所致肾小球损伤的发病机制及影响因素较为复杂，可能与下述因素有关：肾小球内脂蛋白沉积、肾小管间质脂蛋白沉积、LDL 氧化、单核细胞浸润、脂蛋白导致的细胞毒性致内皮细胞损伤、脂类介质的作用和脂质增加基质合成。

(五)血液中其他蛋白浓度改变

肾病综合征发作时多种血浆蛋白浓度可发生变化。如血清蛋白电泳显示 α$_2$ 球蛋白和 β 球蛋白水平升高，而 α$_2$ 球蛋白水平可正常或降低，IgG 水平可显著下降，而 IgA、IgM 和 IgE 水平多正常或升高，但免疫球蛋白的变化同原发病有关。补体激活旁路 B 因子的缺乏可损害机体对细菌的调理作用，这是肾病综合征患者易发生感染的原因之一。纤维蛋白原和凝血因子 V、Ⅶ、Ⅹ 可升高；血小板也可轻度升高；抗凝血酶Ⅲ可从尿中丢失而导致严重减少；C 蛋白和 S 蛋白浓度多正常或升高，但其活性降低；血小板凝集力增加和 β 血栓球蛋白的升高，后者可能是潜在的自发性血栓形成的一个征象。

三、肾病综合征的常见并发症

(一)感染

感染是本病最常见且严重的并发症。NS 患者对感染抵抗力下降最主要的原因包括：①免疫抑制剂的长期使用引起机体免疫损害。②尿中丢失大量 IgG。③B 因子(补体的替代途径成分)的缺乏导致机体对细菌免疫调理作用缺陷。④营养不良时，机体非特异性免疫应答能力减弱，造成机体免疫功能受损。⑤转铁蛋白和锌大量从尿中丢失。转铁蛋白为维持正常淋巴细胞功能所必需的成分，锌离子浓度与胸腺素合成有关。⑥局部因素。胸腔积液、腹腔积液、皮肤高度水肿引起的皮肤破裂和严重水肿使局部体液因子稀释、防御功能减弱，均为肾病综合征患者的易感因素。细菌感染是肾病综合征患者的主要死因之一，严重的感染主要发生在有感染高危因素的患者中，如高龄、全身营养状态较差、长期使用激素和(或)免疫抑制剂及严重低蛋白血症者。临床上常见的感染有原发性腹膜炎、蜂窝织炎、呼吸道感染和泌尿道感染等。一旦感染诊断成立，应立即予以相应治疗，并根据感染严重程度，减量或停用激素和免疫抑制剂。

(二)静脉血栓形成

肾病综合征患者存在高凝状态，主要是由于血中凝血因子的改变，包括Ⅸ、Ⅺ因子下降，Ⅴ、Ⅷ、Ⅹ因子，纤维蛋白原，β 血栓球蛋白和血小板水平增加；血小板的黏附和凝集力增强；抗凝血酶Ⅲ和抗纤溶酶活力降低。因此，促凝集和促凝血因子的增高、抗凝集和抗凝血因子的下降及纤维蛋白溶解机制的损害，是肾病综合征患者产生高凝状态的原因和静脉血栓形成的基础。激素和利尿剂的应用为静脉血栓形成的加重因素，激素经凝血蛋白发挥作用，而利尿剂则使血液浓缩、血液黏滞度增加,高脂血症亦是引起血浆黏滞度增加的因素。

肾病综合征时,当血浆清蛋白低于 20 g/L 时,肾静脉血栓形成的危险性增加。肾静脉血栓在膜性肾病患者中的发生率可高达 50 %,在其他病理类型中,其发生率为 5 %~16 %。肾静脉血栓形成的急性型患者可表现为突然发作的腰痛、血尿、尿蛋白增加和肾功能减退。慢性型患者则无任何症状,但血栓形成后的肾淤血常使蛋白尿加重,出现血尿或对治疗反应差,有时易误认为激素剂量不足或激素拮抗等而增加激素用量。明确诊断需进行肾静脉造影,Doppler 血管超声、CT、MRI 等无创伤性检查也有助于诊断。血浆 β 血栓蛋白增高提示潜在的血栓形成,血中仅 α_2 抗纤维蛋白溶酶增加也被认为是肾静脉血栓形成的标志。外周深静脉血栓形成率约为 6 %,常见于小腿深静脉,仅 12 %的有临床症状,25 %的可由 Doppler 超声发现。肺栓塞的发生率为 7 %,仍有 12 %的无临床症状。其他静脉累及罕见。

(三)急性肾损伤

急性肾损伤是肾病综合征最严重的并发症。急性肾损伤系指患者在 48 h 内血清肌酐绝对值升高26.5 μmol/L(0.3 mg/dL),或较原先值升高 50 %,或每小时尿量少于 0.5 mg/kg,且持续 6 h 以上。常见的病因:①血流动力学改变:肾病综合征常有低蛋白血症及血管病变,特别是老年患者多伴肾小动脉硬化,对血容量变化及血压下降非常敏感,故当呕吐、腹泻所致体液丢失、腹腔积液、大量利尿,以及使用抗高血压药物后,都能使血压进一步下降,导致肾灌注骤然减少,进而使肾小球滤过率降低,并因急性缺血后小管上皮细胞肿胀、变性及坏死,导致急性肾损伤;②肾间质水肿:低蛋白血症可引起周围组织水肿,同样也会导致肾间质水肿,肾间质水肿压迫肾小管,使近端小管肾小囊静水压增高,肾小球滤过率(glomerular filtration rate,GFR)下降;③药物引起的急性间质性肾炎;④双侧肾静脉血栓形成;⑤蛋白管型堵塞远端肾小管,可能是肾病综合征患者发生急性肾衰竭的机制之一;⑥急进性肾小球肾炎;⑦肾炎活动;⑧心源性因素,特别是老年患者常因感染诱发心力衰竭。一般认为心排血量减少 1 L/min,即可使肾小球滤过率降低 24 mL/min,故原发性 NS 患者若心力衰竭前血肌酐为 177 μmol/L(2 mg/dL),则轻度心力衰竭后血肌酐浓度可能成倍上升,严重者导致少尿。

(四)肾小管功能减退

肾病综合征患者的肾小管功能减退,以儿童多见。其机制被认为是肾小管对滤过蛋白的大量重吸收,使小管上皮细胞受到损害。常表现为糖尿、氨基酸尿、高磷酸盐尿、肾小管性失钾和高氯性酸中毒,凡出现多种肾小管功能缺陷者常提示预后不良,但肾小球疾病减少肾小管血供和肾小球疾病合并乙肝病毒感染导致肾小管损伤亦是肾小管功能减退的常见原因。

(五)骨和钙代谢异常

肾病综合征时,血液循环中的维生素 D 结合蛋白(分子量 65 kD)和维生素 D 复合物从尿中丢失,使血中 $1,25-(OH)_2D_3$ 水平下降,致使肠道钙吸收不良和骨质对甲状旁腺激素(parathyroid hormone,PTH)耐受,因而肾病综合征患者常表现有低钙血症。此外体内部分钙与清蛋白结合,大量蛋白尿使钙丢失,亦是造成低钙血症的常见原因。

(六)内分泌及代谢异常

肾病综合征患者经尿丢失甲状腺素结合球蛋白(thyroxine binding globulin,TBG)和皮质类固醇结合球蛋白(corticosteroid-binding globulin,CBG)。临床上患者甲状腺功能可正常,但血清 TBG 和 T_3 常下降,游离 T_3 和 T_4、TSH 水平正常。由于血中 CBG 和 17-羟皮质醇都减少,游离和结合皮质醇比值可改变,组织对药理剂量的皮质醇反应也出现异常。由于铜蓝蛋白(分子量 151 kD)、转铁蛋白(分子量 80 kD)和清蛋白从尿中丢失,肾病综合征常有血清铜、血清铁和血清锌浓度下降。锌缺乏可引起阳痿、味觉障碍、伤口难愈及细胞介导免疫受损等。持续转铁蛋白减少可引起临床上对铁剂治疗有抵抗性的小细胞低色素性贫血。此外,严重低蛋白血症可导致持续性的代谢性碱中毒,因血浆蛋白减少 10 g/L,则血浆重碳酸盐会相应增加 3 mmol/L。

四、诊断与鉴别诊断

临床上根据大量蛋白尿(3~3.5 g/d)、低清蛋白血症(<30 g/L)、水肿和高脂血症四个特点,即可做出肾病综合征诊断;若仅有大量蛋白尿和低清蛋白血症,而无水肿和高脂血症者也可考虑诊断,因其可能为病程早期。确定肾病综合征后,应鉴别是原发性还是继发性因素;两者病因各异,治疗方法不一,一般需先排除继发性因素才能考虑原发性因素;故对常见继发性病因应逐一排除。继发性肾病综合征患者常伴有全身症状(如皮疹、关节痛、各脏器病变等)、血沉增快、血 IgG 增高、血清蛋白电泳 γ 球蛋白增多、血清补体下降等征象,而原发性则罕见。肾组织检查对病理类型诊断十分重要,对指导治疗十分有帮助,多数情况下也可做出病因诊断,但有时相同病理改变,如膜性肾病,可由各种病因引起,故临床上必须结合病史、体征、实验室检查和病理形态、免疫荧光及电镜等检查做出综合诊断与鉴别诊断。

五、治疗

(一)引起肾病综合征的原发疾病治疗

1.糖皮质激素

一般认为糖皮质激素只有对微小病变性肾病的疗效最为肯定,故首选治疗原发性 NS 中的原发性肾小球肾病(微小病变)。一般对微小病变首治剂量为泼尼松 0.8~1 mg/(kg・d),治疗 8 周,有效者应逐渐减量,一般每 1~2 周减原剂量的 10 %~20 %,剂量越少递减的量越少,减量速度越慢。激素的维持量和维持时间因病例不同而异,以不出现临床症状而采用的最小剂量为度,以低于 15 mg/d 为宜。成人首次治疗的完全缓解率可达 80 % 或 80 % 以上。在维持阶段有体重变化、感染、手术和妊娠等情况时应调整激素用量。经8周以上正规治疗而无效病例,需排除影响疗效的因素,如感染、水肿所致的体重增加和肾静脉血栓形成等,应尽可能及时诊断与处理。若无以上情况存在,常规治疗 8 周无效,则不能认为是对激素抵抗,其中激素使用到 12 周才奏效的患者不在少数。

除微小病变外,激素尚适用于膜性肾病,部分局灶、节段性肾小球硬化,对增生明显的病理类型亦有一定的疗效,对伴有肾间质各种炎症细胞浸润也有抑制作用。此外,临床上对病理上有明显的肾间质炎症病变、小球弥漫性增生、细胞性新月体形成和血管纤维素样坏死,以及有渗出性病变等活动性改变的患者,特别是伴有近期血肌酐升高者,应予以甲基泼尼松龙静脉滴注治疗,剂量 120~240 mg/d,疗程 3~5 d,以后酌情减为 40~80 mg/d 并尽早改为小剂量,这样可减少感染等不良反应。此外,NS 伴严重水肿患者,其胃肠道黏膜亦有明显肿胀,影响口服药物吸收,此时亦应改为静脉用药。

长期应用激素可产生很多不良反应,有时相当严重。激素导致的蛋白质高分解状态可加重氮质血症,促使血尿酸增高,诱发痛风,加剧肾功能减退。大剂量应用激素,有时可加剧高血压,促发心衰。长期使用激素时的感染症状有时可不明显,特别容易延误诊断,使感染扩散。激素长期应用可加重肾病综合征的骨病,甚至产生无菌性股骨颈缺血性坏死和白内障等。因此,临床上强调适时、适量用药和密切观察,对难治性 NS 患者要时时权衡治疗效果与治疗风险。

2.细胞毒药物

对激素治疗无效,或激素依赖,型或反复发作型,或因不能耐受激素不良反应且全身情况尚可而无禁忌证的肾病综合征者可以试用细胞毒药物治疗。此类药物多系非选择性杀伤各型细胞,可降低人体抵抗力,存在诱发肿瘤的危险,因此,它仅作为二线治疗药物,在用药指征及疗程上应慎重掌握。对严重肾病综合征特别是高度水肿、血清蛋白在 20 g/L 或以下者,有学者不选择环磷酰胺(cyclophosphamide,CTX)治疗。目前临床上常用的为 CTX、硫唑嘌呤和苯丁酸氮芥(CB-1348),三者选一,首选 CTX。CTX 作用于 G_2 期,即 DNA 合成后期、有丝分裂前期,起到抑制细胞 DNA 合成、干扰细胞增殖并降低 B 细胞功能、抑制抗体形成的作用。约 30 %活性 CTX 经肾脏排泄,故肾功能减退者慎用。CTX 的参考用量为 1.5～2.5 mg/(kg·d),起始宜从小剂量开始,疗程 8 周,以静脉注射或滴注为主。对微小病变、膜性肾炎引起的肾病综合征者,有学者主张选用 CTX 间歇静脉滴注治疗,参考剂量为 8～10 mg/(kg·次),每 3～4 周 1 次,连用 5～6 次,以后按患者的耐受情况延长用药间隙期,总用药剂量可达 6～12 g。间歇静脉治疗目的是减少激素用量,降低感染并发症并提高疗效,但应根据肝、肾功能和血白细胞数选择剂量或忌用。应用细胞毒药物,应定期测定血常规和血小板计数、肝功能和尿常规,注意造血功能抑制、病毒和细菌感染及出血性膀胱炎等。

硫唑嘌呤每日剂量为 50～100 mg;苯丁酸氮芥 0.1 mg/(kg·d),分 3 次口服,疗程 8 周,累积总量达 7～8 mg/kg 则易发生毒性不良反应。对用药后缓解、停药又复发者多不主张进行第二次用药,以免产生毒性反应。目前这两者已较少应用。

3.环孢素(cyclosporin A,CsA)

CsA 能可逆性抑制 T 细胞增殖,降低 Th 细胞功能,减少 IL-2 和其他淋巴细胞因子的生成和释放。目前临床上以治疗微小病变、膜性肾病和膜增生性肾炎疗效较好。与激素和细胞毒药物相比,应用 CsA 最大的优点是减少蛋白尿及改善低蛋白血症,疗效可靠,不影响生长发育或抑制造血细胞功能,新剂型还具有吸收快的特点。但此药亦有多种不良反应,最严重的不良反应为肾肝毒性。其肾损害发生率为 20 %～40 %,长期应用可导致间质纤维化,个别病例在停药后易复发,故不宜长期用此药治疗肾病综合征,更不宜轻易将此药作为首选药物。CsA 治疗起始剂量为 3.5～4.0 mg/(kg·d),分 2 次给药,使血药浓度的谷值 75～200 μg/mL(全血,HPLC 法),可同时加用硫氮唑酮 30 mg,每日 3 次,以提高血药浓度、减少环孢素剂量。一般在用药后 2～8 周起效,但个体差异很大,个别患者则需更长的时间才显效,见效后应逐渐减量。用药过程中出现血肌酐升高应警惕 CsA 致肾损害的可能。血肌酐在 221 μmol/L(2.5 mg/dL)时不宜使用 CsA。疗程一般为 3～6 个月,复发者再用仍可有效。

4.麦考酚吗乙酯

麦考酚吗乙酯可选择性地抑制 T 细胞增生和 B 细胞增生,对肾小球系膜细胞增生亦有抑制作用,此外尚抑制血管黏附分子,对血管炎症亦有较好的抑制作用,故近几年来已广泛用于治疗小血管炎和狼疮性肾炎,并试用于治疗原发性肾小球疾患,特别是膜性肾炎、系膜增生性肾炎和 IgA 肾病,参考剂量为 1.5～2.0 g/d,维持量为 0.5～1.0 g/d,疗程为 3～6 个月,由于目前该药费用昂贵,尚不能将其列为首选药物,不良反应为腹泻、恶心、呕吐和疱疹病毒感染等。

(二)对症治疗

1.休息

NS 患者应绝对休息,直到尿蛋白消失或减至微量 3 个月后,再考虑部分复课或半日工作。

2.低清蛋白血症治疗

(1)饮食疗法:肾病综合征患者通常存在负氮平衡,如能摄入高蛋白饮食,则有可能改善氮平衡。但肾病综合征患者摄入过多蛋白会导致尿蛋白增加,加重肾小球损害。因此,建议每日蛋白摄入量为 1 g/kg,每摄入 1 g 蛋白质,必须同时摄入非蛋白热量 138 kJ(33 kcal)。供给的蛋白质应为优质蛋白,如牛奶、鸡蛋和鱼、肉类。

(2)静脉注射或滴注血清蛋白:使用血清蛋白应严格掌握适应证。①血清蛋白浓度低于 25 g/L 伴全身水肿,或胸腔积液、心包腔积液;②使用呋塞米利尿后,出现血浆容量不足的临床表现;③因肾间质水肿引起急性肾衰竭。

3.水肿的治疗

(1)限钠饮食:肾功能正常者每日摄入钠盐均可由尿液等量排出,但肾病综合征患者常因水肿、激素、中药治疗、伴有高血压等,故应酌情适量限制食盐摄入。但又因患者多同时使用袢利尿剂,加之长期限钠后患者食欲不振,影响了蛋白质和热量的摄入,可导致体内缺钠,甚至出现低钠性休克,应引起注意。建议饮食的食盐含量为 3～5 g/d,应根据水肿程度、有无高血压、血钠浓度、激素剂量等调整钠摄入量,必要时测定尿钠排出量,作为摄钠量参考。

(2)利尿剂:袢利尿剂,如呋塞米(速尿)和布美他尼(丁尿胺)。一般呋塞米剂量为 20～40 mg/d,布美他尼 1～3 mg/d。严重水肿者应以静脉用药为宜,若使用静脉滴注者应以生理盐水 50～100 mL 稀释滴注。噻嗪类利尿剂对肾病综合征严重水肿效果较差,现已被袢利尿剂替代。排钠潴钾利尿剂螺内酯(安体舒通)常用剂量为 60～120 mg/d,单独使用此类药物效果较差,故常与排钾利尿剂合用。渗透性利尿剂可经肾小球自由滤过而不被肾小管重吸收,从而增加肾小管的渗透浓度,阻止近端小管和远端小管对水、钠的重吸收,而达到利尿效果。对无明显肾功能损害的高度水肿患者可间歇、短程使用甘露醇125～250 mL/d,但肾功能损害者慎用。对用利尿剂无效的全身高度水肿患者,可根据肾功能情况分别选用单纯超滤或连续性血液滤过,每日超滤量一般不超过 2 L 为宜。

4.高凝状态治疗

肾病综合征患者,特别是重症患者均有不同程度的血液高凝状态,尤其当血浆清蛋白低于 20 g/L 时,即有静脉血栓形成可能。因此,抗凝治疗应列为本综合征患者常规预防性治疗措施。目前临床常用的抗凝药物如下。

(1)肝素:主要通过激活抗凝血酶Ⅲ(ATⅢ)活性而发挥作用。常用剂量50～75 mg/d,静脉滴注,使 ATⅢ活力单位在 90 %以上。肝素与清蛋白均为负电荷物质,两者电荷相斥,故尚可减少肾病综合征的尿蛋白排出。目前尚有小分子量肝素 5000 U 皮下注射,每日 1 次,但价格昂贵,不列为首选抗凝药物。

（2）尿激酶(urokinase,UK)：直接激活纤溶酶原,致使纤维蛋白溶解,导致纤溶。常用剂量为2万～8万 U/d,使用时从小剂量开始,并可与肝素同时静脉滴注。

（3）华法林：抑制肝细胞内维生素 K 依赖因子Ⅱ、Ⅶ、Ⅸ、Ⅹ的合成,常用剂量 2.5 mg/d,口服,监测凝血酶原时间,使其在正常值的 50 %～70 %。

有静脉血栓形成者：①手术移去血栓；②溶栓,经介入导管在肾动脉端一次性注入 UK 24 万 U 以溶解肾静脉血栓,此方法可重复应用；③全身静脉抗凝,即肝素加尿激酶,尿激酶 4 万～8 万 U/d,可递增至12 万 U/d,疗程 2～8 周。

抗凝和溶栓治疗均有潜在出血可能,在治疗过程中应加强观察和监测。有出血倾向者,应用低分子肝素相对安全；对尿激酶治疗剂量偏大者,应测定优球蛋白溶解时间,以维持在 90～120 min 为宜；长期口服抗凝剂者应监测凝血酶原时间,叮嘱患者勿超量服用抗凝剂。

5.高脂血症治疗

肾病综合征患者,高脂血症与低蛋白血症密切相关,提高血清蛋白浓度可降低高脂血症程度,但肾病综合征多次复发、病程较长者,其高脂血症持续时间亦久,部分患者即使肾病综合征缓解后,高脂血症仍持续存在。近年来认识到高脂血症对肾脏疾病进展的影响,而一些治疗肾病综合征的药物,如肾上腺皮质激素及利尿药,均可加重高脂血症,故目前多主张对肾病综合征的高脂血症使用降脂药物。可选用的降脂药物如下。①纤维酸类药物：非诺贝特每日 3 次,每次 100 mg,吉非贝齐每日 2 次,每次 600 mg,其降血甘油三酯作用强于降胆固醇。此药偶引起胃肠道不适和血清转氨酶升高。②HMG-CoA 还原酶抑制剂：适用于降低血胆固醇浓度,普伐他汀 10～20 mg/d 或氟伐他汀 20～40 mg/d,此类药物主要使细胞内 Ch 下降,降低血浆 LDL-C 浓度,减少肝细胞产生 VLDL 及 LDL；阿托伐他汀 20 mg,每日 1 次,既可降低血胆固醇,亦可控制甘油三酯。③血管紧张素转化酶抑制剂（angiotensin converting enzyme inhibitor,ACEI）：主要作用有降低血浆中 Ch 及 TG 浓度,使血浆中 HDL 升高,而且其主要的载脂蛋白 ApoAⅠ和 ApoAⅡ也升高,可以加速清除周围组织中的 Ch,减少 LDL 对动脉内膜的浸润,保护动脉管壁,此外 ACEI 尚可有不同程度降低蛋白尿的作用。

6.急性肾损伤治疗

肾病综合征合并急性肾损伤时因病因不同而治疗方法各异。对于由血流动力学因素所致者,主要治疗原则包括合理使用利尿剂、肾上腺皮质激素,纠正低血容量和透析疗法。血液透析不仅控制氮质血症、维持电解质酸碱平衡,且可较快清除体内水分潴留。因肾间质水肿所致的急性肾衰竭者经上述处理后,肾功能恢复较快。使用利尿剂时需注意以下几点。①适时使用利尿剂：肾病综合征伴急性肾衰竭有严重低蛋白血症者,在未补充血浆蛋白就使用大剂量利尿剂时,会加重低蛋白血症和低血容量,使肾衰竭更趋恶化,故应在补充血浆清蛋白后（每日静脉用 10～50 g 人体清蛋白）再予以利尿剂。一次过量补充血浆清蛋白而未及时用利尿剂时,又可能导致肺水肿。②适量使用利尿剂：由于肾病综合征患者有相对血容量不足和低血压倾向,此时用利尿剂应以每日尿量 2 L 左右或体重每日下降 1 kg 左右为宜。③伴血浆肾素水平增高的患者,使用利尿剂血容量下降后使血浆肾素水平更高,利尿治疗不但无效反而加重病情。此类患者只有纠正低蛋白血症和低血容量后,再用利尿剂才有利于肾功能恢复。对肾间质活动病变应加用甲基泼尼松龙。

肾病综合征合并急性肾损伤一般为可逆性,大多数患者在治疗后,随着尿量增加,肾功能逐渐恢复。少数患者在病程中多次发生急性肾衰竭,也均可恢复。预后与急性肾衰竭的病因有关,一般来说急进性肾小球肾炎、肾静脉血栓形成的患者预后较差,而单纯与肾病综合征相关者预后较好。

六、肾病综合征的护理

(一)护理诊断

1.体液过多

体液过多与低蛋白血症致血浆胶体渗透压下降有关。

2.有感染的危险

感染的危险与皮肤水肿,大量蛋白尿致机体营养不良,免疫抑制剂和细胞毒性药物的应用致机体免疫功能低下有关。

3.营养失调

营养失调是低于机体需要量与蛋白丢失、食欲下降及饮食限制所致。

4.焦虑

焦虑与本病的病程长,易反复发作有关。

5.潜在并发症

电解质紊乱、血栓形成、急性肾衰竭、心脑血管并发症、皮肤完整性受损。

(二)护理措施

1.休息与活动

(1)有全身严重水肿、血压高、尿量减少者,应绝对卧床休息,最好取半坐卧位,以利于减轻心肺负担。

(2)水肿减轻,血压、尿量正常者,可逐步进行简单室内活动。

(3)恢复期患者,应在其体能范围适当活动。整个治疗过程中患者应避免剧烈运动和劳累。

(4)协助患者在床上做四肢运动,防止肢体血栓形成。

2.摄入适当饮食

(1)蛋白质:选择优质蛋白(动物性蛋白)1.0 g/(kg·d)。当肾功能不全时,应根据肌酐清除率调整蛋白质的摄入量。

(2)热量:不少于147 kJ/(kg·d),多食植物油、鱼油、麦片及豆类。

(3)水肿时给予低盐饮食,勿食腌制食品。

3.监测生命体征

监测患者生命体征、体重、腹围,出入量变化。

4.观察用药后反应

在应用激素、细胞毒药物、利尿剂、抗凝药和中药时应观察患者用药后反应,出现不良情况时应及时给予处理。

5.关注患者心理

及时调整患者负面情绪,根据评估资料,调动患者的社会支持系统,为患者提供最大限度的物质和精神支持。

(三)应急措施

(1)出现左心衰竭时,应立即协助患者取端坐位或半坐卧位,双腿下垂。

(2)迅速建立静脉通路,遵医嘱静脉给予患者强心利尿剂。

(3)吸氧或20％～30％酒精湿化吸氧。

(4)必要时对患者行血液透析。

七、健康教育

(1)讲解积极预防感染的重要性,嘱患者讲究个人卫生,注意休息。

(2)给予饮食指导,严格掌握、限制盐和蛋白质的摄入。

(3)嘱患者坚持遵守医嘱用药,切勿自行减量或停用激素,了解激素及细胞毒药物的常见不良反应。

(4)及时疏导患者心理问题,多交流、多沟通,及时反馈各种检查结果。

(5)嘱患者出院后要定期门诊随访。

第四节　肾盂肾炎

肾盂肾炎是由各种病原微生物感染所引起的肾盂、肾盏及肾实质的感染性炎症,是泌尿系统感染中最常见的临床类型。肾盂肾炎为上尿路感染,尿道炎和膀胱炎为下尿路感染,而肾盂肾炎常伴有下尿路感染,临床上在感染难以定位时可统称为尿路感染。本病好发于女性,尤多见于育龄期妇女、女婴、老年女性和免疫功能低下者。

一、病因及诊断检查

(一)致病因素

1.病因

尿路感染最常见的致病菌是肠道革兰阴性杆菌,其中以大肠埃希菌最常见,占70％以上,其次为副大肠杆菌、变形杆菌、克雷伯菌、产气杆菌、沙雷杆菌、产碱杆菌和葡萄球菌等。其致病菌常为一种,极少数为两种以上细菌混合感染,偶可由真菌、病毒和原虫感染引起。

2.易感因素

机体具有多种防御尿路病原微生物感染发生的机制,所以正常情况下细菌进入膀胱不会引起肾盂肾炎的发生。本病主要易感因素如下。

(1)尿路梗阻和尿流不畅:最主要的易感因素,以尿路结石最常见。尿路不畅时,尿路的细菌不能被及时冲刷清除,在局部生长和繁殖,易引起肾盂肾炎。

(2)解剖因素:女性尿道短、直而宽,尿道口距肛门、阴道较近,易被细菌污染,故易发生上行感染。

(3)尿路器械操作:应用尿道插入性器械时,如留置导尿管和膀胱镜检查、尿道扩张等,可损伤尿道黏膜,或使细菌进入膀胱和上尿路而致感染。

(4)机体抵抗力低下:糖尿病、重症肝病、癌症晚期、艾滋病、长期应用激素和免疫抑制药等均易发生尿路感染。

3.感染途径

(1)上行感染:最常见的感染途径,病原菌多为大肠埃希菌,以女性多见。细菌由尿道外口经膀胱、输尿管逆流上行到肾盂,引起肾盂炎症,再经肾盏、肾乳头至肾实质。

(2)血行感染:致病菌多为金黄色葡萄球菌。病原菌从体内感染灶,如扁桃体炎、鼻窦炎、龋齿或皮肤化脓性感染等侵入血流,到达肾皮质引起多发性小脓肿,再沿肾小管向下扩散至肾乳头、肾盂及肾盏,引起肾盂肾炎。

(3)淋巴道感染:病原菌从邻近器官的病灶经淋巴管感染。

(4)直接感染:外伤或肾、尿路附近的器官与组织感染,细菌直接蔓延至肾引起肾盂肾炎。

(二)身体状况

按病程和病理变化,可将肾盂肾炎分为急性和慢性两型。

1.急性肾盂肾炎

(1)起病急剧,病程不超过半年。

(2)全身表现:常有寒战、高热,体温升高达 38.5～40 ℃,常伴有全身不适、头痛、乏力、食欲缺乏、恶心呕吐等全身毒血症状。

(3)泌尿系统表现:可有腰痛、肾区不适和尿路刺激征,上输尿管点或肋腰点压痛,肾区叩击痛。重者尿外观浑浊,呈脓尿、血尿。

2.慢性肾盂肾炎

急性肾盂肾炎反复发作,迁延不愈,病程超过半年即转为慢性肾盂肾炎。慢性肾盂肾炎症状一般较轻,或仅有低热、倦怠,无尿路感染症状,但多次尿细菌培养均呈阳性,称"无症状菌尿"。发作时与急性肾盂肾炎症状相似,如不及时治疗可导致肾功能减退,最终可发展为肾衰竭。

3.并发症

慢性肾衰竭、肾盂积水、肾盂积脓、肾周围脓肿等。

(三)心理-社会状况

由于起病急、症状明显,女性患者羞于检查,或反复发作迁延不愈,患者易产生焦虑、紧张和悲观情绪。

(四)实验室及其他检查

1.尿常规

尿液外观浑浊;急性期尿沉渣镜检可见大量白细胞和脓细胞,如出现白细胞管型,对肾盂肾炎有诊断价值;少数患者有肉眼血尿。

2.血常规

急性期白细胞总数及中性粒细胞增高。

3.尿细菌学检查

尿细菌学检查是诊断肾盂肾炎的主要依据。新鲜、清洁中段尿细菌培养,菌落计数不低于 $10^5/mL$ 为阳性,菌落计数低于 $10^4/mL$ 为污染,如介于两者之间为可疑阳性,需复查或结合病情判断。

4.肾功能检查

急性肾盂肾炎肾功能多无改变,慢性肾盂肾炎可有夜尿增多、尿比重低而固定,晚期可出现氮质血症。

5.X 线检查

X 线腹部平片及肾盂造影可了解肾的大小、形态、肾盂肾盏变化,以及尿路有无结石、梗阻、畸形等情况。

6.超声检查

超声检查可准确判断肾大小、形态,以及有无结石、囊肿、肾盂积水等。

二、护理诊断/问题

(1)体温过高:与细菌感染有关。

(2)排尿异常:与尿路感染所致的尿路刺激征有关。

(3)焦虑:与症状明显或病情反复发作有关。

(4)潜在并发症:慢性肾衰竭、肾盂积水、肾盂积脓和肾周围脓肿。

三、治疗及护理措施

(一)治疗要点

1.一般治疗

急性期全身症状明显者应卧床休息,饮食应富有热量和维生素并易于消化。高热脱水时应静脉补液,鼓励患者多饮水、勤排尿,促使细菌及炎性渗出物迅速排出。

2.抗菌药物治疗

原则上应根据致病菌和药敏试验结果选用抗菌药,但由于大多数病例为革兰阴性杆菌感染,急性型患者常不用等尿培养结果,即首选就对此类细菌有效,而且在尿中浓度高的药物治疗。

(1)常用药物:①喹诺酮类。如环丙沙星、氧氟沙星,为目前治疗尿路感染的常用药物,病情轻者,可口服用药;较严重者宜静脉滴注,环丙沙星 0.25 g,或氧氟沙星 0.2 g,每 12 h 1 次。②氨基糖苷类。庆大霉素肌内注射或静脉滴注。③头孢类。头孢唑啉肌内或静脉注射。④磺胺类。复方磺胺甲基异噁唑(复方新诺明)口服。

(2)疗效与疗程:若药物选择得当,用药 24 h 后症状即可好转,如经 48 h 仍无效,应考虑更换药物。抗菌药用至症状消失,尿常规转阴和尿培养连续 3 次阴性后 3～5 d 为止。急性肾盂肾炎疗程一般为10～14 d,疗程结束后每周复查尿常规和尿细菌培养 1 次,共 2～3 周,若均为阴性,可视为临床治愈。慢性肾盂肾炎疗程应适当延长,选用敏感药物联合治疗,疗程 2～4周;或轮换用药,每组使用 5～7 d 查尿细菌,如连续 2 周(每周 2 次)尿细菌检查阴性,6 周后再复查 1 次仍为阴性,则为临床治愈。

(二)护理措施

1.病情观察

观察患者生命体征,尤其是体温变化;观察尿路刺激征及伴随症状的变化,有无并发症等。

2.生活护理

(1)休息:为患者提供安静、舒适的环境,增加其休息和睡眠时间。高热患者应卧床休息,体温超过 39 ℃时需行冰敷、乙醇擦浴等措施进行物理降温。

(2)饮食护理:给予高蛋白、丰富维生素和易消化的清淡饮食,鼓励患者多饮水,每日饮水量不少于2000 mL。

3.药物治疗的护理

(1)遵医嘱用药,轻症者尽可能单一用药,口服有效抗生素 2 周;严重感染者宜联合用药,采用肌内注射或静脉给药;已有肾功能不全者,则避免应用肾毒性抗生素。

(2)观察药物疗效,协助医师判断停药指征。

(3)注意药物的不良反应:诺氟沙星、环丙沙星可引起轻微消化道反应、皮肤瘙痒等;氨基糖苷类药物对肾脏和听神经有毒性作用,可引起耳鸣、听力下降,甚至耳聋;磺胺类药物服药期间要多饮水和服用碳酸氢钠以碱化尿液,增强疗效和减少磺胺结晶的形成。

4.尿细菌学检查的标本采集

(1)宜在使用抗生素前或停药 5 d 后留取尿标本。

(2)在留取清洁中段尿标本前,患者应用肥皂水清洗外阴部,不宜用消毒剂,指导患者留取尿标本于无菌容器内,于 1 h 内送检。

(3)最好取清晨第 1 次(尿液在膀胱内停留 6～8 h 或以上)的清洁、新鲜中段尿送检,以提高阳性率。

(4)注意尿标本中勿混入消毒液;女性患者留取尿标本时应避开月经期,防止阴道分泌物及经血混入。

5.心理护理

向患者说明紧张情绪不利于尿路刺激征的缓解,指导患者放松身心,消除紧张情绪及恐惧心理,树立战胜疾病的信心,共同制订护理计划,积极配合治疗。

6.健康教育

(1)向患者及家属讲解肾盂肾炎发病和加重的相关因素,使其积极治疗和消除易感因素。尽量避免导尿及尿道器械检查,如果必须进行,应严格无菌操作,术后应用抗菌药以防泌尿系感染。

(2)指导患者保持良好的生活习惯,合理饮食,多饮水、勤排尿,尽量不留残尿;保持外阴清洁,女性患者忌盆浴,注意月经期、妊娠期、产褥期卫生。

(3)加强身体锻炼,提高机体抵抗力。

(4)育龄妇女患者,急性期治愈后 1 年内应避免妊娠。与性生活有关的反复发作患者,应于性生活后立即排尿和行高锰酸钾坐浴。

(5)告知患者遵医嘱坚持按疗程应用抗菌药物是最重要的治疗措施,嘱患者不可随意增减药量或停药,以达到彻底治愈的目的,避免因治疗不彻底而演变为慢性肾盂肾炎。慢性肾盂肾炎应按医嘱用药,定期检查尿液,出现症状立即就医。

第五节　肾衰竭

一、急性肾衰竭

急性肾衰竭是由各种病因引起肾功能急骤、进行性减退而出现的临床综合征。临床主要表现为肾小球滤过率明显降低所致的氮质尿潴留,以及肾小管重吸收和排泌功能障碍所致的水、电解质和酸碱平衡失调。根据尿量减少与否,急性肾衰竭可分为少尿(无尿)型和非少尿型。在治疗上,对重症患者早期施行透析疗法可明显降低感染、出血和心血管并发症的发生率。预后与原发病、患者年龄、诊治时间和并发症等因素有关。

急性肾衰竭传统分为肾前性、肾后性、肾实质性三大类。其中肾前性和肾后性起源于肾脏之外,若及时将原因去除,肾功能仍能恢复正常,否则可造成肾脏损伤。肾实质性衰竭通常是由肾小球和肾小管病变所致,预后比前两者差。

(一)护理目标

(1)患者了解控制水钠摄入的必要性和重要性,使浮肿减轻。

(2)患者生命体征平稳,表现为血压、心率、心律、呼吸正常,肢端温暖。

(二)护理措施

1.观察病情及尿量的变化

(1)每1~2 h测量血压和脉搏1次。

(2)观察呼吸状况,以发现是否有肺水肿或心力衰竭发生。

(3)注意意识状态的改变,发现意识混乱或抽搐现象时,应保护患者的安全。

(4)观察是否出现血钾过高或血钾过低的症状。

(5)正确记录24 h出入水量。

(6)每日测量体重1次,以了解水分潴留情况。

2.加强基础及心理护理

(1)急性期患者应卧床休息,保持环境安静,以降低新陈代谢率,使废物减少、肾脏负担减轻。

(2)当尿量增加、病情好转时,可逐渐增加活动量。

(3)每日口腔护理2~4次,以除去唾液中尿素引起的口腔不适感。

(4)保持皮肤清洁,减轻瘙痒不适。

(5)给予精神支持和安慰,减轻其焦虑不安的情绪。

3.控制液体的摄入量

(1)急性期:肾前性衰竭者应增加液体摄入量,以增加肾脏的灌流。肾实质性衰竭者,每日的液体入量以前一日尿量为基础加上 500～800 mL 给予患者。

（2）多尿期：每日的液体入量为前一天尿量乘以 2/3 再加上 720 mL 给予患者。

4.高钾血症的处理

处理高钾血症最有效的方法为血液透析或腹膜透析。准备透析治疗前应予以患者急诊处理。

（1）由静脉注射 10 ％葡萄糖酸钙。

（2）静脉注射 11.2 ％乳酸钠 40～200 mL，伴代谢性酸中毒时给予 5 ％碳酸氢钠 250 mL 静脉滴注。

（3）静脉滴注 25 ％葡萄糖 250 mL 加胰岛素 16～20 U，使钾从细胞外回到细胞内。

（4）利尿剂：速尿 20～200 mg 肌内注射或用葡萄糖稀释后静脉注入，使钾从尿中排出。

二、慢性肾衰竭

慢性肾衰竭（chronic renal failure，CRF）是发生在各种慢性肾脏疾病基础上，由于肾单位严重受损，缓慢出现的肾功能减退至不可逆转的肾衰，其临床表现为肾功能异常，代谢产物潴留，水电解质和酸碱平衡失调，某些内分泌活性物质生成和灭活障碍，以至于不能维持机体内环境的稳定，而出现一系列严重的临床综合征。在治疗上，早期病例可采用保守疗法，及时解除可纠正因素，延缓病情。目前有不少学者致力于此阶段研究，寻找一套最佳方案。实践证明，早期保守治疗确能拖延尿毒症出现的时间。晚期则以透析疗法和肾移植为主。随着科学技术的发展，透析疗法方案趋向个体化，患者透析周期缩短，透析时间短，透析效率高，明显延长生命。肾脏移植成功率大大提高，患者生存质量好。

慢性肾衰预后仍较悲观，死因主要为各类并发症。

（一）观察要点

（1）观察尿量、体重，早期发现水潴留及脱水。

（2）观察贫血程度，有无出血倾向（消化道、皮肤、黏膜，咯血、脑出血）。

（3）观察血压波动情况。

（4）观察透析后并发症和瘘管使用情况。

（5）观察肾功能电解质变化。

（6）观察饮食疗法执行情况，随时调整饮食方案。

（7）观察心理活动和情绪波动，及时疏导不良情绪。

（二）饮食管理

给予患者优质低蛋白饮食，浮肿时限制盐和水的摄入量。摄入优质蛋白的原则表 6-1。

表 6-1 内生肌酐清除率与优质蛋白质摄入量的关系

内生肌酐清除率（mL/min）	优质蛋白质摄入量（g）
20～40	40～45
10～20	30～40
5～10	30
＜5	20～30

(三)具体护理措施

(1)鼓励患者进食高生物价的食物,如鱼、肉、禽、蛋、奶酪等。

(2)限制植物蛋白的摄入,如米、面、豆制品,而代以麦淀粉、山芋、芋头、南瓜等。

(3)调整患者食谱。

(4)帮助和指导患者有关增进食欲的技巧:①更换不同质地和味道的流汁,如水果汁,奶油汤;②应用高蛋白及高热卡的补充饮食,如浓缩牛奶,拌入各种调料,如香蕉糖浆、新鲜或冰冻水果;③饭前吸吮柠檬以刺激唾液分泌;④指导患者用香料改进食物的味道和香味(柠檬、薄荷、丁香、熏猪肉片等);⑤鼓励与他人共餐,提供令人愉快的、舒畅的进餐气氛;⑥避免过甜、过油或油煎食物。

(5)避免摄入高钠食品,如咸肉、泡菜、酱油等。对钠含量中等的食物,如蛋类、牛乳、番茄汁及钠含量低的食物,如水果、鸡、肝、新鲜蔬菜等可适量饮食。

(6)摄入含磷低的食物如无磷海鲜类。

(四)心理护理

慢性肾衰患者常有焦虑、抑郁、悲伤等心理表现,护理人员应经常与患者交谈,了解他们的心理活动情况,并辅以其他措施,如:①向患者介绍尿毒症的治疗进展,用幻灯片、录像、图片等,鼓励患者战胜疾病;②加强治疗,减轻症状,提高生活质量;③鼓励长期透析患者参加社会活动,恢复力所能及的工作;④做好家属工作,给患者更多的家庭温暖;⑤做好单位领导协调工作,妥善解决医疗费用的来源,保证治疗不中断。

(五)仔细监测液体出入量

(1)力求每日在同样时间、同样条件下测量患者体重;体重的波动是液体潴留的较准确指标:1 kg=1000 mL。每日波动在 0.3~0.5 kg。

(2)每日统计尿量,以尿量作为饮水量的参考值。每日允许的入量要分次给予,并将服药时的饮水量也计算在内,特别是无尿或少尿患者。已使用替代疗法的患者,更要强调量出为入的原则。为解决患者烦渴现象,可让患者以冰块代饮水。有肾移植条件的患者,不宜饮人参茶等滋补药液,可选择菊花茶、绿茶等饮品。

(3)每日测量血压,力求做到四定(定时间、定体位、定血压计、定肢体)。血压的变化也常提示体内液量。容量负荷增加时血压升高明显,同时可伴有第三间隙积液或黏膜、肢体、皮肤疏松部位水肿。除给予降压治疗外,减少体内液量对于降血压、改善患者体征作用明显,临床常用利尿、增加透析次数或透析时加大超滤等方法减少患者体内液量。

(六)注意监测肾功能变化和其他并发症

(1)慢性肾功能衰竭患者需每月检测尿素氮、肌酐、电解质,用以了解肾功能动态变化,及时调整治疗方案。

(2)及时发现并预防可能的并发症,如心衰、心律失常、出血、感染等。专科护士要重视血透后2~4 h的观察,此时往往会出现脑出血或消化道出血,告诫患者透析后以卧床休息为主,8 h后可自由活动。心衰、心律失常以夜间发作为多见,故护士应增加晚夜间巡视,心衰的发生常循序渐进,先为端坐呼吸,进而呼吸困难,咳泡沫痰,患者夜间不能平卧时要警惕心衰的发生,此时可给予吸氧,半卧体,双下肢下垂,口含扩血管药等措施,仍不能缓解者应加透一次。

(七)注意观察药物治疗情况

(1)使用降压药、利尿药、强心药等要定时测血压,根据血压波动情况调整药量。

(2)使用抗生素宜选择肾毒性小的品种,且剂量为正常用量的1/2。

(3)使用促红细胞生成素时应注意经常更换注射部位,观察用药后反应。

(4)选择血透治疗的患者,药物使用时间以透析结束后患者为宜。

(八)健康教育

慢性肾功能衰竭病程拖延可长达数年,一般为不可逆病变。故患者教育甚为重要。

(1)饮食教育:对于病变处于肾储备能力丧失期和氮质血症期的患者,出院前教会其计算饮食蛋白量,已行替代疗法的患者应对其进行饮食教育。

(2)瘘管护理:已行血液净化疗法的患者学会瘘管的保护方法,避免堵塞、感染。

(3)定期复查血肌酐,尿素氮值及血常规,电解质。

(4)建立病情观察监测表,记录每日血压、体重、尿量。每月肾功能检查数值,透析次数及反应,来院就诊时供医师参考。

第七章　内分泌科疾病的护理

第一节　痛　风

一、疾病概述

(一)疾病概述

痛风是嘌呤代谢障碍或尿酸排泄障碍引起的代谢性疾病,但痛风发病有明显的异质性,除高尿酸血症外可表现为急性关节炎、痛风石沉积、慢性关节炎、关节畸形、慢性间质性肾炎和尿酸性尿路结石。随着经济发展和人们生活方式的改变,其患病率逐渐上升。痛风发病年龄为30～70岁,男性发病年龄有年轻化趋势,一般成人仅有 10 ％～20 ％的高尿酸血症者发生痛风,老年人高尿酸血症患病率达 24 ％以上。高尿酸血症发生的男女比例为 2∶1,而痛风发病的男女比例为 20∶1,即 95 ％的痛风患者是男性。这是因为男性喜饮酒、赴宴,喜食富含嘌呤、蛋白质的食物,使体内尿酸增加、排出减少。

(二)相关病理生理

痛风的发生取决于血尿酸的浓度和其在体液中的溶解度。血尿酸的平衡取决于嘌呤的吸收和生成与分解和排泄。①嘌呤的吸收:体内 20 ％的尿酸来源于富含嘌呤的食物,摄入过多可诱发痛风。②嘌呤的分解:尿酸是嘌呤代谢的终产物,正常人约 1/3 的尿酸在肠道经细菌降解处理,约 2/3 的经肾以原型排出。③嘌呤的生成:体内 80 ％的尿酸来源于体内嘌呤生物合成。参与尿酸代谢的嘌呤核苷酸有三种:次黄嘌呤核苷酸、腺嘌呤核苷酸、鸟嘌呤核苷酸。在嘌呤代谢过程中,各环节都有酶参与调控,一旦酶发生异常,即可发生血尿酸的变化。④嘌呤的排泄:在原发性痛风中,80 ％～90 ％的直接发病机制是肾小管对尿酸盐的清除率下降或重吸收升高。痛风意味着尿酸盐结晶、沉积所致的反应性关节炎或痛风石疾病。

(三)痛风的病因与诱因

临床上仅有部分高尿酸血症的患者发展为痛风,确切原因不清。临床上分为原发性和继发性两大类。原发性基本属于遗传性,与肥胖、原发性高血压、血脂异常、糖尿病、胰岛素抵抗关系密切。继发性主要因肾脏病、血液病等疾病,或药物、高嘌呤食物等引起。

(四)临床表现

本病临床多见于 40 岁以上的男性,女性多在绝经期后发病。

1.无症状期

本病早期症状不明显,有些可终身不出现症状,仅有血尿酸持续性或波动性增高,但随着年龄增长,其患病率也随之增加,且与高尿酸血症的水平和持续时间有关。

2.急性关节炎期

急性关节炎是通风的首发症状,多于春秋季节发病,常有以下特点:①多在夜间或清晨突然起病,多呈剧痛,数小时内出现受累关节的红、肿、热、痛和功能障碍,最常见于单侧蹬趾及第1跖趾关节,其次为踝、膝、腕、指、肘等关节。②秋水仙碱治疗后,关节炎症状可迅速缓解。③发热,白细胞增多。④初次发作常呈自限性,数日内自行缓解。受累关节局部皮肤出现脱屑和瘙痒,是本病特有的表现。⑤关节腔滑囊液偏振光显微镜检查可见双折光的针形尿酸盐结晶,是确诊本病的依据。⑥高尿酸血症。

3.痛风石及慢性关节炎期

痛风石是痛风的特征性临床表现,是尿酸盐沉积所致,常见于耳轮、跖趾、指间和掌指关节,常为多关节受累,多见关节远端,表现为关节肿胀、僵硬、畸形及周围组织的纤维化和变形,严重时患处皮肤发亮、菲薄,破溃时有豆渣样的白色物质排出。

4.肾脏病变

肾脏病变分为痛风性肾病和尿酸性肾石病两种。前者早期仅有间歇性蛋白尿,随着病情的发展而呈持续性,晚期可发生肾功能不全,表现为水肿、高血压、血尿素氮和肌酐升高,少数表现为急性肾衰竭,出现少尿或无尿;后者10%~25%的痛风患者的肾脏有尿酸结石,呈泥沙样,常无症状,结石者可发生肾绞痛、血尿。

(五)辅助检查

1.血尿酸测定

正常值:男性为150~380 μmol/L,女性为100~300 μmol/L。更年期后接近男性血尿酸测定高于正常值可确定高尿酸血症。

2.尿尿酸测定

限制嘌呤饮食5 d后,每日尿酸排出量超过3.57 mmol/L,可认为尿酸生成增多。

3.滑囊液或痛风石内容物检查

急性关节炎期行关节穿刺,提取滑囊液,在旋光显微镜下可见针形尿酸盐结晶。

4.X线检查

急性关节炎期可见非特征性软组织肿胀;慢性期或反复发作后可见软骨破坏,关节面不规则,特征性改变为穿凿样、虫蚀样圆形或弧形的骨质透亮缺损。

5.电子计算机X线体层显像(CT)与磁共振显像(MRI)检查

CT扫描受累部位可见不均匀的斑点状高密度痛风石影像;MRI的T1和T2加权图像呈斑点状低信号。

(六)主要治疗原则

目前尚无根治原发性痛风的方法。治疗原则:①控制高尿酸血症,预防尿酸盐沉积;②迅速终止急性关节炎的发作,防止复发;③防止尿酸结石形成和肾功能损害。

(七)治疗

1.一般治疗

控制饮食总热量:限制饮酒和高嘌呤食物(如动物的内脏等)的大量摄入;每日饮水2000 mL以上以增加尿酸排泄;慎用抑制尿酸排泄的药物,如噻嗪类利尿药等;避免诱发因素和积极治疗相关疾病。

2.高尿酸血症的治疗

(1)排尿酸药:抑制近端肾小管对尿酸盐的重吸收,增加尿酸排泄,降低尿酸水平,适用于肾功能良好者。当内生肌酐清除率<30 mL/min时无效;已有尿酸盐结石形成,或每日尿排出尿酸盐>3.57 mmol时不宜使用。用药期间多饮水,并服用碳酸氢钠3～6 g/d。常用药物有:苯溴马隆、丙磺舒、磺吡酮等。

(2)抑制尿酸生成药物:常用药物为别嘌醇,通过抑制黄嘌呤氧化酶,使尿酸的生成减少,适用于尿酸生成过多或不适合使用排尿酸药物者。

3.急性痛风性关节炎期的治疗

患者应绝对卧床休息,抬高患肢,避免负重,迅速给秋水仙碱,越早用药疗效越好。

(1)秋水仙碱:治疗急性痛风性关节炎的特效药,通过抑制中性粒细胞、单核细胞释放白三烯 B_4、白细胞介素-1等炎症因子,同时抑制炎症细胞的变形和趋化,从而缓解炎症。不良反应:恶心、呕吐、厌食、腹胀和水样腹泻,如出现上述症状应及时调整剂量或停药;还可出现白细胞减少、血小板减少等,也会发生脱发现象。

(2)非甾体抗炎药:通过抑制花生四烯酸代谢中的环氧化酶活性,进而抑制前列腺素的合成而达到消炎镇痛的作用。活动性消化性溃疡、消化道出血为禁忌证。常用药物:吲哚美辛、双氯芬酸、布洛芬、罗非昔布等。

(3)糖皮质激素:上述药物治疗无效或不能使用秋水仙碱和非甾体抗炎药时,可考虑使用糖皮质激素或 ACTH 短程治疗。疗程一般不超过 2 周。

二、护理评估

(一)一般评估

1.生命体征(体温、呼吸、脉搏、血压)

每日监测体温、呼吸、脉搏、血压,特别是体温的变化。

2.关节与皮肤

评估患者痛风石、关节炎的情况;评估皮肤的情况,如有无皮疹、剥脱性皮炎、出血性带状疱疹、过敏性皮炎等。

3.相关记录

记录患者的饮食、皮肤情况等,必要时记录饮水量。

(二)身体评估

1.视诊

患者痛风石、关节炎情况,有无红、肿、热、痛等。全身皮肤情况,有无皮疹等异常。

2.触诊

痛风石、关节炎疼痛情况。皮肤弹性,皮肤被压是否褪色等。

(三)心理-社会评估

评估患者对疾病治疗的信心,对痛风相关知识的掌握情况。

(四)辅助检查

1.血尿酸

当血尿酸男性超过 420 μmol/L,女性>350 mmol/L 可诊断为高尿酸血症。血尿酸波动较大,应反复监测。限制嘌呤饮食5 d后,如每日小便中尿酸排出量>3.57 mmol/L,则提示尿酸生成增多。

2.滑囊液或痛风石检查

急性关节炎期行关节腔穿刺,抽取滑囊液,如见白细胞内有双折光现象的针形尿酸结晶,就是确诊本病的依据。痛风结石活检也可见此现象。

3.慢性并发症的检查

全身关节、足部检查,疼痛评估等。

(五)主要用药的评估

1.应用治疗高尿酸血症药的评估

用药剂量、用药时间、药物不良反应的评估与记录。

2.急性痛风性关节炎期治疗药物的评估

用药剂量、用药时间的评估,药物不良反应的评估,注意有无出现"反跳"现象并记录。

三、护理诊断/问题

(一)疼痛;关节痛

疼痛、关节痛与痛风结石、关节炎症有关。

(二)躯体活动障碍

躯体活动障碍与关节受累、关节畸形有关。

(三)知识缺乏

缺乏痛风用药知识和饮食知识。

(四)潜在并发症

肾功能衰竭。

四、护理措施

(一)疾病知识指导

指导患者与家属有关痛风预防、饮食、治疗、活动等的相关知识。如注意避免进食高蛋白和高嘌呤的食物,忌饮酒,每日多饮水,饮水量>2000 mL/d,特别是服药排尿酸药物时更应多饮水,以帮助尿酸的排出。

(二)保护关节指导

指导患者日常生活中应注意:①活动时尽量使用大肌群,如能用肩部负重者不用手提,能用手臂者不用手指。②避免长时间持续进行重体力劳动。③经常变换姿势,保持受累关节舒适。④如有关节局部温热和肿胀,尽可能避免其活动,如运动后疼痛超过1~2 h,应暂时停止该项运动。

(三)药物服用的指导

排尿酸药、抑制尿酸生成药的服用应逐渐递增用量,用药过程中应按要求对肝功能、肾功能和尿酸水平进行测定,使用过程中,注意胃肠道反应,有无皮疹、过敏性皮炎等不良情况。如发生上述不良反应,应减量。

(四)关节及皮肤护理

指导患者保持关节功能位,防止变形。保持皮肤清洁,防止外伤导致皮肤破损,一旦发生皮肤破损,应及时予以处理。如皮肤出现瘙痒,注意不要抓破皮肤。

五、护理效果评估

(1)患者血尿酸水平控制正常。

(2)患者尿尿酸检测结果正常。

(3)患者无关节肿胀、畸形等并发症的发生。

(4)患者及家属基本掌握痛风相关知识,特别是预防和饮食的相关知识。

第二节 糖尿病

糖尿病是一种常见的代谢内分泌疾病,可分为原发性和继发性两类。原发性糖尿病的基本病理生理改变为胰岛素分泌绝对或相对不足,从而引起糖、脂肪和蛋白质代谢紊乱。临床以血糖升高、糖耐量降低和尿糖,以及多尿、多饮、多食和消瘦为特点。长期血糖控制不良可并发血管、神经、眼和肾脏等慢性并发症,急性并发症中以酮症酸中毒和高渗非酮性昏迷最多见和最严重。在国内糖尿病的患病率为2%～3.6%。继发性糖尿病又称症状性糖尿病,大多继发于拮抗胰岛素的内分泌疾病。

一、病因

本病病因至今未明,目前认为与下列因素有关。

(一)遗传因素

遗传因素在糖尿病发病中的重要作用较为肯定,但遗传方式不清。糖尿病患者,尤其成年发病的糖尿病患者有明显的遗传因素,此结论已在家系调查中得到证实。同卵孪生子,一个发现糖尿病,另一个发病的机会就很大。

(二)病毒感染

本病尤以柯萨奇病毒B、巨细胞病毒、心肌炎、脑膜炎病毒感染后,导致胰岛β细胞破坏而诱发为多见。幼年发病的糖尿病患者与病毒感染致胰岛功能减退关系更为密切。

(三)自身免疫紊乱

糖尿病患者常发现同时并发其他自身免疫性疾病,如甲亢、慢性淋巴细胞性甲状腺炎等。此外,在部分糖尿病患者血清中可发现抗胰岛细胞的抗体。

(四)胰高糖素过多

胰岛细胞分泌胰岛糖素,其分泌受胰岛素和生长激素抑制因子的抑制。糖尿病患者常发现胰高糖素水平增高,故认为糖尿病除有胰岛素相对或绝对不足外,还有胰高糖素分泌增多的现象。

(五)其他因素

现代生活方式,摄入的热卡过高而体力活动减少导致肥胖,紧张的生活工作节奏,社会、精神等应激增加等都与糖尿病的发病有密切的关系。

二、糖尿病的分类

(一)1 型糖尿病

1 型糖尿病的特征为起病较急,三多一少症状典型,有酮症倾向,体内胰岛素绝对缺乏,故必须用胰岛素治疗,多为幼年发病。1 型糖尿病多伴特异性免疫或自身免疫反应,血中抗胰岛细胞抗体阳性。

(二)2 型糖尿病

2 型糖尿病多为成年起病,症状不典型,病情进展缓慢,对口服降糖药反应好,但后期可因胰岛 β 细胞功能衰竭而需胰岛素治疗。本型中有部分糖尿病患者幼年起病、肥胖、有明显遗传倾向,无须胰岛素治疗,称为幼年起病的成年型糖尿病(maturity-onset diabetes of the young,MODY)。2 型糖尿病患者中体重超过理想体重的 20 ％为肥胖型,其余为非肥胖型。

(三)与营养失调有关的糖尿病(MROM,3 型)

近年来在热带、亚热带地区发现一些糖尿病患者,表现为营养不良、消瘦;需要但不完全依赖胰岛素,对胰岛素的需要量大,且不敏感,但不易发生酮症;发病年龄为 10～35 岁,有些病例常伴有胰腺炎,提示糖尿病为胰源性。已发现长期食用一种高碳水化合物、低蛋白的木薯与Ⅲ型糖尿病有关。该型中至少存在两种典型情况。

1.纤维结石性胰性糖尿病(fibrocalculous pancreatic diabetes mellitus,FCPD)

本病小儿期有反复腹痛发作史,病理可见胰腺弥漫性纤维化及胰管的钙化。我国已有该型病例报道。

2.蛋白缺乏性胰性糖尿病(protein－deficient pancreatic diabetes ,PDPD)

PDPD 无反复腹痛既往史,有胰岛素抵抗性但无胰管内钙化或胰管扩张。

(四)其他类型(继发性糖尿病)

(1)因胰腺损伤、胰腺炎、肿瘤、外伤、手术等损伤了胰岛,引起糖尿病。

(2)内分泌疾病引起的糖尿病,如继发于库欣综合征、肢端肥大症、嗜铬细胞瘤、甲状腺功能亢进症等,升糖激素分泌过多。

(3)药物或化学物质损伤了胰岛 β 细胞引起糖尿病。

(4)胰岛素受体异常。

(5)某些遗传性综合征伴发的糖尿病。

(6)葡萄糖耐量异常:一般无自觉症状,多见于肥胖者。葡萄糖耐量显示血糖水平高于正常值,但低于糖尿病的诊断标准。有报道称,对这部分人跟踪观察,其中 50 ％最终转化为糖尿病。部分经控制饮食减轻体重,可使糖耐量恢复正常。

(7)妊娠糖尿病(gestational diabetes mellitus,GDM):妊娠期发生的糖尿病或糖耐量异常。多数患者分娩后,糖耐量可恢复正常,约 1/3 患者以后可转化为真性糖尿病。

三、临床表现

(一)代谢紊乱综合征

1.1 型糖尿病

1 型糖尿病以青少年为多见,起病急,症状有口渴、多饮、多尿、多食、善饥、乏力,组织修复力和抵抗力降低,生长发育障碍等,易发生酮症酸中毒。

2.2 型糖尿病

40 岁以上,体型肥胖的患者多发 2 型糖尿病。本型症状较轻,有些患者空腹血糖正常,仅进食后出现高血糖,尿糖阳性。部分患者饭后胰岛素分泌持续增加,3～5 h 后甚至引起低血糖。在急性应激情况下,患者亦可能发生酮症酸中毒。

(二)糖尿病慢性病变

1.心血管病变

大、中动脉硬化主要侵犯主动脉、冠状动脉、大脑动脉、肾动脉和肢体外周动脉,引起冠心病(心肌梗死)、脑血栓、肾动脉硬化、肢体动脉硬化等。患病年龄较轻,病情进展也较快。冠心病和脑血管意外的患病率较非糖尿病者高 2～3 倍,是近代糖尿病的主要死因。肢体外周动脉硬化常以下肢动脉病变为主,表现为下肢疼痛、感觉异常和间歇性跛行等症状,严重者可导致肢端坏疽,糖尿病者肢端坏疽的发生率约为正常人的 70 倍,我国少见。心脏微血管病变及心肌代谢紊乱,可导致心肌广泛损害,称为糖尿病性心肌病。其主要表现为心律失常、心力衰竭、猝死。

2.糖尿病性肾病变

糖尿病史超过 10 年者合并肾脏病变较常见,主要表现为糖尿病性微血管病变,毛细血管间肾小球硬化症,肾动脉硬化和慢性肾盂肾炎。毛细血管间肾小球硬化症表现为蛋白尿、水肿、高血压,1 型糖尿病患者约 40 %的死于肾衰竭。

3.眼部病变

糖尿病患者眼部病变表现较多,血糖增高可使晶体和眼液(房水和玻璃体)中葡萄糖浓度也相应增高,临床表现为视觉模糊、调节功能减低、近视、玻璃体混浊和白内障。最常见的是糖尿病视网膜病变。糖尿病病史超过 10 年,半数以上患者出现这些并发症,并可有小静脉扩张、水肿、渗出、微血管病变,严重者可导致失明。

4.神经病变

本病最常见的神经病变是周围神经病变,病程在 10 年以上者超过 90 %的均出现神经病变。临床表现为对称性长袜形感觉异常,轻者为对称性麻木、触觉过敏、蚁行感。典型症状是针刺样或烧灼样疼痛,卧床休息时明显,活动时可稍减轻,以致患者不能安宁,触觉和疼觉在晚期减退是患者肢端易受创伤的原因。亦可有运动神经受累,肌张力低下、肌力减弱、肌萎缩等晚期运动神经损害的表现。自主神经损害表现为直立性低血压、瞳孔小而不规则、光反射消失、泌汗异常、心动过速、胃肠功能失调、胃张力降低、胃内容物滞留、便秘与腹泻交替、排尿异常、尿潴留、尿失禁、性功能减退、阳痿等。

5.皮肤及其他病变

皮肤感染极为常见,如疖、痈、毛囊炎。真菌感染多见于足部感染,阴道炎、肛门周围脓肿。

四、实验室检查

(1)空腹尿糖、餐后 2 h 尿糖阳性。

(2)空腹血糖＞7 mmol/L,餐后 2 h 血糖＞11.1 mmol/L。

(3)血糖、尿糖检查不能确定糖尿病诊断时,可做口服葡萄糖耐量试验,如糖耐量减低,又能排除非糖尿病所致的糖耐量降低的因素,则有助于糖尿病的诊断。

(4)血浆胰岛素水平:胰岛素依赖型者,空腹胰岛素水平低于正常值。

五、护理观察要点

(一)病情判断

糖尿病患者入院后首先要明确其所患糖尿病是属于哪一型的,是 1 型还是 2 型。病情的轻重、有无并发症,包括急性和慢性并发症。对于合并急性并发症,如糖尿病酮症酸中毒、高渗非酮性昏迷等应迅速抢救,做好给氧、输液、定时检测血糖、血气分析、血电解质及尿糖、尿酮体等检查准备。

(二)胰岛素相对或绝对不足所致代谢紊乱症群观察

(1)葡萄糖利用障碍:由于肝糖原合成降低,分解加速,糖异生增加,临床出现明显高血糖和尿糖,口渴、多饮、多尿,善饥多食症状加剧。

(2)蛋白质分解代谢加速,导致负氮平衡,患者表现为体重下降、乏力,组织修复和抵抗力降低,儿童则出现发育障碍、延迟。

(3)脂肪动用增加,血游离脂肪酸浓度增高,酮体的生成超过组织排泄速度,可发展为酮症及酮症酸中毒。脂肪代谢紊乱可导致动脉粥样硬化,影响眼底动脉、脑动脉、冠状动脉、肾动脉及下肢动脉,发生相应的病变,如心肌梗死、脑血栓形成、肾动脉硬化、肢端坏死等。

(三)其他糖尿病慢性病变观察

神经系统症状、视力障碍、皮肤变化,有无创伤、感染等。

(四)生化检验

尿糖、血糖、糖化血红蛋白、血脂、肝功能、肾功能、血电解质、血气分析等。

(五)糖尿病酮症酸中毒观察

1.诱因

常见的诱因是感染、胰岛素中断或减量过多、饮食不当、外伤、手术、分娩、情绪压力、过度疲劳等,导致对胰岛素的需要量增加。

2.症状

症状有烦渴、多尿、消瘦、软弱加重,逐渐出现恶心、呕吐、脱水,甚至少尿、肌肉疼痛、痉挛。亦可有不明原因的腹部疼痛,中枢神经系统有头痛、嗜睡,甚至昏迷症状。

3.体征

(1)有脱水征:皮肤干燥,缺乏弹性、眼球下陷。
(2)库斯莫尔呼吸:呼吸深快和节律不整,呼气有酮味(烂苹果味)。
(3)循环衰竭:脉细速、四肢厥冷、血压下降甚至休克。
(4)各种反射迟钝、消失,嗜睡甚至昏迷。

4.实验室改变

血糖显著升高,>16.7 mmol/L,血酮增高,二氧化碳结合力降低、尿糖及尿酮体呈强阳性反应,血白细胞增高。酸中毒失代偿期血 pH 值<7.35,动脉 HCO_3 低于 15 mmol/L,剩余碱负值增大,血 K^+、Na^+、Cl^- 降低。

(六)低血糖观察

1.常见原因

糖尿病患者过多使用胰岛素,口服降糖药物,进食减少,或活动量增加而未增加食物的摄入,常导致低血糖。

2.症状

头晕、眼花、饥饿感、软弱无力、颤抖、出冷汗、心悸、脉快,严重者出现精神、神经症状甚至昏迷。

3.体征

面色苍白、四肢湿冷、心率加快,初期血压上升后期下降,共济失调,定向障碍甚至昏迷。

4.实验室改变

血糖<2.78 mmol/L。

(七)高渗非酮性糖尿病昏迷的观察

1.诱因

昏迷症状最常见于老年糖尿病患者,常突然发作。感染、急性胃肠炎、胰腺炎、脑血管意外、严重肾脏疾患、血液透析治疗、手术及服用加重糖尿病的某些药物,如可的松、免疫抑制剂、噻嗪类利尿剂,在病程早期因误诊而输入葡萄糖液,口服大量糖水、牛奶,诱发或促使病情发展恶化,出现高渗非酮性糖尿病昏迷。

2.症状

多尿、多饮、发热、食欲减退、恶心、失水、嗜睡、幻觉、上肢震颤,最后陷入昏迷。

3.体征

失水及休克体征。

4.实验室改变

高血糖>33.0 mmol/L、高血浆渗透压>330 mmol/L,高钠血症>155 mmol/L和氮质血症,血酮、尿酮阴性或轻度增高。

六、检查护理

(一)血糖

关于血糖的监测,目前国内大多数地区一直用静脉抽取血浆或离心取血清测血糖,对于病情轻、血糖控制满意者,只需数周观察一次血糖者,这仍是目前常用方法。但这种方法不可能自我监测。近年来,袖珍式快速毛细血管血糖计的应用日渐普遍,用这种方法由患者就可以作,进行监测。这种测定仪器体积较小,可随身携带,取手指血或耳垂血,只需一滴血,滴在血糖试纸条有试剂的分即可。袖珍血糖计的种类很多,从操作来说大致可分两类:一类是要抹去血液的,另一类则不必抹去血液。约 1 min 即可得到血糖结果。血糖监测的频度应该根据病情而定。袖珍血糖计只要操作正确,即可反映血糖水平,但操作不符合要求,如对于要抹去血液的血糖计,如血液抹得不干净、血量不足、计时不准确等就会成误差。国外医院内设有专门的 DM 教员,一般由高级护师担任,指导患者其正确的使用方法、如何校正血糖计、如何电池等。

1.空腹血糖

空腹血糖一般指过夜空腹 8 h 以上,于晨 6:00—8:00 时采血测得的血糖,反映了无糖负荷时体内的基础血糖水平。测定结果可受到前一天晚餐进食量及成分、夜间睡眠情况、情绪变化等因素的影响。故于测试前晚应避免进食过量或含油脂过高的食物,在保证睡眠及情绪稳定时检测。一般从肘静脉取血,止血带压迫时间不宜过长,应在几秒内抽出血液,以免血糖数值不准确。采血后立即送检。正常人空腹血糖为3.8~6.1 mmol/L,如空腹血糖大于 7 mmol/L,提示胰岛分泌能力减少 3/4。

2.餐后 2 h 血糖

餐后 2 h 血糖指进餐后 2 h 所采取的血糖。有标准餐或随意餐两种进餐方式。标准餐是指按统一规定的碳水化合物含量所进的饮食,如 100 g 或 75 g 葡萄糖或 100 g 馒头等;随意餐多指患者平时常规早餐,包括早餐前、后常规服用的药物,为平常治疗效果的一个观察指标。两者均反映了定量糖负荷后机体的耐受情况。正常人餐后 2 h 血糖应小于 7 mmol/L。

3.即刻血糖

即刻血糖指根据病情观察需要所选择的时间采血测定血糖,反映了所要观察时的血糖水平。

4.口服葡萄糖耐量试验(oral glucose tolerance test,OGTT)

观察空腹及葡萄糖负荷后各时点血糖的动态变化,了解机体对葡萄糖的利用和耐受情况,是诊断糖尿病和糖耐量低减的重要检查。①方法:空腹过夜 8 h 以上,于晨 6:00—8:00 时抽血测定空腹血糖,抽血后即饮用含 75 g 葡萄糖的溶液(75 g 葡萄糖溶于 250~300 mL,20~30 ℃的温开水中,3~5 min 内饮完),于饮葡萄糖水后 1 h、2 h 分别采血测定血糖。②判断标准:成人服 75 g 葡萄糖后 2 h 血糖≥11.1 mmol/L可诊断为糖尿病。血糖在7~11.1 mmol/L为葡萄糖耐量减少(impaired glucose tolerance ,IGT)。

要熟知本试验方法,并注意以下影响因素。①饮食因素:试验前 3 d 要求饮食中含糖量每日不少于150 g。②剧烈体力活动:在服糖前进行剧烈体力活动可使血糖升高,服糖后进行剧烈活动可致低血糖反应。③精神因素:情绪剧烈变化可使血糖升高。④药物因素影响:如避孕药、心得安(普萘洛尔)等应在试验前 3 d 停药。此外,采血时间要准确,要及时观察患者的反应。

5.馒头餐试验

本试验原理同 OGTT,主要是对已明确诊断的糖尿病患者,须了解其对定量糖负荷后的耐受程度时选用。也可适用于不适应口服葡萄糖液的患者。准备一个 100 g 的馒头,其中含碳化合物的量约等于75 g葡萄糖;抽取空腹血后食用,10 min 内吃完,从吃第一口开始计算时间,分别是于食后 1 h、2 h 采血测定血糖。结果判断同 OGTT。

(二)尿糖

检查尿糖是诊断糖尿病最简单的方法,正常人每日仅有极少量葡萄糖从尿中排出(小于100 mg/d),一般检测方法不能测出。如果每日尿中排糖量大于 150 mg 则可测出。但除葡萄糖外,果糖、乳糖或尿中一些还原性物质(如吗啡、水杨酸类、水合氯醛、氨基比林、尿酸等)都可发生尿糖阳性。尿糖含量的多少除反映血糖水平外,还受到肾糖阈的影响,故对尿糖结果的判定要综合分析。下面是临床常用的尿糖测定的方法。

1.定性测定

定性测定为较粗糙的尿糖测定方法,依尿糖含量的高低,分为 5 个等级(表 7-1)。因检测方便,易于被患者接受。常用班氏试剂检测法:试管内滴班氏试剂 20 滴加尿液 2 滴煮沸冷却,观察尿液的颜色以判断结果。近年来尿糖试纸亦被广泛应用,为患者提供了方便。

表 7-1　尿糖定性结果

颜色	定性	定量/(g/dl)
蓝色	0	0
绿色	+<	0.5
黄色	++	0.5~1
橘红	+++	1~2
砖红	++++	>2

2.随机尿糖测定

随机尿糖测定常作为粗筛检查。随机留取尿液测定尿糖,其结果反映测定前末次排尿后至测定时这一段时间所排尿中的含糖量。

3.次尿糖测定

次尿糖测定也称即刻尿糖测定。方法是在准备测定前先将膀胱内原有尿液排尽,适量(200 mL)饮水,30 min后再留尿测定尿糖,此结果反映了测定当时尿中含糖量,常作为了解餐前血糖水平的间接指标。常用于新入院或首次使用胰岛素的患者和糖尿病酮症酸中毒患者抢救时,可根据三餐前及睡前四次尿糖定性结果,推测患者即时血糖水平,以利于随时调整胰岛素的用量。

4.分段尿糖测定

将每日(24 h)按三餐进食,睡眠分为 4 个阶段,测定每个阶段尿中的排糖情况及尿量,间接了解机体在三餐进餐后及夜间空腹状态下的血糖变化情况,作为调整饮食及治疗药物用量的观察指标。方法为按 4 段时间分别收集各阶段时间内的全部尿液,测量各段尿量并记录,分别留取四段尿标本 10 mL 测定尿糖。第 1 段:早餐后至午餐前(7:00—11:00);第 2 段:午餐后至晚餐前(11:00—17:00);第 3 段:晚餐后至睡前(17:00—22:00);第 4 段:入睡后至次日早餐前(22:00—次日 7:00)。

5.尿糖定量测定

尿糖定量测定指单位时间内排出尿糖的定量测定。通常计算 24 h 尿的排糖量。此项检查是对糖尿病患者病情及治疗效果观察的一个重要指标。方法如下:留取 24 h 全部尿液并收集于一个储尿器内,测量总量并记录,留取 10 mL 送检,余尿弃之。或从已留取的 4 段尿标本中用滴管依各段尿量按比例(50 mL取 1 滴)吸取尿液,混匀送检即可。经葡萄糖氧化酶法测定每100 mL 尿液中含糖量,结果乘以全天尿量(毫升数),再除以 100,即为检查日 24 h 排糖总量。

七、饮食治疗护理

饮食治疗是糖尿病治疗中最基本的措施。通过饮食控制,减轻胰岛 β 细胞负担,以求恢复或部分恢复胰岛的分泌功能,对于年老肥胖患者饮食治疗常常是主要或单一的治疗方法。

(一)饮食细算法

1.计算出患者的理想体重

身高(cm)－105＝体重(kg)。

2.饮食总热卡的估计

根据理想体重和工作性质,估计每日所需总热量。

儿童、孕妇、乳母、营养不良及消瘦者、伴有消耗性疾病者应酌情增加;肥胖者酌减,使患者体重逐渐下降到正常体重±5 ％。

3.食物中糖、蛋白质、脂肪的分配比例

蛋白质按成人每日每千克体重$(1\sim1.5)\times10^{-3}$kg 计算,脂肪每日每千克体重$(0.6\sim1)\times10^{-3}$kg,从总热量中减去蛋白质和脂肪所供热量,余下的则为糖所提供的热量。总括来说:糖类占饮食总热量的50 ％～60 ％,蛋白质占 12 ％～15 ％,脂肪约占 30 ％。但近来有实验证明,在总热卡不变的情况下,增加糖供热卡的比例,即糖类占热卡的 60 ％～65 ％,对糖尿病的控制有利。此外,在糖类食物中,以高纤维碳水化合物更为有利。

4.热卡分布

三餐热量分布约 1/5、2/5、2/5 或 1/3、1/3、1/3,亦可按饮食习惯和病情予以调整,如可以分为四餐等。

(二)饮食粗算法

(1)肥胖患者,每日主食 4～6 两(200～300 g),副食中蛋白质 30～60 g,脂肪 25 g。

(2)体重在正常范围者:轻体力劳动,每日主食 250～400 g;重体力劳动,每日主食 400～500 g。

(三)注意事项

(1)首先向患者阐明饮食治疗的目的和要求,使患者自觉遵守医嘱按规定进食。

(2)应严格定时进食,对于使用胰岛素治疗的患者,尤应注意。如因故不能进食,餐前应暂停注射胰岛素,注射胰岛素后,要定时进食。

(3)除三餐主食外,糖尿病患者不宜食用糖和糕点、甜食。水果含糖量多,病情控制不好时应禁止食用;病情控制较好,可少量食用。医护人员应劝说患者亲友不送其他食物,并要检查每次进餐情况,核对数量是否符合要求,患者是否按量进食。

(4)患者需甜食时,一般食用糖精或木糖醇或其他代糖品。

(5)控制饮食的关键在于控制总热量。在治疗开始,患者会因饮食控制而出现易饥的感觉,此时可增加蔬菜,豆制品等副食。在蔬菜中碳水化合物含量少于 5 ％的有南瓜、青蒜、小白菜、油菜、菠菜、西红柿、冬瓜、黄瓜、芹菜、大白菜、茄子、卷心菜、茭白、韭菜、丝瓜、倭瓜等。豆制品含碳水化合物为 1 ％～3 ％的有豆浆、豆腐,含 4 ％～6 ％的有豆腐干等,均可食用。

(6)在总热量不变的原则下,凡增加一种食物应同时相应减去其他食物,以保证平衡。指导患者熟悉并灵活掌握食品热量交换表。

(7)定期测量体重,一般每周 1 次。定期监测血糖、尿糖变化,观察饮食控制效果。

(8)当患者腹泻或饮食锐减时,要警惕腹泻诱发的糖尿病急性并发症,同时也应注意有无电解质失衡,必要时给予输液以免过度脱水。

八、运动疗法护理

(一)运动的目的

运动能促进血液循环中的葡萄糖与游离脂肪酸的利用,降低血糖、甘油三酯,增加人体对胰岛素的敏感性,使胰岛素与受体的结合率增加。尤其对肥胖的糖尿病患者来说,运动既可减轻体重、降低血压;又能改善机体的异常代谢状况,改善血液循环与肌肉张力;增强体力,同时还能减轻患者的压力和紧张性。

(二)运动方式

最好做有氧运动,如散步、跑步、骑自行车、做广播操、游泳、爬山、打太极拳、打羽毛球、滑冰、划船等。其中步行安全简便,容易坚持,可作为首选的锻炼方式。如步行 30 min 约消耗能量0.4 J,如每日坚持步行 30 min,1 年内可减轻体重 4 kg。骑自行车每小时消耗 1.2 J,游泳每小时消耗 1.2 J,跳舞每小时消耗1.21 J,球类活动每小时消耗 1.6～2.0 J。

(三)运动时间

2 型糖尿病患者运动时肌肉利用葡萄糖增多、血糖明显下降,但不易出现低血糖。因此,2 型糖尿病患者什么时候进行运动无严格限制。1 型糖尿病患者在餐后 0.5～1.5 h 运动较为合适,可使血糖下降。

(四)注意事项

(1)在运动前,首先请医师评估糖尿病的控制情况,有无增殖性视网膜病变、肾病和心血管病变。有微血管病变的糖尿病患者,在运动时最大心率应限制在同年龄正常人最大心率的80 %～85 %,血压升高不要超过 26.6/13.8 kPa,晚期病变者,应限于快步走路或轻体力活动。

(2)采用适中的运动量,逐渐增加,循序渐进。

(3)不在胰岛素作用高峰时间运动,以免发生低血糖。

(4)运动肢体注射胰岛素,可使胰岛素吸收加快,患者应予注意。

(5)注意运动诱发的迟发性低血糖,可在运动停止后数小时发生。

(6)制订运动计划,患者持之以恒,不要随便中断,但要避免过度运动,反而使病情加重。

九、口服降糖药物治疗护理

口服降糖药主要有磺脲类和双胍类,是治疗大多数 2 型糖尿病的有效药物。

(一)磺脲类

磺脲类包括 D860、优降糖、达美康、美吡哒、克糖利(格列波脲)、糖适平等。

1.作用机制

磺脲类药物的作用机制主要是刺激胰岛 β 细胞释放胰岛素,还可以减少肝糖原输出,增加周围组织对糖的利用。

2.适应证与禁忌证

磺脲类药物只适用于胰岛 β 细胞有分泌胰岛素功能者。①2 型糖尿病的轻、中度患者。②单纯饮食治疗无效的 2 型糖尿病。③1 型和重度糖尿病,有酮症史或出现严重的并发症,以及肝、肾疾患和对磺脲类药物过敏者均不宜使用。

3.服药观察事项

(1)磺脲类药物,尤其是优降糖,用药剂量过大时,可发生低血糖反应,甚至低血糖昏迷,如果患者伴有肝、肾功能不全或同时服用一些可以延长磺脲类药物作用时间的药物,如心得安、苯妥英钠、水杨酸制剂等,都可能促进低血糖反应出现。

(2)胃肠道反应,如恶心、厌食、腹泻等。出现这些不良反应时,服用制酸剂可以使症状减轻。

(3)出现较少的不良反应如变态反应,表现为皮肤红斑、荨麻疹。

(4)发生粒细胞减少、血小板减少、全血细胞减少和溶血性贫血。这些症状常出现在用药6~8周后,出现这些症状或不良反应时,应及时停药和予以相应处理。

(二)双胍类

常用药物有降糖片(二甲双胍)。降糖灵(苯乙双胍)现已少用。

1.作用机制

双胍类降糖药可增加外周组织对葡萄糖的利用,减少糖原异生,使肝糖原输出下降,也可通过抑制肠道吸收葡萄糖、氨基酸、脂肪、胆固醇来发挥作用。

2.适应证

(1)主要用于治疗2型糖尿病中经饮食控制失败者。

(2)肥胖需减重但又难控制饮食者。

(3)1型糖尿病用胰岛素后血糖不稳定者可加服降糖片。

(4)已试用磺脲类药物或已加用运动治疗失效时。

3.禁忌证

(1)凡肝肾功能不好、低血容量等患者用此药物易引发乳酸性酸中毒。

(2)1型糖尿病者不能单用此药。

(3)有严重糖尿病并发症者。

4.服药观察事项

服用本药易发生胃肠道反应,因有效剂量与发生不良反应剂量很接近,常见胃肠症状有厌食、恶心、呕吐、腹胀、腹泻等;多发生在用药2d内,易致体重下降,故消瘦者慎用。双胍类药物可抑制维生素 B_{12} 吸收,导致维生素 B_{12} 缺乏;可引起乳酸性酸中毒;长期服用可致嗜睡、头昏、倦怠、乏力。

十、胰岛素治疗护理

胰岛素能加速糖利用,抑制糖原异生以降低血糖,并改善脂肪和蛋白质代谢,目前使用的胰岛素制剂是从家畜(牛、猪)或鱼的胰腺制取的,现已有人工基因重组合成的人胰岛素也常被使用,如诺和灵、优泌林等。因胰岛素是一种蛋白质,口服后易被消化酶破坏而失效,故需用注射法给药。

(一)适应证

1型糖尿病患者;重型消瘦型;糖尿病急性并发症或有严重心、肾、眼并发症的糖尿病;饮食控制或口服降糖药不能控制病情时;外科大手术前后;妊娠期、分娩期。

（二）制剂类型

可分为速（短）效、中效和长效三种。这三种均可经皮下或肌内注射，而仅短效胰岛素可作静脉注射用。

（三）注意事项

（1）胰岛素的保存：长效及中效胰岛素在 5 ℃环境中可放置 3 年效价不变，而普通胰岛素（regular insulin，RI）在 5 ℃环境中放置 3 个月后效价稍减。一般而言，中效及长效胰岛素比 RI 稳定。胰岛素在使用时放在室温中 1 个月效价不会改变。胰岛素不能冰冻，温度太低可使胰岛素变性。在使用前应注意观察，如发现有异样或结成小粒的情况应弃之不用。

（2）注射胰岛素剂量需准确，用 1 mL 注射器抽吸。要注意剂量换算，有的胰岛素 1 mL 内含 40 U，也有含 80 U、100 U 的，必须分清，注意不要把 U 误认为 mL。

（3）使用时注意胰岛素的有效期，各种胰岛素出厂后有效期多为 2 年，过期胰岛素影响效价。

（4）用具和消毒：1 mL 玻璃注射器及针头用高压蒸气消毒最为理想，在家庭中可采用 75 ％乙醇浸泡法，每周用水煮沸 15 min。现多采用一次性注射器、笔式胰岛素注射器等。

（5）混合胰岛素的抽吸：普通胰岛素（RI）和鱼精蛋白锌胰岛素（PZI）同时注射时，要先抽 RI，后抽 PZI 并充分混匀，因为 RI 是酸性，其溶液不含酸碱缓冲液，而 PZI 则含缓冲液，若先抽 PZI 则可能使 RI 因 pH 改变而变性；反之，如果把小量 RI 混至 PZI 中，因 PZI 有缓冲液，对 pH 的影响不大。另外 RI 与 PZI 混合后，在混合液中 RI 的含量减少，而 PZI 含量增加，这是因为 PZI 里面所含鱼精蛋白锌只有一部分和胰岛素结合，一部分没有结合，当 RI 与其混合后，没有结合的一部分能和加入的 RI 结合，使其变成 PZI。大约1 U 可结合 0.5 U 也有人认为可以结合 1 U。

（6）注射部位的选择与轮替：胰岛素采用皮下注射法，宜选择皮肤疏松部位，如上臂三角肌、臀大肌、股部、腹部等，若患者自己注射以股部和腹部最方便。注射部位要有计划地轮替进行（左肩－右肩－左股－右股－左臀－右臀－腹部－左肩），针眼之间应间隔 1.5～2 cm，1 周内不要在同一部位注射 2 次。以免形成局部硬结，影响药物的吸收及疗效。

（7）经常运动的部位胰岛素吸收太快，应避免注射。吸收速度依注射部位而定，如普通胰岛素（RI）注射于三角肌后吸收速度快于大腿前侧，大腿、腹部注射又快于臀部。

（8）餐前 15～30 min 注射胰岛素，严格要求患者按时就餐，注射时间与进餐时间要密切配合好，防止低血糖反应的发生。

（9）各种原因引起的食欲减退、进食量少或因胃肠道疾病呕吐、腹泻，而未及时减少胰岛素用量，都可引起低血糖，因此注射前要注意患者的病情变化，询问进食情况，如有异常，及时报告医师做相应处理。

（10）如从动物胰岛素改换成人胰岛素，则应减少剂量，大约减少 1/4 剂量。

（四）不良反应

1.低血糖反应

低血糖反应是最常见的不良反应，包括饥饿、头晕、软弱、心悸、出汗、脉速等，重者晕厥、昏迷、癫痫等。轻者进食饼干、糖水，重者静脉注射 50 ％的葡萄糖 20～40 mL。

2.变态反应

极少数人有变态反应,如荨麻疹、血管神经性水肿、紫癜等。可用抗组织胺类药物,重者需调换胰岛素剂型,或采用脱敏疗法。

3.胰岛素性水肿

胰岛素性水肿多在糖尿病控制不良,糖代谢显著失调经胰岛素治疗迅速得到控制时出现。表现为下肢轻度水肿直至全身性水肿,可自然消退。处理方法主要为给患者低盐饮食、限制水的摄入,必要时给予利尿剂。

4.局部反应

局部反应包括注射部位红肿、发痒、硬结、皮下脂肪萎缩等,多见于小儿与青年。预防可采用高纯度胰岛素制剂,注射部位轮替、胰岛素深部注射法。

十一、慢性并发症的护理

(一)感染

糖尿病患者因三大代谢紊乱,机体抵抗力下降,易发生各种感染,因此,需采取以下护理措施。

(1)加强皮肤护理:因高血糖及维生素 B 代谢紊乱,可致皮肤干燥、发痒;在酮症酸中毒时酮体自汗腺排出可刺激皮肤而致瘙痒。故须勤沐浴,以减轻瘙痒,避免因皮肤抓伤而引起感染,皮肤干燥者可涂擦羊毛脂保护。

(2)女性患者因尿糖刺激,外阴常瘙痒,必须每晚用温水清洗,尿后可用 4 ％硼酸液冲洗。

(3)对皮肤感觉障碍者,应避免任何刺激。避免用热水袋保暖,防止烫伤。

(4)每晚用温水泡脚,水温不宜过热,防止烫伤。穿宽松柔软鞋袜,修剪趾甲勿损伤皮肤,以免发生感染,形成糖尿病足。

(5)保持口腔卫生,坚持早晚刷牙、饭后漱口,酮症酸中毒患者口腔有烂苹果味,必须加强口腔护理。

(6)嘱患者预防呼吸系统感染,及时增减衣服,注意保暖,已有感染时,应及时治疗,预防并发肺炎。

(7)根据细菌感染的病变部位,进行针对性观察护理。如泌尿道感染时,要注意有无排尿困难、尿少、尿频、尿痛等症状,注意尿标本的收集,保持外阴部清洁;皮肤化脓感染时进行清洁、换药。

(二)糖尿病肾脏病变

糖尿病肾脏病变护理除积极控制高血糖外,主要是限制患者活动,给予低盐高蛋白饮食,对应用激素的患者,注意观察用药效果和不良反应。一旦出现肾衰,则需限制蛋白。由于肾衰竭,胰岛素灭活减弱,一些应用胰岛素治疗的患者,常因胰岛素未能及时调整而产生低血糖反应,甚至低血糖昏迷。

(三)神经病变

(1)密切观察病情,及早控制高血糖,以减轻或预防神经病变。

(2)对于因周围神经损害而剧烈疼痛者,除用止痛剂及大量维生素 B_1 外,要进行局部按摩和理疗,以改善血液循环。对于那些痛觉异常敏锐,不能接触皮肤,甚至接触被服亦难忍受者,要注意室内保暖,用支撑架支撑被褥,以避免接触引起的剧痛,并注意安慰患者,解除其烦恼。教会患者每日检查足部,预防糖尿病足的发生。

(3)如出现五更泻或膀胱收缩无力等自主神经症状,要注意勤换内裤、被褥,做好肛周清洁护理,防止损伤肛周皮肤。

(4)对膀胱收缩无力者,鼓励患者定时自行解小便和按压下腹部尽量排出残余尿,并要训练患者白天每 2~3 h 排尿一次,以弥补排尿感缺乏造成的不足。尿潴留明显须导尿时应严格无菌技术操作,采用闭式引流,每日用 1∶5 000 呋喃西林液冲洗膀胱,病情允许时尽早拔尿管。

(5)颅神经损害者,依不同病变部位采取不同的措施,如面神经损害影响眼睛不能闭合时,应注意保护眼睛,定期涂眼膏、戴眼罩。第Ⅸ、Ⅹ对颅神经损害进食困难者,应鼻饲流质饮食、维持营养,并防止吸入性肺炎、口腔炎及化脓性腮腺炎的发生。

(四)糖尿病足

1.原因

因糖尿病引起神经功能缺损及循环障碍,引起下肢及足部缺血、疼痛、麻木、感觉异常,即为糖尿病足。40 岁以上糖尿病患者或糖尿病病史 10 年以上者,糖尿病足的发病率明显增高。

2.糖尿病足的危险信号

(1)吸烟者,因为吸烟可使循环障碍加重。

(2)末梢神经感觉丧失及末梢动脉搏动减弱或消失者。

(3)足的畸形,如高足弓爪形趾者。

(4)有足部溃疡或截肢史者。

3.护理措施

(1)每日检查足部是否有水泡、裂口、擦伤及其他异常改变。如发现有皮肤发红、肿胀或脓肿等感染征象时,应立即到医院治疗。

(2)每日晚上用温水(低于 40 ℃)及软皂洗足,用柔软而吸水性强的毛巾,轻柔地将脚擦干。然后用羊毛脂或植物油涂抹并按摩足部皮肤,以保护皮肤的柔软性,防止干燥。

(3)如为汗脚者,可放少许滑石粉于趾间、鞋里及袜中。

(4)勿赤足行走,以免足部受伤。

(5)严禁使用强烈的消毒药物,如碘酒等,避免使用侵蚀性药物抹擦鸡眼和胼胝。

(6)为防止烫伤足,禁用热水袋、电热毯及其他热源温暖足部。可通过多穿袜子、穿护脚套等保暖。但不要有松紧带,以免妨碍血液循环。

(7)足部变形者应选择质地柔软、透气性好,鞋头宽大的运动鞋或软底布鞋。

(8)每日做小腿和足部运动,以改善血液循环。

(9)若趾甲干脆,可用 1 ‰ 的硼砂温水浸泡半小时,以软化趾甲。

(10)指导患者每日检查并按摩双脚,注意足部皮肤颜色、完整性、表面温度及感染征象等。

十二、急性并发症抢救护理

(一)酮症酸中毒

(1)按糖尿病及昏迷护理常规。

（2）密切观察体温、脉搏、呼吸、血压、神志及全身症状，尤其要注意呼吸的气味，深度和频度的改变。

（3）留好标本提供诊治依据：尽快留取好血糖，钾、钠、氯、二氧化碳结合力，肾功能，动脉血气分析，尿酮体等标本，及时送检。切勿在输液肢体抽取血标本，以免影响化验结果。

（4）患者入院后立即建立两条静脉通道，一条通道用于输入胰岛素，另一条通道主要用于大量补液及输入抗生素和碱性液体、电解质，以维持水电解质及酸碱平衡。

（5）采用小剂量胰岛素疗法，按胰岛素 4～10 U/h，如 24 U 胰岛素加入 1 000 mL 生理盐水中静脉滴注，调整好输液速度，即 250 mL/h，70 滴/min 左右，最好使用输液泵调节。

（6）禁食，待患者神志清醒后改为糖尿病半流或普食。

（7）做好基础护理，预防皮肤、口腔、肺部及泌尿系感染等并发症。

（二）低血糖

（1）首先了解胰岛素治疗情况，根据低血糖临床表现做出正确判断（与低血糖昏迷鉴别）。

（2）立即测定血糖浓度。

（3）休息与补糖：低血糖发作时卧床休息，轻者食用少量馒头、饼干等食物，重者（血糖低于 2.7 mmol/L）立即口服或静脉注射 50 ％葡萄糖 40～60 mL。

（4）心理护理：对神志清楚者，给予精神安慰，嘱其勿紧张，主动配合治疗。

（三）高渗非酮性昏迷

（1）按糖尿病及昏迷护理常规。

（2）严密观察患者神志、精神、体温、脉搏、呼吸、血压、瞳孔等变化。

（3）入院后立即采集血糖、乳酸、二氧化碳结合力、血 pH、K^+、Na^+、Cl^- 及血、尿渗透压标本送检，并注意观察其结果，及时提供诊断治疗依据。

（4）立即建立静脉通道，做好补液护理，补液内容应依据所测得的血生化指标参数，正确选择输液种类。无血压下降者遵医嘱静脉滴注低渗盐水（0.45 ％～0.6 ％），输入时速度宜慢，谨防发生静脉内溶血及血压下降，注意观察血压、血钠、血糖情况。小剂量应用胰岛素，在血糖稳步下降的同时，严密观察患者有无低血糖的症状，一旦发现应及时与医师联系进行处理。补钾时，注意液体勿渗出血管外，以免血管周围组织坏死。

（5）按昏迷护理常规，做好基础护理。

第三节　尿崩症

尿崩症（diabetes insipidus，DI）是指精氨酸升压素（arginine vasopressin，AVP）［抗利尿激素（ADH）］严重缺乏或部分缺乏（中枢性尿崩症），以及肾脏对 AVP 不敏感，致肾远曲小管和集合管对水的重吸收减少（肾性尿崩症），从而引起多尿、烦渴、多饮与低密度尿为特征的一组综合征。健康成年人每日尿量 1.5 L 左右。任何情况使 ADH 分泌不足或不能释放，或肾脏对 ADH 不反应都可使尿液无法浓缩而有多尿，随之有多饮。尿崩症可发生于任何年龄，但以青少年为多见。男性多于女性，男女之比为 2∶1。

一、病因分类

(一)中枢性尿崩症

任何导致 AVP 合成、分泌与释放受损的情况都可引起本症的发生,中枢性尿崩症的病因有原发性、继发性与遗传性三种。

1.原发性

原发性中枢性尿崩症病因不明者占 1/3～1/2。此型患者的下丘脑视上核与室旁核内神经元数目减少,Nissil 颗粒耗尽,AVP 合成酶缺陷,神经垂体缩小。

2.继发性

中枢性尿崩症可继发于下列原因导致的下丘脑-神经垂体系统损害,如颅脑外伤或手术后、肿瘤等;感染性疾病,如结核、梅毒、脑炎等;浸润性疾病,如结节病、肉芽肿病;脑血管病变,如血管瘤;自身免疫性疾病,有人发现患者血中存在针对下丘脑 AVP 细胞的自身抗体;Sheehan 综合征等。

3.遗传性

本病一般症状轻,可无明显多饮多尿。临床症状包括尿崩症、糖尿病、视神经萎缩和耳聋,是一种常染色体隐性遗传疾病,常为家族性,患者从小多尿,本症可能为渗透压感受器缺陷所致。

(二)肾性尿崩症

肾脏对 AVP 产生反应的各个环节受到损害导致肾性尿崩症,病因有遗传性与继发性两种。

1.遗传性

呈 X 连锁隐性遗传方式,由女性遗传,男性发病,多为家族性。近年已把肾性尿崩症基因,即 G 蛋白耦联的 AVP-V2R 基因精确定位于 X 染色体长臂端粒 Xq28 带上。

2.继发性

肾性尿崩症可继发于多种疾病导致的肾小管损害,如慢性肾盂肾炎、阻塞性尿路疾病、肾小管性酸中毒、肾小管坏死、淀粉样变、骨髓瘤、肾脏移植与氮质血症。代谢紊乱如低钾血症、高钙血症也可导致肾性尿崩症。多种药物可致肾性尿崩症,如庆大霉素、头孢唑林、诺氟沙星、阿米卡星、链霉素、大剂量地塞米松、过期四环素、碳酸锂等。应用碳酸锂的患者中 20％～40％可致肾性尿崩症,其机制可能是锂盐导致了细胞 cAMP 生成障碍,干扰肾脏对水的重吸收。

二、诊断要点

(一)临床特征

(1)大量低密度尿,尿量超过 3 L/d。

(2)因鞍区肿瘤过大或向外扩展,常有蝶鞍周围神经组织受压表现,如视力减退、视野缺失。

(3)有渴觉障碍者,可出现脱水、高钠血症、高渗状态、发热、抽搐等,甚至出现脑血管意外。

(二)实验室检查

(1)尿渗透压:50～200 mmol/L,明显低于血浆渗透压,血浆渗透压可高于 300 mmol/L(正常参考值为 280～295 mmol/L)。

(2)血浆抗利尿激素值:降低(正常基础值为 1～1.5 pg/mL),尤其是禁水和滴注高渗盐水时仍不能升高,提示垂体抗利尿激素储备能力降低。

(3)禁水试验:最常用的诊断垂体性尿崩症的功能试验。

方法:试验前测体重、血压、尿量、尿密度、尿渗透压。以后每 2 h 排尿,测尿量、尿密度、尿渗透压、体重、血压等,至尿量无变化、尿密度及尿渗透压持续两次不再上升为止。抽血测定血浆渗透压,并皮下注射抗利尿激素(水剂)5U,每小时再收集尿量,测尿密度、尿渗透压 1～2 次。一般需禁水 8 h 以上。如有血压下降、体重减轻 3 kg 以上,应终止试验。

三、鉴别要点

(一)精神性多饮性多尿

精神性多饮性多尿有精神刺激史,主要表现为烦渴、多饮、多尿、低密度尿,与尿崩症极相似,但 AVP 并不缺乏,禁水试验后尿量减少,尿密度增高,尿渗透压上升,注射加压素后尿渗透压和尿密度变化不明显。

(二)糖尿病多饮多尿

糖尿病为高渗性利尿,尿糖阳性,尿密度高,血糖高。

(三)高钙血症

甲旁亢危象时血钙增高。尿钙增高,肾小管对抗利尿激素反应下降,产生多饮多尿,亦是高渗利尿,尿密度增高。

(四)其他

其他鉴别要点如慢性肾功能不全、肾上腺皮质功能减退。

四、规范化治疗

(一)中枢性尿崩症

1.病因治疗

针对各种不同的病因积极治疗有关疾病,以改善继发于此类疾病的尿崩症病情。

2.药物治疗

轻度尿崩症患者仅需多饮水,如长期多尿,每日尿量＞4000 mL,因可能造成肾脏损害而致肾性尿崩症,需要药物治疗。

(1)抗利尿激素制剂。①1-脱氨-8-右旋精氨酸血管加压素(DDAVP):目前治疗尿崩症的首选药物,可由鼻黏膜吸入,每日 2 次,每次 10～20 μg(儿童患者为每次 5 μg,每日 1 次),肌内注射制剂每毫升含4 μg,每日 1～2 次,每次 1～4 μg(儿童患者每次 0.2～1 μg)。②长效尿崩停针(鞣酸加压素油剂注射液):每毫升油剂注射液含 5U,从 0.1 mL 开始肌内注射,必要时可加至 0.2～0.5 mL。疗效持续 5～7 d。长期应用 2 年左右可因产生抗体而减效,过量则可引起水潴留,导致水中毒。故应视病情从小剂量开始,逐渐调整用药剂量与间隔时间。③粉剂尿崩停:每次吸入 20～50 mg,每 4～6 h 1 次。长期应用可致萎缩性鼻炎,影响吸收或过敏而引起支气管痉挛,疗效亦减弱。④赖氨酸血管加压素粉剂(尿崩灵):人工合成粉剂,由鼻黏膜吸入,疗效持续 3～5 h,每日吸入 2～3 次。长期应用亦可发生萎缩性鼻炎。⑤神经垂体素水剂:每次 5～10 μg,每日 2～3 次,皮下注射。作用时间短,适用于一般尿崩症,注射后有头痛、恶心、呕吐及腹痛不适等症状,故多数患者不能坚持用药。⑥抗利尿素纸片:每片含 AVP 10 μg,可于白天或睡前舌下含化,使用方便,有一定的疗效。⑦神经垂体素喷雾剂:赖氨酸血管加压素与精氨酸血管加压素均有此制剂,疗效与粉剂相当,久用亦可致萎缩性鼻炎。

（2）口服治疗尿崩症的药物。①氢氯噻嗪：小儿每日 2 mg/kg，成人每次 25 mg，每日 3 次，或 50 mg，每日 2 次，服药过程中应限制钠盐摄入，同时应补充钾（每日 60 mg 氯化钾）。②氯磺丙脲：每次 0.125～0.25 g，每日 1～2 次，一般每日剂量不超过 0.5 g。服药 24 h 后开始起作用，四日后出现最大作用，单次服药 72 h 后恢复疗前情况。③氯贝丁酯：用量为每次 0.5～0.75 g，每日 3 次，24～48 h 迅速起效，可使尿量下降，尿渗透压上升。④卡马西平：抗癫痫药物，其抗尿崩作用机制大致同氯磺丙脲，用量每次 0.2 g，每日 2～3 次，作用迅速，尿量可减至 2 000～3 000 mL，不良反应为头痛、恶心、疲乏、眩晕、肝损害与白细胞减低等。⑤吲达帕胺：利尿、降压药物，其抗尿崩作用机制可能类似于氢氯噻嗪。用量为每次 2.5～5 mg，每日 1～2 次。用药期间应监测血钾变化。

（二）肾性尿崩症

肾性尿崩症是由药物引起或代谢紊乱所致的肾性尿崩症，只要停用药物，纠正代谢紊乱，就可以恢复正常。如果为家族性的，治疗相对困难，可限制钠盐摄入，应用噻嗪类利尿剂、前列腺素合成酶抑制剂（如吲哚美辛），上述治疗可将尿量减少 80 %。

五、护理措施

护理措施按内科及本系统疾病的一般护理常规。

（一）病情观察

（1）准确记录患者尿量、尿比重、饮水量，观察液体出入量是否平衡，以及体重变化。

（2）观察患者饮食情况，如食欲不振，以及便秘、发热、皮肤干燥、倦怠、睡眠不佳等症状。

（3）观察脱水症状，如头痛、恶心、呕吐、胸闷、虚脱、昏迷。

（二）对症护理

（1）对于多尿、多饮者应给予扶助与预防脱水，根据患者的需要供应水。

（2）测尿量、饮水量、体重，从而监测液体出入量，正确记录，并观察尿色、尿比重等及电解质、血渗透压情况。

（3）患者因夜间多尿而失眠、疲劳及精神焦虑等，应给予护理照料。

（4）注意患者出现的脱水症状，一旦发现要尽早补液。

（5）保持皮肤、黏膜的清洁。

（6）有便秘倾向者及早预防。

（7）药物治疗及检查时，应注意观察疗效及不良反应，嘱患者准确用药。

（三）一般护理

（1）患者夜间多尿，白天容易疲倦，要注意保持安静舒适的环境。

（2）在患者身边经常备足温开水。

（3）定时测血压、体温、脉搏、呼吸及体重，以了解其病情变化。

（四）健康指导

（1）患者由于多尿、多饮，要嘱患者在身边备足温开水。

（2）注意预防感染，尽量休息，适当活动。

（3）指导患者记录尿量及体重变化。

（4）准确遵医嘱给药，不得自行停药。

（5）门诊定期随访。

第四节　肥　胖　症

肥胖症指体内脂肪堆积过多和(或)分布异常、体重增加,是包括遗传和环境因素在内的多种因素相互作用所引起的慢性代谢性疾病。肥胖症分单纯性肥胖症和继发性肥胖症两大类。临床上无明显内分泌及代谢性病因所致的肥胖症,称单纯性肥胖症。若作为某些疾病的临床表现之一,称为继发性肥胖症;约占肥胖症的1％。据估计,在西方国家成年人中,约有半数人超重和肥胖。我国肥胖症患病率也迅速上升,据《中国居民营养与健康现状》(2004年)中报道,我国成人超重率为22.8％,肥胖率为7.1％。肥胖症已成为重要的世界性健康问题之一。

一、病因与发病机制

本病病因未明,被认为是包括遗传和环境因素在内的多种因素相互作用的结果。总的来说,脂肪的积聚是由于摄入的能量超过消耗的能量。

(一)遗传因素

肥胖症有家族聚集倾向,但遗传基础未明,也不能排除共同饮食、活动习惯的影响。

(二)中枢神经系统

体重受神经系统和内分泌系统双重调节,最终影响能量摄取和消耗的效应器官而发挥作用。

(三)内分泌系统

肥胖症患者均存在血中胰岛素升高情况,高胰岛素血症可引起多食和肥胖。

(四)环境因素

通过饮食习惯和生活方式的改变,如作息生活方式、体育运动少、体力活动不足使能量消耗减少,进食多、喜甜食或油腻食物,使摄入能量增多。

(五)其他因素

1.与棕色脂肪组织(brown adipose tissue,BAT)功能异常有关

肥胖症可能是棕色脂肪组织产热代谢功能低下,能量消耗减少所致。

2.肥胖症与生长因素有关

幼年起病者多为增生型或增生肥大型,肥胖程度较重,且不易控制;成年起病者多为肥大型。

3.调定点说

肥胖者的调定点较高,具体机制仍未明了。

二、临床表现

肥胖症可见于任何年龄,女性较多见,多进食过多和(或)运动不足,且有肥胖家族史。引起肥胖症的病因不同,其临床表现也不相同。

(一)体型变化

脂肪堆积是肥胖的基本表现。脂肪组织分布存在性别差异,通常男性型主要分布在腰部以上,以颈项部、躯干部为主,称为苹果形。女性型主要分布在腰部以下,以下腹部、臀部、大腿部为主,称为梨形。

(二)心血管疾病

肥胖患者血容量、心排血量均较非肥胖者增加而加重心脏负担,引起左心室肥厚、扩大;心肌脂肪沉积导致心肌劳损,易发生心力衰竭。由于静脉回流障碍,患者易发生下肢静脉曲张、栓塞性静脉炎和静脉血栓形。

(三)内分泌与代谢紊乱

本病常有高胰岛素血症、动脉粥样硬化、冠心病等表现,且糖尿病发生率明显高于非肥胖者。

(四)消化系统疾病

胆石症、胆囊炎发病率高,慢性消化不良、脂肪肝、轻至中度肝功能异常较常见。

(五)呼吸系统疾病

胸壁肥厚,腹部脂肪堆积,腹内压增高、横膈升高而降低肺活量,引起呼吸困难。严重者导致缺氧、发绀、高碳酸血症,可发生肺动脉高压和心力衰竭,还可引起睡眠呼吸暂停综合征及睡眠窒息。

(六)其他

本病的其他临床表现包括:恶性肿瘤发生率升高,如女性子宫内膜癌、乳腺癌,男性结肠癌、直肠癌、前列腺癌发生率均升高;因长期负重易发生腰背及关节疼痛;皮肤皱褶易发生皮炎、擦烂、并发化脓性或真菌感染。

三、医学检查

肥胖症的评估包括测量身体肥胖程度、体脂总量和脂肪分布,其中后者对预测心血管疾病危险性更为准确。常用测量方法如下。

(一)体重指数(body mass index,BMI)

测量身体肥胖程度,BMI=体重(kg)/身高(m)^2,是诊断肥胖症最重要的指标。我国成年人 BMI 值≥24 为超重,≥28 为肥胖。

(二)腰围(waist circumference,WC)

目前认为,诊断肥胖症时测定腰围更为简单可靠,是诊断腹部脂肪积聚最重要的临床指标。WHO 建议男性 WC>94 cm、女性 WC>80 cm 为肥胖。中国肥胖问题工作组建议,我国成年男性 WC≥85 cm、女性 WC≥80 cm 为腹部脂肪积蓄的诊断界限。

(三)腰臀比(waist-to-hip ratio,WHR)

腰臀比反映脂肪分布。腰围测量髂前上棘和第 12 肋下缘连线的中点水平,臀围测量环绕臀部的骨盆最突出点的周径。成人 WHR 男性<0.90,女性<0.85,超过此值为中央性(腹内型或内脏型)肥胖。

(四)CT 或 MRI

CT 或 MRI 计算皮下脂肪厚度或内脏脂肪量。

(五)其他

身体密度测量法、生物电阻抗测定法、双能 X 射线吸收法(dual energy X-ray absorptiometry,DEXA)测定体脂总量等。

四、诊断要点

诊断要点目前国内外尚未统一。根据病史、临床表现和判断指标即可诊断。在确定肥胖后,应鉴别单纯性或继发性肥胖症,并注意肥胖症并非单纯体重增加。

五、治疗

治疗要点:减少热量摄取、增加热量消耗。

(一)行为治疗

教育患者采取健康的生活方式,改变饮食和运动习惯,并自觉地长期坚持。

(二)营养治疗

控制总进食量,采用低热卡、低脂肪饮食。帮助肥胖患者制订能为之接受、长期坚持下去的个体化饮食方案,使体重逐渐减轻到适当水平,再继续维持。

(三)体力活动和体育运动

体力活动和体育运动与医学营养治疗相结合,并嘱患者长期坚持,尽量创造多活动的机会、减少静坐时间,多步行。运动方式和运动量应适合患者具体情况,注意循序渐进,有心血管并发症和肺功能不好的患者必须更为慎重。

(四)药物治疗

长期用药可能产生药物不良反应及耐药性,因而选择药物必须十分慎重,减重药物应根据患者个体情况在医师指导下应用。

(五)外科治疗

外科治疗仅用于重度肥胖、减重失败,又有能通过体重减轻而改善的严重并发症者。对伴有糖尿病、高血压和心肺功能疾病的患者应给予相应监测和处理。可选择使用吸脂术、切脂术和各种减少食物吸收的手术,如空肠回肠分流术、胃气囊术、小胃手术或垂直结扎胃成形术等。

(六)继发性肥胖

继发性肥胖应针对病因进行治疗。

六、护理诊断/问题

(一)营养失调

营养失调与高于机体需要量与能量摄入和消耗失衡有关。

(二)身体意象紊乱

身体意象紊乱与肥胖对身体外形的影响有关。

(三)有感染的危险

感染危险与机体抵抗力下降有关。

七、护理措施

(一)安全与舒适管理

肥胖症患者应长期坚持体育锻炼,并多进行有氧运动,包括散步、慢跑、游泳、跳舞、太极拳、球类活动等,运动方式根据年龄、性别、体力、病情,以及有无并发症等情况确定。

1.评估患者的运动能力和喜好

帮助患者制订每日的活动计划并鼓励其实施,避免运动过度和过猛。

2.指导患者固定每日运动的时间

每次运动 30～60 min,包括前后 10 min 的热身及整理运动,持续运动 20 min 左右。如出现头昏、眩晕、胸闷或胸痛、呼吸困难、恶心、丧失肌肉控制能力等应停止活动。

(二)饮食护理

1.评估

评估患者肥胖症的发病原因,仔细询问患者单位时间内体重增加的情况、饮食习惯,了解患者每日进餐量及次数,进食后感觉和消化吸收情况,排便习惯。有无气急、行动困难、腰痛、便秘、怕热、多汗、头晕、心悸等伴随症状及其程度。是否存在影响摄食行为的精神心理因素。

2.制订饮食计划和目标

与患者共同制订适宜的饮食计划和减轻体重的具体目标,饮食计划应为患者能接受并能长期坚持的个体化方案,护士应监督和检查计划执行情况,使患者体重逐渐减轻(每周降低0.5～1 kg),直到理想水平并保持。

(1)热量的摄入:采用低热量、低脂肪饮食,控制每日总热量的摄入。

(2)采用混合的平衡饮食,合理分配营养比例,进食平衡饮食:饮食中蛋白质占总热量的15％～20％,碳水化合物占50％～55％,脂肪占30％以下。

(3)合理搭配饮食:饮食包含适量优质蛋白质、复合糖类(如谷类)、足量的新鲜蔬菜(400～500 g/d)和水果(100～200 g/d)、适量维生素及微量营养素。

(4)养成良好的饮食习惯:少食多餐、细嚼慢咽、蒸煮替代煎炸、粗细搭配、少脂肪多蔬菜、多饮水、停止夜食及饮酒、控制情绪化饮食。

(三)疾病监测

定期评估患者营养状况和体重的控制情况,观察其生命体征、睡眠、皮肤状况,动态观察实验室相关检查的变化。注意热量摄入过低可引起衰弱、脱发、抑郁、甚至心律失常,应严密观察并及时按医嘱处理。对于焦虑的患者,应观察焦虑感减轻的程度,有无焦虑的行为和语言表现;对于活动无耐力的患者,应观察活动耐力是否逐渐增加,能否耐受日常活动和一般性运动。

(四)用药护理

对使用药物辅助减肥者,应指导患者正确服用药物,并观察和处理药物的不良反应。①服用西布曲明患者可出现头痛、口干、畏食、失眠、便秘、心率加快、血压轻度升高等不良反应,故禁用于冠心病、充血性心力衰竭、心律失常和脑卒中的患者。②奥利司他主要不良反应为胃肠胀气、大便次数增多和脂肪便。由于粪便中含有脂肪多而呈烂便、脂肪泻、恶臭,肛门常有脂滴溢出而容易污染内裤,应指导患者及时更换,并注意肛周皮肤护理。

(五)心理护理

鼓励患者表达自己的感受;与患者讨论疾病的治疗及预后,增加其战胜疾病的信心;鼓励患者加强自身修养,提高自身的内在气质;及时发现患者情绪问题,及时疏导,对于重症者建议心理专科治疗。

八、健康指导

(一)预防疾病

加强患者的健康教育,特别是有肥胖家族史的儿童,妇女产后及绝经期、男性中年以上或病后恢复期尤应注意。说明肥胖对健康的危害,使其了解肥胖症与心血管疾病、高血压、糖尿病、血脂异常等密切相关。告知肥胖患者体重减轻 5 ％～10 ％,就能明显改善以上与肥胖相关的心血管病危险因素及并发症。

(二)管理疾病

向患者宣讲饮食、运动对减轻体重及健康的重要性,指导患者坚持运动,并养成良好的进食习惯。

(三)康复指导

运动要循序渐进并持之以恒,避免运动过度或过猛,避免单独运动;患者运动期间,不要过于严格控制饮食;运动时注意安全,且应有家属陪伴。

第八章　神经外科疾病的护理

第一节　颅脑损伤

颅脑损伤分为头皮损伤、颅骨损伤与脑损伤,三者可单独或合并存在。其发生率仅次于四肢损伤,占全身损伤的 15%～20%,常与身体其他部位的损伤复合存在,其致残率及致死率均居首位。常见于交通、工矿等事故,自然灾害、爆炸、火器伤、坠落、跌倒以及各种锐器、钝器对头部的伤害。颅脑损伤对预后起决定性作用的是脑损伤的程度及其处理效果。

一、头皮损伤

(一)解剖生理概要

头皮分为 5 层(图 8-1):由外及里依次为皮肤、皮下组织、帽状腱膜、帽状腱膜下层、骨膜层。其中浅部三层紧密连接,不易分离,深部两层之间连接疏松,较易分离。各层解剖特点如下:

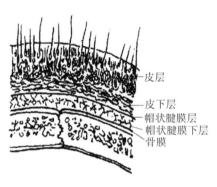

皮层
皮下层
帽状腱膜层
帽状腱膜下层
骨膜

图 8-1　头皮解剖

1.皮肤层

皮肤层厚而致密,内含大量汗腺、皮脂腺、毛囊,具有丰富的血管,外伤时易致出血。

2.皮下组织层

皮下组织层由致密的结缔组织和脂肪组织构成,前者交织成网状,内有血管、神经穿行。

3.帽状腱膜层

帽状腱膜层前连额肌,后连枕肌,两侧达颞肌筋膜,坚韧、富有张力。

4.帽状腱膜下层

帽状腱膜下层是位于帽状腱膜与骨膜之间的疏松结缔组织层,范围较广,前至眶上缘,后达上项线,其间隙内的静脉经导静脉与颅内静脉窦相通,是颅内感染和静脉窦栓塞的途径之一。

5.骨膜层

骨膜层是由致密结缔组织构成的,骨膜在颅缝处贴附紧密,其余部位贴附疏松,故骨膜下血肿易被局限。

头皮血液供应丰富,且动、静脉伴行,由颈内、外动脉的分支供血,左右各五支在颅顶汇集,各分支间有广泛的吻合支,其抗感染及愈合能力较强。

(二)分类与特点

头皮损伤是颅脑损伤中最常见的损伤,严重程度差别较大,可能是单纯损伤,也可能是合并颅骨及脑损伤。

1.头皮血肿

头皮血肿大多由钝器伤所致,按照血肿出现在头皮的层次分为以下3种。

(1)皮下血肿:血肿位于皮肤表层与帽状腱膜之间,因受皮下纤维隔限制,血肿体积小、张力高、压痛明显,有时因周围组织肿胀隆起,中央反而凹陷,易被误认为凹陷性颅骨骨折,需用颅骨X线片做鉴别。

(2)帽状腱膜下血肿:头部受到斜向暴力,头皮发生了剧烈滑动,撕裂该层间的导血管所致。由于该层组织疏松,出血易于扩散,严重时血肿边界可与帽状腱膜附着缘一致,覆盖整个穹隆部,蔓延至全头部,似戴一顶有波动的帽子。小儿及体弱者,可导致休克或贫血。

(3)骨膜下血肿:血肿因受到骨缝处骨膜牢固粘连的限制,多局限于某一颅骨范围内,多由颅骨骨折引起。

较小的头皮血肿,一般1～2周可自行吸收,无须特殊处理,早期可给予加压冷敷以减少出血和疼痛,24～48 h后改用热敷以促进血肿吸收,切忌用力揉搓。若血肿较大,则应在严格皮肤准备和消毒下,分次穿刺抽吸后加压包扎。处理头皮血肿同时,应警惕合并颅骨损伤及脑损伤的可能。

2.头皮裂伤

头皮裂伤多为锐器或钝器打击所致,是常见的开放性头皮损伤,由于头皮血管丰富,出血较多,可引起失血性休克。处理时须着重检查有无颅骨和脑损伤。头皮裂伤较浅时,因断裂血管受头皮纤维隔的牵拉,断端不能收缩,出血量反较帽状腱膜全层裂伤者多。现场急救可局部压迫止血,争取在24 h之内实施清创缝合。缝合前要检查伤口有无骨碎片及有无脑脊液或脑组织外溢。缝合前应剃净伤处头发,冲洗消毒伤口,实施清创缝合后,注射破伤风抗毒素。

3.头皮撕脱伤

头皮撕脱伤多因发辫受机械力牵拉,使大块头皮自帽状腱膜下层或连同骨膜一起被撕脱所致。可导致失血性或疼痛性休克。急救时,除加压包扎止血、防止休克外,应保留撕脱的头皮,避免污染,用无菌敷料包裹、隔水放置于有冰块的容器内,随伤员一同送往医院。手术应争取在伤后6～8 h内进行,清创植皮后,应保护植皮片不受压、不滑动,利于皮瓣成活。对于骨膜已撕脱者,在颅骨外板上多处钻孔达板障,待骨孔内肉芽组织生成后再行植皮。

二、颅骨损伤

颅骨骨折指颅骨受暴力作用致颅骨结构改变。颅骨骨折提示伤者受暴力较重,合并脑损伤概率较高。颅骨骨折不一定合并严重的脑损伤,没有骨折也可能合并脑损伤,其临床意义不在于骨折本身。颅骨骨折按骨折部位分为颅盖骨折和颅底骨折。按骨折形态分为线性骨折和凹陷性骨折。按骨折是否与外界相通分为开放性骨折与闭合性骨折。

(一)解剖生理概要

颅骨由颅盖和颅底构成,颅盖、颅底均有左右对称的骨质增厚部分,形成颅腔的坚强支架。

颅盖骨质坚实,由内、外骨板和板障构成。外板厚,内板较薄,内、外骨板表面均有骨膜覆盖,内骨膜也是硬脑膜外层,在颅骨的穹隆部,内骨膜与颅骨板结合不紧密,故颅顶部骨折时容易形成硬脑膜外血肿。

颅底骨面凹凸不平,厚薄不一,有两侧对称、大小不等的骨孔和裂隙,脑神经及血管由此出入颅腔。颅底被蝶骨嵴和岩骨嵴分为颅前窝、颅中窝和颅后窝。颅骨的气窦,如额窦、筛窦、蝶窦及乳突气房等均贴近颅底,气窦内壁与颅脑膜紧贴,颅底骨折越过气窦时,相邻硬脑膜常被撕裂,形成脑脊液外漏,易发生颅内感染。

(二)病因与发病机制

颅腔近似球体,颅骨有一定的弹性,有相当的抗压缩和抗牵张能力。颅骨受到暴力打击时,着力点局部可下陷变形,颅腔也可随之变形。当暴力强度大、受力面积小,颅骨多以局部变形为主,当受力点呈锥形内陷时,内板首先受到较大牵张力而折裂。此时若外力作用终止,则外板可弹回复位保持完整,仅造成内板骨折,骨折片可穿破硬脑膜造成局限性脑挫裂伤。如果外力继续存在,则外板也将随之折裂,形成凹陷性骨折或粉碎性骨折。当外力引起颅骨整体变形较重,受力面积又较大时,可不发生凹陷性骨折,而在较为薄弱的颞骨鳞部或颅底引发线性骨折,局部骨折线往往沿暴力作用的方向和颅骨脆弱部分延伸。当暴力直接打击在颅底平面上或暴力由脊柱上传时常引起颅底骨折。颅前窝损伤时可能累及的脑神经有嗅神经、视神经,颅中窝损伤可累及面神经、听神经,颅后窝少见。

(三)临床表现

1.颅盖骨折

(1)线性骨折:发生率最高,局部有压痛、肿胀。经颅骨 X 线片确诊。单纯线性骨折本身不需要特殊处理,但应警惕合并脑损伤或颅内出血,尤其是硬脑膜外血肿,有时可伴发局部骨膜下血肿。

(2)凹陷性骨折:局部可扪及局限性下陷区。若凹陷骨折位于脑重要功能区浅面,可出现偏瘫、失语、癫痫等病症。X 线片可见骨折片陷入颅内的深度,CT 扫描有助于骨折情况和合并脑损伤的诊断。

2.颅底骨折

多为强烈的间接暴力作用于颅底或颅盖骨折延伸到颅底所致,常为线性骨折。依骨折的部位不同可分为颅前窝、颅中窝和颅后窝骨折,临床表现各异。

(1)颅前窝骨折:骨折累及眶顶和筛骨,可有鼻出血、眶周("熊猫眼"征)及球结膜下淤血斑。若脑膜、骨膜均破裂,则合并脑脊液鼻漏,即脑脊液经额窦或筛窦由鼻孔流出。若筛板或视神经管骨折,可合并嗅神经或视神经损伤。

(2)颅中窝骨折:骨折累及蝶骨,也可有鼻出血或合并脑脊液鼻漏。若累及颞骨岩部,且脑膜、骨膜及鼓膜均破裂时,则合并脑脊液耳漏,即脑脊液经中耳由外耳道流出;若鼓膜完整,脑脊液则经咽鼓管流向鼻咽部,常被误认为是鼻漏。颅中窝骨折常合并第Ⅶ、Ⅷ脑神经损伤。若累及蝶骨和颞骨的内侧部,还可能损伤垂体或第Ⅱ、Ⅲ、Ⅳ、Ⅴ、Ⅵ脑神经。若骨折伤及颈动脉海绵窦段,可因动静脉瘘的形成而出现搏动性突眼及颅内杂音。破裂孔或颈内动脉管处的破裂,可发生致命性的鼻出血或耳出血。

(3)颅后窝骨折:骨折累及颞骨岩部后外侧时,一般在伤后1～2 d出现乳突部皮下淤血斑(Battle征)。若累及枕骨基底部,可在伤后数小时出现枕下部肿胀及皮下淤血斑;枕骨大孔或岩尖后缘附近的骨折,可合并后组脑神经(第Ⅸ～Ⅻ脑神经)损伤。

(四)辅助检查

1.X 线片

可显示颅内积气,但仅 30%～50% 的病例能显示骨折线。

2.CT 检查

有助于眼眶及视神经管骨折的诊断,且显示有无脑损伤。

3.尿糖试纸测定

鉴别是否为脑脊液。

(五)诊断要点

外伤史、临床表现和颅骨 X 线片、CT 检查基本可以明确诊断和定位,对脑脊液外漏有疑问时,可收集流出液做葡萄糖定量来测定。

(六)治疗要点

1.颅盖骨折

(1)单纯线性骨折:无须特殊处理,仅需卧床休息,对症治疗,如止痛、镇静等。但须注意有无继发颅内血肿等并发症。

(2)凹陷性骨折:若凹陷性骨折位于脑重要功能区表面,有脑受压症状或大面积骨折片下陷,直径大于 5 cm,深度超过 1 cm 时,应手术整复或摘除碎骨片。

2.颅底骨折

颅底骨折无须特殊治疗,主要观察有无脑损伤及处理脑脊液外漏、脑神经损伤等并发症。一旦出现脑脊液外漏即属开放性损伤,应使用 TAT 及抗生素预防感染,大部分漏口在伤后 1～2周自愈。若 4 周以上仍未自愈,可行硬脑膜修补术。若骨折片压迫视神经,应尽早手术减压。

(七)护理评估

1.健康史

了解受伤过程,如暴力大小、方向、受伤时有无意识障碍及口鼻出血情况,初步判断是否伴有脑损伤。同时了解患者有无合并其他疾病。

2.目前身体状况

(1)症状和体征:了解患者目前的症状和体征可判断受伤程度和定位,观察患者有无"熊猫眼"征、Battle 征,明确有无脑脊液外漏。鉴别血性脑脊液外漏与耳鼻损伤出血时,可将流出的血性液体滴于白色滤纸上,如见血迹外围有月晕样淡红色浸润圈,可判断为脑脊液外漏。有时颅底骨折虽伤及颞骨,且骨膜及脑膜均已破裂但鼓膜尚完整时,脑脊液可经咽鼓管流至咽部而被患者咽下,故应询问患者是否有腥味液体流至咽部。

(2)辅助检查:颅骨 X 线及 CT 检查结果,确定骨折的部位和性质。

3.心理-社会状况

了解患者可因头部外伤而出现的焦虑、害怕、恐惧等心理反应,以及对骨折能否恢复正常的担心程度。同时也应了解家属对疾病的认识及心理反应。

(八)护理诊断/问题

1.疼痛

疼痛与损伤有关。

2.有感染的危险

感染与脑脊液外漏有关。

3.感知的改变

感知的改变与脑神经损伤有关。

4.知识缺乏

缺乏有关预防脑脊液外漏逆行感染的相关知识。

5.潜在并发症

潜在并发症为颅内出血、颅内压增高、颅内低压综合征。

(九)护理目标

(1)患者疼痛与不适程度减轻。

(2)患者生命体征平稳,无颅内感染发生。

(3)颅神经损伤症状减轻。

(4)患者能够叙述预防脑脊液外漏逆行感染的注意事项。

(5)患者病情变化能够被及时发现和处理。

(十)护理措施

1.脑脊液外漏的护理

(1)保持外耳道、鼻腔和口腔清洁,清洁时注意棉球不可过湿,以免液体逆流入颅。

(2)在鼻前庭或外耳道口松松地放置干棉球,随湿随换,同时记录 24 h 浸湿的棉球数,以估计脑脊液外漏量。

(3)避免用力咳嗽、打喷嚏、擤鼻涕及用力排便,以免颅内压骤然升降导致脑脊液逆流。

(4)脑脊液鼻漏者不可经鼻腔吸痰或放置胃管,禁止耳、鼻滴药、冲洗和堵塞,禁忌做腰穿。

(5)取头高位及患侧卧位休息,将头抬高15°至漏液停止后3～5 d,借重力作用使脑组织移至颅底硬脑膜裂缝处,促使局部粘连而封闭漏口。

(6)密切观察有无颅内感染迹象,根据医嘱预防性应用抗生素及破伤风抗毒素。

2.病情观察

观察有无颅内继发性损伤,如脑组织、脑膜、血管损伤引起的癫痫、颅内出血、继发性脑水肿、颅内压增高等。脑脊液外漏可推迟颅内压增高症状的出现,应严密观察意识、生命体征、瞳孔及肢体活动等情况,及时发现颅内压增高及脑疝的早期迹象。注意颅内低压综合征,若脑脊液外漏多,可使颅内压过低而导致颅内血管扩张,出现剧烈头痛、眩晕、呕吐、厌食、反应迟钝、脉搏细弱、血压偏低等。

(十一)护理评价

(1)患者疼痛是否缓解。

(2)患者有无颅内感染发生,脑脊液外漏是否如期愈合,护理措施是否得当。

(3)脑神经损伤症状是否减轻。

(4)患者能否叙述预防脑脊液外漏逆行感染的注意事项,遵医行为如何。

(5)患者病情变化是否被及时发现,并发症是否得到及时控制与预防和处理。

(十二)健康指导

对于颅底骨折合并脑脊液外漏者,主要是预防颅内感染,要劝告患者勿挖外耳道、抠鼻孔和擤鼻;注意预防感冒,以免咳嗽、打喷嚏;同时合理饮食,防止便秘,避免屏气、用力排便。

三、脑损伤

脑的被膜自外向内依次为硬脑膜、蛛网膜和软脑膜。硬脑膜坚韧且有光泽,由两层合成,外层兼具颅骨内膜的作用,内层较坚厚,两层之间有丰富的血管和神经。蛛网膜薄而透明,缺乏血管和神经,与硬脑膜之间有硬膜下腔,与软脑膜之间有蛛网膜下隙,充满脑脊液。脑脊液为无色透明液体,内含各种浓度不等的无机盐、葡萄糖、微量蛋白和淋巴细胞,对中枢神经系统起缓冲、保护、运输代谢产物及调节颅内压等作用。软脑膜薄且富有血管,覆盖于脑的表面并深入沟裂内。

脑损伤是指由于暴力作用使脑膜、脑组织、脑血管以及脑神经的损伤。根据伤后脑组织与外界是否相通,将脑损伤分为开放性和闭合性两类,前者多由锐器或火器直接造成,有头皮裂伤、颅骨骨折和硬脑膜破裂,常伴有脑脊液外漏;后者由头部接触较钝物体或间接暴力造成,脑膜完整,无脑脊液外漏。根据脑损伤机制及病理改变分为原发性脑损伤和继发性脑损伤,前者指暴力作用于头部时立即发生的脑损伤,且不再继续加重,主要有脑震荡、脑挫裂伤及原发性脑干损伤等;后者指受伤一定时间后出现的脑受损病变,主要有脑水肿和颅内血肿,颅内血肿往往需要开颅手术。

(一)病因与发病机制

颅脑损伤的程度和类型多种多样。引起脑损伤的外力除可直接导致颅骨变形外,也可使头颅产生加速或减速运动,致使脑组织受到压迫、牵张、滑动或负压吸附等多种应力。由于暴力作用部位不同,脑在颅腔内产生的超常运动也各异,其运动方式可以是直线性也可以是旋转性。如人体坠落时,运动的头颅撞击于地面,受伤瞬间头部产生减速运动,脑组织会因惯性力作用撞击于受力侧的颅腔内壁,造成减速性损伤(图8-2)。大而钝的物体向静止的头部撞击时,引起头部的加速运动而产生惯性力。当暴力过大并伴有旋转力时,可使脑组织在颅腔内产生旋转运动,不仅使脑组织表面在颅腔内摩擦、撞击引起损伤,而且在脑组织内不同结构间产生剪应力,引起更为严重的损伤。惯性力引起的脑损伤分散且广泛,常有早期昏迷的表现。由于颅前窝和颅中窝的凹凸不平,各种不同部位和方式的头部损伤,均易在额极、颞极及其底面发生惯性力的脑损伤。

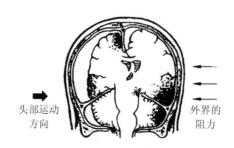

头部运动
方向

外界的
阻力

图 8-2 头部作减速运动时的脑损伤机制

(二)临床表现

1.脑震荡

脑震荡是最常见的轻度原发性脑损伤,为受伤后立即出现短暂的意识障碍,可为神志不清或完全昏迷,持续数秒或数分钟,一般不超过 30 min,较重者出现皮肤苍白、出汗、血压下降、心动徐缓、呼吸微弱、肌张力减低、各种生理反射迟钝或消失。清醒后大多不能回忆受伤当时乃至伤前一段时间内的情况,临床称为逆行性遗忘。可能会伴有头痛、头昏、恶心、呕吐等症状,短期内可自行好转。神经系统检查无阳性体征,显微镜下可见神经组织结构紊乱。

2.脑挫裂伤

脑挫裂伤是常见的原发性脑损伤。包括脑挫伤及脑裂伤,前者指脑组织遭受破坏较轻,软脑膜尚完整;后者指软脑膜、血管和脑组织同时有破裂,伴有外伤性蛛网膜下隙出血。两者常同时存在,临床上又不易区别,合称为脑挫裂伤。脑挫裂伤可单发,也可多发,好发于额极、颞极及其基底。临床表现为:

(1)意识障碍:是脑挫裂伤最突出的临床表现。伤后立即出现,其程度和持续时间与脑挫裂伤程度、范围直接相关。多数患者在半小时以上,严重者可长期持续昏迷。

(2)局灶症状和体征:受伤当时立即出现与伤灶区功能相应的神经功能障碍或体征,如运动区损伤出现锥体束征、肢体抽搐、偏瘫等;若仅伤及"哑区",可无神经系统缺损的表现。

(3)头痛、恶心、呕吐:与颅内压增高、自主神经功能紊乱或外伤性蛛网膜下隙出血有关。后者还可出现脑膜刺激征,腰穿脑脊液检查有红细胞。

(4)颅内压增高与脑疝:因继发颅内血肿或脑水肿所致,使早期的意识障碍或偏瘫程度加重,或意识障碍好转后又加重,同时有血压升高、心率减慢、瞳孔不等大以及锥体束征等表现。

3.原发性脑干损伤

原发性脑干损伤其症状与体征在受伤当时即已出现。单独的原发性脑干损伤较少,常与弥漫性损伤共存。患者常因脑干网状结构受损、上行激活系统功能障碍而持久昏迷,昏迷程度较深。伤后早期常出现严重生命体征变化,表现为呼吸节律紊乱,心率及血压波动明显。双侧瞳孔时大时小,对光反射无常,眼球位置歪斜或同向凝视。出现病理反射、肌张力增高、去皮质强直等。

4.弥散性轴索损伤

弥散性轴索损伤属于惯性力所致的弥散性脑损伤,由于脑的扭曲变形,脑内产生剪切或牵拉作用,造成脑白质广泛性轴索损伤。病变可分布于大脑半球、胼胝体、小脑或脑干。显微镜下所见为轴突断裂结构改变。可与脑挫裂伤合并存在或继发脑水肿,使病情加重。主要表现为受伤当时立即出现的较长时间昏迷。是由广泛的轴索损害,皮层与皮层下中枢失去联系所致。若累及脑干,患者出现一侧或双侧瞳孔散大,对光反应消失,或同向凝视等。神志好转后,可因继发脑水肿而再次昏迷。

5.颅内血肿

颅内血肿是颅脑损伤中最多见、最危险、却又是可逆的继发性病变。其严重性在于引起颅内压增高导致脑疝危及生命,早期发现和及时处理可改善预后。根据血肿的来源和部位可分为:硬脑膜外血肿、硬脑膜下血肿和脑内血肿。根据血肿引起颅内压增高及早期脑疝症状所需时间分为:①急性型:72 h内出现症状。②亚急性型:3 d至3周出现症状。③慢性型:3周以上才出现症状。

(1)硬脑膜外血肿:指出血积聚于颅骨与硬脑膜之间。与颅骨损伤有密切关系,症状取决于血肿的部位及扩展的速度。

意识障碍:可以是原发性脑损伤直接导致,也可由血肿本身导致颅内压增高、脑疝引起,前者较轻,最初的昏迷时间很短,与脑疝引起昏迷之间有一段意识清醒时间。后者常发生于伤后数小时至1～2 d。经过中间清醒期,再度出现意识障碍,并渐次加重。如果原发性脑损伤较严重或血肿形成较迅速,也可不出现中间清醒期。少数患者可无原发性昏迷,而在血肿形成后出现昏迷。

颅内压增高及脑疝表现:出现头痛、恶心、呕吐剧烈、烦躁不安、淡漠、嗜睡、定向不准等症状。一般成人幕上血肿大于20 mL,幕下血肿大于10 mL,即可引起颅内压增高症状。幕上血肿者大多先经历小脑幕切迹疝,然后合并枕骨大孔疝,故严重的呼吸循环障碍常发生在意识障碍和瞳孔改变之后。幕下血肿者可直接发生枕骨大孔疝,瞳孔改变、呼吸骤停几乎同时发生。

(2)硬脑膜下血肿:硬脑膜下血肿是指出血积聚在硬脑膜下腔,是最常见的颅内血肿。急性硬脑膜下血肿症状类似硬脑膜外血肿,脑实质损伤较重,原发性昏迷时间长,中间清醒期不明显,颅内压增高与脑疝的其他征象多在伤后1～3 d进行性加重。由于病情发展急重,一经确诊应尽早手术治疗。慢性硬脑膜下血肿好发于老年人,大多有轻微头部外伤史,有的患者伴有脑萎缩、血管性或出血性疾病。由于致伤外力小,出血缓慢,患者可有慢性颅内压增高表现,如头痛、恶心、呕吐和视神经盘水肿等;血肿压迫症状,如偏瘫、失语和局限性癫痫等;有时可有智力下降、记忆力减退和精神失常。

(3)脑内血肿有两种类型,即浅部血肿和深部血肿。①浅部血肿:出血均来自脑挫裂伤灶,少数与颅骨凹陷性骨折部位相应,好发于额叶和颞叶,常与硬脑膜下和硬膜外血肿并存。②深部血肿:多见于老年人,血肿位于白质深部,脑表面可无明显挫伤。临床表现以进行性意识障碍为主,若血肿累及重要脑功能区,可出现偏瘫、失语、癫痫等局灶症状。

(三)辅助检查

一般采用CT、MRI检查。脑震荡无阳性发现,可显示脑挫裂伤的部位、范围、脑水肿的程度及有无脑室受压及中线结构移位等;弥散性轴索损伤CT扫描可见大脑皮质与髓质交界处、胼胝体、脑干、内囊区域或第三脑室周围有多个点状或小片状出血灶;MRI能提高小出血灶的检出率;硬脑膜外血肿 CT 检查表现为颅骨内板与脑表面之间有双凸镜形或弓形密度增高影,常伴颅骨骨折和颅内积气;硬脑膜下血肿 CT 检查示颅骨内板下低密度的新月形、半月形或双凸镜形影;脑内血肿 CT 检查在脑挫裂伤灶附近或脑深部白质内见到圆形或不规则高密度血肿影,周围有低密度水肿区。

(四)诊断要点

患者外伤史、意识改变、瞳孔的变化、锥体束征,以及 CT、MRI 检查可明确诊断。

1.非手术治疗

(1)脑震荡通常无须特殊治疗。一般卧床休息 1～2 周,可完全恢复。适当给予镇痛、镇静等对症处理,禁用吗啡及哌替啶。

(2)脑挫裂伤以非手术治疗为主。

一般处理:①静卧、休息,床头抬高,宜取侧卧位。②保持呼吸道通畅。③维持水、电解质、酸碱平衡。④应用抗生素预防感染。⑤对症处理。⑥严密观察病情变化。

防治脑水肿:是治疗脑挫裂伤的关键。可采用脱水、激素或过度换气等治疗对抗脑水肿、降低颅内压;吸氧、限制液体入量;冬眠低温疗法降低脑代谢率等。

促进脑功能恢复:应用营养神经药物,如 ATP、辅酶 A、细胞色素 C 等,以供应能量,改善细胞代谢,促进脑细胞功能恢复。

2.手术治疗

(1)重度脑挫裂伤:经非手术治疗无效,颅内压增高明显甚至出现脑疝迹象时,应做脑减压术或局部病灶清除术。

(2)硬脑膜外血肿:一经确诊,立即手术,清除血肿。

(3)硬脑膜下血肿:多采用颅骨钻孔冲洗引流术,术后引流 48～72 h。

(4)脑内血肿:一般经手术清除血肿。

(5)常见手术方式:开颅血肿清除术、去骨瓣减压术、钻孔探查术、脑室引流术、钻孔引流术。

(五)护理评估

1.健康史

详细了解受伤过程,如暴力大小、方向、性质、速度、患者当时有无意识障碍,其程度及持续时间,有无中间清醒期、逆行性遗忘,受伤当时有无口鼻、外耳道出血或脑脊液外漏发生,是否出现头痛、恶心、呕吐等情况;初步判断是颅伤、脑伤或是复合损伤;同时应了解现场急救情况;了解患者既往健康状况。

2.目前身体状况

评估患者的症状和体征,了解有无神经系统病征及颅内压增高征象;根据观察患者意识、瞳孔、生命体征及神经系统体征的动态变化,区分脑损伤是原发的还是继发的;结合 X 线、CT 以及 MRI 检查结果判断损伤的严重程度。

3.心理-社会状况

了解患者及家属对颅脑损伤及其术后功能恢复的心理反应,常见心理反应有焦虑、恐惧等；了解家属对患者的支持能力和程度。

（六）护理诊断/问题

1.清理呼吸道无效

清理呼吸道无效与脑损伤后意识障碍有关。

2.疼痛

疼痛与颅内压增高和手术切口有关。

3.营养失调/低于机体需要量

其与脑损伤后高代谢、呕吐、高热、不能进食等有关。

4.体温过高

体温过高与脑干损伤有关。

5.潜在并发症

潜在并发症为颅内压增高、脑疝及癫痫发作。

（七）护理目标

（1）患者意识逐渐恢复，生命体征平稳，呼吸道通畅。

（2）患者的疼痛减轻，舒适感增加。

（3）患者营养状态能够维持或接近正常水平。

（4）患者体温维持正常。

（5）患者颅内压增高、脑疝的早期迹象及癫痫发作能够得到及时预防、发现和处理。

（八）护理措施

1.现场急救

及时而有效的现场急救，在缓解致命性危险因素的同时（如窒息、大出血、休克等）为进一步治疗创造了有利条件，如预防或减少感染机会，提供确切的受伤经过。

（1）维持呼吸道通畅：颅脑损伤患者常有不同程度的意识障碍，失去正常的咳嗽反射和吞咽功能，呼吸道分泌物不能有效排除，舌根后坠可引起严重呼吸道梗阻。应及时清除口咽部分泌物、呕吐物，将患者侧卧或放置口咽通气道，必要时行气管切开，保持呼吸道畅通。

（2）伤口处理：单纯头皮出血，清创后加压包扎止血；开放性颅脑损伤应剪短伤口周围头发，伤口局部不冲洗、不用药；外露的脑组织周围可用消毒纱布卷保护，外加干纱布适当包扎，避免局部受压。若伤情许可宜将头部抬高以减少出血。尽早进行全身抗感染治疗及破伤风预防注射。

（3）防治休克：有休克征象者，应查明有无颅外部位损伤，如多发性骨折、内脏破裂等。患者平卧，注意保暖，及时补充血容量。

（4）做好护理记录：准确记录受伤经过、初期检查发现、急救处理经过及生命体征、意识、瞳孔、肢体活动等病情，为进一步处理提供依据。

2.病情观察

动态的病情观察是鉴别原发性与继发性脑损伤的重要手段。观察内容包括意识、瞳孔、生命体征、神经系统体征等。

（1）意识状态：意识障碍是脑损伤患者最常见的变化之一。通过意识障碍的程度可判断颅脑损伤的轻重;意识障碍出现时间的迟早和有无继续加重,可作为区别原发性和继发性脑损伤的重要依据。

传统意识分法:分为清醒、模糊、浅昏迷、昏迷和深昏迷五级。①意识清醒:正确回答问题,判断力和定向力正确。②意识模糊:为最轻或最早出现的意识障碍,因而也是最需要关注的,能简单回答问题,但不确切,判断力和定向力差,呈嗜睡状。③浅昏迷:意识丧失,对疼痛刺激有反应,角膜、吞咽反射和病理反射尚存,重的意识模糊与浅昏迷的区别仅在于前者尚能保持呼之能应或呼之能睁眼这种最低限度的合作。④昏迷:指痛觉反应已经迟钝、随意运动已完全丧失的意识障碍阶段,可有鼾声、尿潴留等表现,瞳孔对光反应与角膜反射尚存在。⑤深昏迷:对痛刺激无反应,各种反射消失,呈去皮质强直状态。

Glasgow昏迷评分法:评定睁眼、语言及运动反应,以三者积分表示意识障碍程度,最高15分,表示意识清醒,8分以下为昏迷,最低3分(表8-1)。

表8-1　Glasgow昏迷评分法

睁眼反应		语言反应		运动反应	
能自行睁眼	4	回答正确	5	遵嘱活动	6
呼之能睁眼	3	回答错误	4	刺痛定位	5
刺痛能睁眼	2	语无伦次	3	躲避刺痛	4
不能睁眼	1	只能发声	2	刺痛肢屈	3
		不能发声	1	刺痛肢伸	2
				无反应	1

(2)生命体征:生命体征紊乱是脑干受损征象。为避免患者躁动影响准确性,应先测呼吸,再测脉搏,最后测血压。颅脑损伤患者以呼吸变化最为敏感和多变,注意节律、深浅。若伤后血压上升,脉搏缓慢有力,呼吸深慢,提示颅内压升高,应警惕颅内血肿或脑疝发生;伤后,与意识障碍和瞳孔变化同时出现心率减慢和血压升高,为小脑幕切迹疝;枕骨大孔疝患者可未经明显的意识障碍和瞳孔变化阶段而突然发生呼吸停止。伤后早期,由于组织创伤反应,可出现中等程度发热;若累及间脑或脑干可导致体温调节紊乱,出现体温不升或中枢性高热。

(3)瞳孔变化:可因动眼神经、视神经以及脑干部位的损伤引起。正常瞳孔等大、圆形,在自然光线下直径3~4 mm,直接、间接对光反应灵敏。伤后一侧瞳孔进行性散大,对侧肢体瘫痪伴意识障碍加重,提示脑受压或脑疝;伤侧瞳孔先短暂缩小继之散大,伴对侧肢体运动障碍,提示伤侧颅内血肿;双侧瞳孔散大、对光反应消失、眼球固定伴深昏迷或去皮质强直,多为原发性脑干损伤或临终表现。观察瞳孔时应排除某些药物、剧痛、惊骇等对瞳孔变化的影响。

(4)其他:观察有无脑脊液外漏、呕吐,有无剧烈头痛或烦躁不安等颅内压增高的表现或脑疝先兆。注意CT和MRI扫描结果及颅内压监测情况。

3.一般护理

(1)体位:抬高床头15°~30°,以利脑静脉回流,减轻脑水肿。深昏迷患者取侧卧位或侧俯卧位,以利于口腔内分泌物排出。保持头与脊柱在同一直线上,头部过伸或过屈均会影响呼吸道通畅以及颈静脉回流,不利于降低颅内压。氧气吸入,做好气管插管、气管切开准备。

(2)营养与补液：及时、有效补充能量和蛋白质以减轻机体损耗。不能进食者在伤后 48 h 后可行全胃肠外营养。评估患者营养状况，如体重、氮平衡、血浆蛋白、血糖、血电解质等，以便及时调整营养素供给量和配方。

(3)卧床患者基础护理：加强皮肤护理、口腔护理、排尿排便等生活护理，尤其是意识不清昏迷患者预防各种并发症的发生。

(4)根据病情做好康复护理：重型颅脑损伤患者生命体征平稳后要及早进行功能锻炼，可减少日后的并发症和后遗症，主要通过姿势治疗、按摩、被动运动、主动运动等。

4.高热患者的护理

高热可造成脑组织相对缺氧，加重脑损害，故须采取积极降温措施。常用物理降温法有冰帽，或头、颈、腋、腹股沟等处放置冰袋或冰水毛巾等。如体温过高物理降温无效或引起寒战时，需采用冬眠疗法。常用氯丙嗪、异丙嗪各 25 mg 或 50 mg 肌内注射或静脉滴注，用药20分钟后开始物理降温。降温速度以每小时下降 1 ℃为宜，降至肛温为 32～34 ℃较为理想。可每 4～6 小时重复用药，一般维持 3～5 d。低温期间应密切观察生命体征并记录，若收缩压低于 13.3 kPa(100 mmHg)，呼吸次数减少或不规则时，应及时通知医师停止冬眠疗法或更换冬眠药物。观察局部皮肤、肢体末端和耳郭处血液循环情况，以免冻伤，并防止肺炎、压疮的发生。停用冬眠疗法时，应先停物理降温，再逐渐停冬眠药物。

5.脑室引流管患者的护理

对有脑室引流管患者护理时应注意：①应严格无菌操作。②引流袋最高处距侧脑室的距离为10～15 cm。③注意引流速度，禁忌流速过快，避免颅内压骤降造成危险。④控制脑脊液引流量，每日不超过500 mL为宜。⑤注意观察脑脊液性状，若有大量鲜血提示脑室内出血，若为混浊则提示有感染。

(九)护理评价

(1)患者意识状态是否逐渐恢复，患者呼吸是否平稳，有无误吸发生。

(2)患者疼痛是否减轻。

(3)患者的营养状态如何，营养素供给是否得到保证。

(4)患者体温是否恢复正常。

(5)患者是否出现颅内压增高、脑疝以及癫痫发作等并发症，若出现是否得到及时发现和处理。

(十)健康指导

(1)康复训练：根据脑损伤遗留的语言、运动或智力障碍程度，制订康复训练计划，以改善患者生活自理能力以及社会适应能力。

(2)外伤性癫痫患者应定期服用抗癫痫药物，不能单独外出，以防发生意外。

(3)骨瓣去除患者应做好自我保护，防止因重物或尖锐物品碰撞患处而发生意外，尽可能取健侧卧位以防止膨出的脑组织受到压迫。3～6 个月后视情况可做颅骨修补术。

第二节 脑 疝

当颅腔内某分腔有占位性病变时,该分腔的压力大于邻近分腔,脑组织由高压区向低压力区移位,导致脑组织、血管及脑神经等重要结构受压或移位,产生相应的临床症状和体征,称为脑疝。

根据移位的脑组织及其通过的硬脑膜间隙和孔道,可将脑疝分为以下常见的三类:①小脑幕切迹疝,又称颞叶疝,为颞叶的海马回、钩回通过小脑幕切迹被推移至幕下。②枕骨大孔疝,又称小脑扁桃体疝,为小脑扁桃体及延髓经枕骨大孔被推挤向椎管内。③大脑镰下疝,又称扣带回疝,一侧半球的扣带回经镰下孔被挤入对侧分腔(图 8-3)。

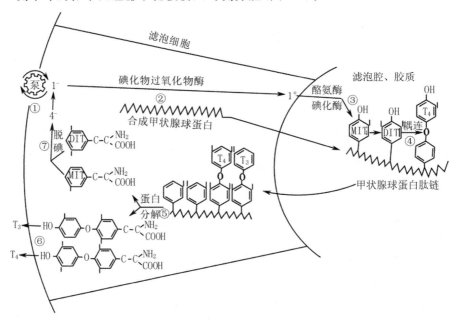

图 8-3　大脑镰下疝(上)、小脑幕切迹疝(中)、枕骨大孔疝(下)

脑疝是颅内压增高的危象和引起死亡的主要原因,常见的有小脑幕切迹疝和枕骨大孔疝。

一、病因与发病机制

(1)外伤所致各种颅内血肿,如硬膜外血肿、硬膜下血肿及脑内血肿。

(2)颅内脓肿。

(3)颅内肿瘤尤其是颅后窝、中线部位及大脑半球的肿瘤。

(4)颅内寄生虫病及各种肉芽肿性病变。

(5)医源性因素,对于颅内压增高患者,进行不适当的操作如腰椎穿刺,放出脑脊液过多过快,使各分腔间的压力差增大,则可促使脑疝形成。

发生脑疝时,移位的脑组织在小脑幕切迹或枕骨大孔处挤压脑干,使脑干受压移位导致其实质内血管受到牵拉,严重时基底动脉进入脑干的中央支可被拉断而致脑干内部出血,出血常为斑片状,有时出血可沿神经纤维走行方向达内囊水平。同侧的大脑脚受到挤压会造成病变对侧偏瘫,同侧动眼神经受到挤压可产生动眼神经麻痹症状。钩回、海马回移位可将大脑后动脉挤压于小脑幕切迹缘上致枕叶皮层缺血坏死。移位的脑组织可致小脑幕切迹裂孔及枕骨大孔堵塞,使脑脊液循环通路受阻,颅内压增高进一步加重,形成恶性循环,使病情迅速恶化。

二、临床表现

(一)小脑幕切迹疝

(1)颅内压增高:剧烈头痛,进行性加重,伴躁动不安,频繁呕吐。

(2)进行性意识障碍:由于阻断了脑干内网状结构上行激活系统的通路,随脑疝的进展,患者出现嗜睡、浅昏迷、深昏迷。

(3)瞳孔改变:脑疝初期由于患侧动眼神经受刺激导致患侧瞳孔变小,对光反射迟钝;随病情进展,患侧动眼神经麻痹,患侧瞳孔逐渐散大,直接和间接对光反射均消失,并伴上睑下垂及眼球外斜;晚期,对侧动眼神经因脑干移位也受到推挤时,则出现双侧瞳孔散大,对光反射消失,患者多处于濒死状态(图 8-4)。

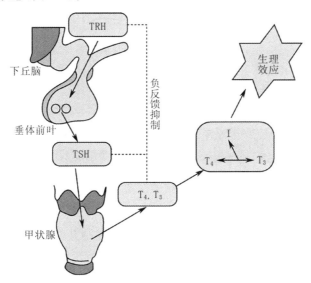

图 8-4　一侧颞叶钩回疝引起的典型瞳孔变化

(4)运动障碍:钩回直接压迫大脑脚,锥体束受累后,病变对侧肢体肌力减弱或麻痹,病理征阳性(图 8-5)。脑疝进展时可致双侧肢体自主活动消失,严重时可出现去皮质强直状,这是脑干严重受损的信号。

(5)生命体征变化:若脑疝不能及时解除,病情进一步发展,则患者出现深昏迷,双侧瞳孔散大固定,血压骤降,脉搏较弱,呼吸浅而不规则,呼吸、心跳相继停止而死亡。

(二)枕骨大孔疝

枕骨大孔疝是小脑扁桃体及延髓经枕骨大孔被挤向椎管中,又称小脑扁桃体疝。由于颅后窝容积较小,对颅内高压的代偿能力也小,病情变化更快。患者常有进行性颅内压增高的临床表现:头痛剧烈,呕吐频繁,颈项强直或强迫头位;生命体征紊乱出现较早,意识障碍、瞳孔改变出现较晚。因脑干缺氧,瞳孔可忽大忽小。由于位于延髓的呼吸中枢受损严重,患者早期即可突发呼吸骤停而死亡。

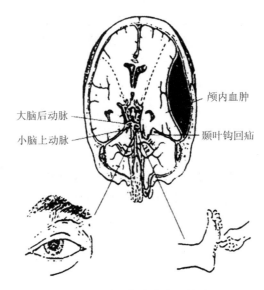

图 8-5　脑疝与临床病症的关系

动眼神经受压导致：同侧瞳孔散大，上睑下垂及眼外肌瘫痪；锥体束受压导
致：对侧肢体瘫痪，肌张力增加，腱反射活跃，病理反射阳性

三、治疗要点

关键在于及时发现和处理。

(一)非手术治疗

患者一旦出现典型的脑疝症状，应立即给予脱水治疗，以缓解病情，争取时间。

(二)手术治疗

确诊后，尽快手术，去除病因，如清除颅内血肿或切除脑肿瘤等；若难以确诊或虽确诊但病变无法切除者，可通过脑脊液分流术、侧脑室外引流术或病变侧颞肌下、枕肌下减压术等降低颅内压。

四、急救护理

(1)快速静脉输入甘露醇，山梨醇，呋塞米等强效脱水剂，并观察脱水效果。

(2)保持呼吸道通畅，吸氧。

(3)准备气管插管盘及呼吸机，对呼吸功能障碍者，行人工辅助呼吸。

(4)密切观察呼吸、心跳、瞳孔的变化。

(5)紧急做好术前特殊检查及术前准备。

第三节　颅内压增高症

颅内压增高是神经外科常见临床病理综合征，是颅脑损伤、脑肿瘤、脑出血、脑积水和颅内炎症等疾病引起颅腔内容物体积增加,导致颅内压持续在 2.0 kPa 以上,并发头痛、呕吐、视神经盘水肿等相应的综合征时,称为颅内压增高。如不及时诊断和解除引起颅内压增高的病因,或采取相应的缓解措施,患者将因意识丧失、呼吸抑制等脑疝综合征而死亡。

成人颅腔是由颅骨构成的半封闭体腔,颅腔内容纳脑组织、脑脊液和血液三种内容物,当儿童颅缝闭合后或成人颅腔的容积是固定不变的,为 1400～1500 mL。颅腔内的上述三种内容物,使颅内保持一定的压力,称为颅内压。由于颅内的脑脊液介于颅腔壁和脑组织之间,一般以脑脊液的静水压代表颅内压力,通过侧卧位腰椎穿刺或直接脑室穿刺测量来获得该压力数值,成人的正常颅内压为 0.7～2.0 kPa,儿童的正常颅内压为 0.5～1.0 kPa。临床上颅内压还可以通过采用颅内压监护装置,进行持续地动态观察。

正常颅内压可有小范围的波动,它与血压和呼吸关系密切,在血压收缩期颅内压略有增高,舒张期颅内压稍下降;呼气时压力略增,吸气时压力稍降。颅内压的调节除部分依靠颅内的静脉血被排挤到颅外血液循环外,主要是通过脑脊液量的增减来调节。当颅内压降低时,脑脊液的分泌则增加,而吸收减少,使颅内脑脊液量增多,以维持颅内压不变。相反,当颅内压增高时,脑脊液的分泌减少而吸收增多,使颅内脑脊液量减少,从而代偿增加的颅内压。脑脊液的总量占颅腔总容积的 10%,一般允许颅内增加的临界容积约为 5%,以应付正常生理状态下颅内空间的变化,如果超过此范围,颅内压则开始增高。当颅腔内容物体积增大或颅腔容量缩减超过颅腔容积的 8%～10%,生理调节能力失调,则会产生严重的颅内压增高。

一、病因与发病机制

(一)病因

(1)颅内占位性病变:如颅内肿瘤、血肿、脓肿等,使颅内空间相对变小。

(2)脑积水:交通性或非交通性的脑积水造成脑脊液过多,是形成颅内压增高的原因。

(3)脑水肿:脑组织损伤、炎症、缺血缺氧及中毒,均可引起严重脑水肿,导致颅内压增高。

(4)脑循环血量的异常:血液中 $PaCO_2$ 上升,脑血管扩张,脑循环血量增多,导致颅内压增高。

(5)先天性畸形:如颅底凹陷征、狭颅征,使颅腔容积变小。

(6)大片凹陷性骨折:使颅腔变小。

(二)发病机制

1.影响颅内压增高的因素

(1)年龄:婴幼儿及小儿的颅缝未闭合或尚未牢固融合,或老年人由于脑萎缩,使颅内的代偿空间增多,均可使颅腔的代偿能力增加,从而缓和或延迟了病情的进展。

(2)病变的进展速度:Langlitt 1965 年用狗做颅腔内容物的体积与颅内压之间关系的实验,得出颅内压力与体积之间的关系是指数关系(图 8-6),两者之间的关系可以说明一些临床现象,如当颅内占位性病变时,随着病变的缓慢增长,可以长期不出现颅内压增高症状,一旦由于代偿功能失调,颅内压急剧上升,则病情将迅速发展,往往在短期内即出现颅内高压危象或脑疝。

(3)病变部位:在颅脑中线或颅后窝的占位性病变,容易阻塞脑脊液循环通路导致颅内压增高症状;颅内大静脉窦附近的占位性病变,由于早期即可压迫静脉窦,引起颅内静脉血液的回流或脑脊液的吸收障碍,使颅内压增高症状也可早期出现。

(4)伴发脑水肿的程度:脑寄生虫病、脑脓肿、脑结核、脑肉芽肿等由于炎症性反应均可伴有明显的脑水肿,早期即可出现颅内压增高的症状。

(5)全身系统性疾病:其他系统的严重病变如尿毒症、肝昏迷、毒血症、肺部感染、酸碱平衡失调等都可引起继发性脑水肿致颅内压增高。高热可加重颅内压增高的程度。

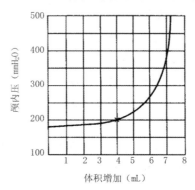

图 8-6　颅内压力与体积之间的关系曲线

2.颅内压增高的后果

颅内压持续增高,可引起一系列中枢神经系统功能紊乱和病理变化(图 8-7)。主要病理改变包括:

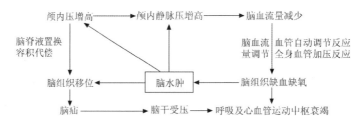

图 8-7　颅内压增高的病理生理变化

(1)脑血流量的降低:正常成人每分钟约有 1200 mL 血液进入颅内,并能自动调节。其公式为:

$$脑血流量(CBF)=\frac{脑灌注压(CPP)}{脑血管阻力(CVP)}$$

脑的灌注压(CPP)=平均动脉压(MAP)-颅内压(ICP),正常值为 9.3～12 kPa(70～90 mmHg),脑血管阻力为 0.16～0.33 kPa(1.2～2.5 mmHg),此时脑血管的自动调节功能良好。如因颅内压增高而引起的脑灌注压下降,可通过血管扩张,以降低血管阻力的自动调节反应,维持脑血流量的稳定。如果颅内压不断增高使脑灌注压低于 5.3 kPa(40 mmHg)时,脑血管自动调节功能失效,脑血流量随之急剧下降,就会造成脑缺血缺氧。当颅内压升至接近平均动脉压水平时,颅内血流几乎完全停止,患者就会处于严重的脑缺血缺氧状态,最终出现脑死亡。

(2)脑水肿:颅内压增高可直接影响脑的代谢和血流量,从而产生脑水肿,使脑的体积增大,进而加重颅内压增高。颅内压增高使脑血流量降低,造成脑组织缺血缺氧,加重脑水肿,进而加重颅内压增高,引发脑疝,使脑组织移位,压迫脑干,导致脑干功能衰竭(呼吸、循环衰竭)。

(3)库欣综合征:颅内压急剧升高时,患者出现血压升高(全身血管加压反应)、心跳和脉搏减慢、呼吸节律紊乱及体温升高等各项生命体征发生变化,这种变化即称库欣反应。多见于急性颅内压增高病例。

(4)胃肠功能紊乱:部分颅内压增高患者,可首先表现为胃肠功能紊乱,出现呕吐,胃,十二指肠溃疡、出血和穿孔等,这与颅内压增高引起下丘脑自主神经中枢功能紊乱有关。

(5)神经性肺水肿:有 5%～10% 的急性颅内压增高病例出现,表现为呼吸急促、痰鸣,并有大量泡沫状血性痰。这与下丘脑、延髓受压导致 α-肾上腺能神经活性增强有关。

二、临床表现

(一)头痛

头痛是颅内压增高最常见的症状之一,以早晨或晚间较重,部位多位于额部及颞部,可从颈枕部向前放射至眼眶。头痛程度可随颅内压的增高而进行性加重。当用力、咳嗽、喷嚏、弯腰或低头活动时常使头痛加重。头痛性质以胀痛和撕裂痛为多见。

(二)恶心、呕吐

头痛剧烈时,可伴有恶心和呕吐。呕吐呈喷射性,易发生于饭后。呕吐后头痛可有所缓解,患者常因此而拒食,反复呕吐可导致水、电解质紊乱和体重减轻。

(三)视神经盘水肿

视神经盘水肿因视神经受压、眼底静脉回流受阻引起,这是颅内压增高的重要客观体征之一。表现为视神经盘充血,边缘模糊不清,中央凹陷消失,视网膜静脉怒张。若视神经盘水肿长期存在,则视盘颜色苍白,视力减退,视野向心缩小,称为视神经继发性萎缩。患者常有一过性的视力模糊,即使此时颅内压增高得以解除,往往视力的恢复也并不理想,甚至继续恶化直至失明。

以上三者是颅内压增高的典型表现,称之为颅内压增高"三主征"。其中视神经盘水肿是诊断颅内压增高的重要客观体征。

(四)意识障碍及生命体征变化

颅内压增高的初期意识障碍可出现嗜睡、反应迟钝等。持续及严重的颅内压增高,会出现昏睡、昏迷,伴有瞳孔散大、对光反应消失、脑疝、去皮质强直。患者可伴有典型的生命体征变化,即血压升高,尤其是收缩压升高,脉压增大;脉搏缓慢,洪大有力;呼吸深慢等。

(五)其他症状和体征

颅内压增高还可引起一侧或双侧外展神经麻痹或复视、头晕、猝倒等。小儿颅内压增高时可有头皮静脉怒张、头颅增大、颅缝增宽或分离、前囟饱满。

三、实验室及其他检查

(一)头颅 X 线断层扫描(CT)及磁共振成像(MRI)

目前 CT 是诊断颅内占位性病变的首选辅助检查措施。在 CT 不能确诊的情况下,可进一步行 MRI 检查,以利于确诊。可见脑沟变浅,脑室、脑池缩小或脑结构变形等,通常能显示病变的位置、大小和形态。

(二)脑血管造影或数字减影血管造影

脑血管造影或数字减影血管造影主要用于疑有脑血管畸形或动脉瘤等疾病的检查。

(三)头颅 X 线片

颅内压增高时,可见脑回压迹增多、加深,鞍背骨质稀疏及蝶鞍扩大,颅骨的局部破坏或增生等,小儿可见颅骨骨缝分离。X 线片对于诊断颅骨骨折,垂体瘤所致蝶鞍扩大以及听神经瘤引起内听道孔扩大等具有重要价值。

(四)腰椎穿刺

腰穿可在取脑脊液检查的同时测量颅内压力。但对有明显颅内压增高症状和体征的患者禁忌腰穿,因腰穿时可能引发脑疝。

四、治疗要点

根本的治疗方法是去除颅内压增高的病因,如切除颅内肿瘤、清除血肿、控制颅内感染等。如病因未查明或一时不能解除病因者可作对症治疗。

(一)非手术治疗

1.脱水治疗

使用脱水药物以减少脑组织中的水分,从而缩小脑体积,同时限制水、钠的输入量,降低颅内压。

2.激素治疗

肾上腺皮质激素能改善毛细血管通透性,防治脑水肿。

3.冬眠低温治疗

冬眠低温治疗法可以降低脑的代谢及脑组织耗氧量,减少脑水肿的发生和发展,从而降低颅内压。

4.辅助过度换气

辅助过度换气的目的是使体内的二氧化碳排出,增加血氧分压,减少脑血流量,使颅内压相应下降。

(二)手术治疗

主要施行手术减压。

(1)开颅切除病变组织。

(2)颅骨切除术。

(3)建立脑脊液引流系统:①内引流:脑室心房分流及脑室腹腔分流。②外引流:脑室引流,脑室穿刺引流脑脊液至体外,可以暂时降低颅内压,以便进一步施行手术治疗。

五、护理评估

(一)健康史

了解有无脑外伤、颅内炎症、脑肿瘤及高血压、脑动脉硬化病史,初步判断颅内压增高的病因;评估患者有无合并其他系统疾病,有无呼吸道梗阻、便秘、剧烈咳嗽、癫痫等导致颅内压骤升的因素。

(二)目前身体状况

1.症状和体征

患者头痛的性质、程度、持续时间;有无喷射性呕吐;患者有无意识障碍、视力障碍;患者的生命体征的变化等。

2.辅助检查

CT 及 MRI 检查结果;监测患者的电解质、血气分析,评估患者有无水、电解质、酸碱平衡紊乱。

3.心理-社会状况

评估颅内压增高患者有无因头痛、呕吐等不适引起的烦躁不安、焦虑、紧张等心理反应,同时要了解患者及家属对疾病的认知程度、家庭经济状况和社会支持情况。

六、护理诊断/问题

(一)疼痛

疼痛与颅内压增高有关。

(二)脑组织灌注量改变

脑组织灌注量改变与颅内压增高有关。

(三)体液不足

体液不足与颅内压增高引起剧烈呕吐及应用脱水剂有关。

(四)有受伤的危险

受伤与意识障碍、视力障碍有关。

(五)潜在并发症

潜在并发症为脑疝。

七、护理目标

(1)患者主诉头痛减轻,舒适感增加。

(2)脑组织灌注正常,去除引起颅内压骤增的因素。

(3)体液保持平衡,生命体征平稳,尿比重在正常范围,无脱水症状和体征。

(4)患者无意外受伤情况的发生。

(5)患者发生脑疝征象能够被及时发现和处理。

八、护理措施

(一)一般护理

1.体位

抬高头部 15°～30°,即使患者有休克情况也不可采取垂头仰卧式。头、颈应呈一直线,利于颅内静脉回流,减轻脑水肿。

2.吸氧

持续或间断吸氧,改善脑缺氧,使脑血管收缩,降低脑血流量,减轻脑水肿。

3.控制液体摄入量

补液量应以能维持出入量的平衡为度,一般每日不超过 2000 mL,且保持尿量在 600 mL以上。注意补充电解质并调节酸碱平衡,防止水电解质紊乱。

4.病情观察

密切观察患者的意识状态、生命体征、瞳孔等变化,持续监测颅内压及其波型变化,警惕脑疝的发生。

5.生活护理

做好口腔、皮肤的护理工作,注意饮食调整,适当限制钠盐,保护患者,防止受伤。

(二)防止颅内压骤然升高的护理

1.保持安静

绝对卧床休息,尽量减少搬运患者次数,急需搬运时,动作要轻,头部相对固定,坐起时勿用力过猛。限制患者家属探视,避免情绪激动,以免颅内压骤然升高。

2.避免胸膜腔内压或腹内压上升

胸膜腔内压或腹内压上升会间接导致脑血液回流受阻而产生颅内压增高。

(1)尽可能地预防患者的屏气动作,保持大便通畅。颅内压增高引起的头痛致自主神经功能紊乱,抑制规律性排便活动;恶心、呕吐及脱水药物的应用,导致患者不同程度的脱水,引起便秘。鼓励患者多吃蔬菜与水果预防便秘,对已形成便秘者可用开塞露 1~2 支,或用少量高渗液(如 500 g/L 甘油盐水 50 mL)行低位、低压灌肠,禁止大量灌肠,以免颅内压骤然增高。

(2)保持呼吸道通畅:及时清除呼吸道分泌物和呕吐物;舌根后坠者可托起下颌或放置口咽通气道;对意识不清的患者及排痰困难者,行气管切开术。

(3)避免剧烈咳嗽:避免并及时治疗感冒、咳嗽。

(4)避免髋关节长期屈曲。

(5)指导患者翻身时行呼气动作。

(6)及时控制癫痫发作:癫痫发作可加重脑缺氧及脑水肿,应遵医嘱定时定量给予抗癫痫药物,一旦发作应及时给予抗癫痫及降颅内压处理。

(三)症状护理

1.高热

高热可使机体代谢率增高,加重脑缺氧。应采取一些降低体温的护理措施。

(1)定时测量体温。

(2)减少盖被。

(3)按医嘱给予退热药。

(4)在表浅的大血管处直接用冷敷可加速降温,可在腋下及腹股沟使用冰袋。

(5)必要时给予冬眠疗法。

2.头痛

头痛适当应用止痛剂,但禁用吗啡、哌替啶(杜冷丁),以免抑制呼吸中枢。

3.躁动

寻找原因给予及时处理,切忌强制约束,以免患者挣扎使颅内压增高。

(四)脱水治疗的护理

应用高渗性和利尿性脱水剂,增加水分的排除,达到降低颅内压的目的,如高渗性脱水剂20%甘露醇 250 mL,快速静脉滴注,每日 2~4 次;50%葡萄糖 60~100 mL,静脉推注,每日4~6 次;同时使用利尿脱水剂,如呋塞米(速尿)20~40 mg,静脉推注。过多应用呋塞米可引起电解质紊乱、血糖升高;甘露醇最好在颅内压监测指标指导下应用,防止发生低颅压,用药期间注意观察用药反应和效果,并及时记录。

(五)激素治疗的护理

肾上腺皮质激素通过稳定血脑屏障,可预防和缓解脑水肿。常选用地塞米松 5~10 mg,

静脉注射或静脉滴注,每日1~2次;氢化可的松100 mg,静脉滴注,每日1~2次。由于激素有引起消化道应激性溃疡出血、增加感染机会等不良反应,按医嘱用药时注意观察。

九、护理评估

(1)患者是否主诉疼痛减轻。

(2)患者颅内压增高症状是否得到缓解,头痛是否减轻,意识状态是否改善。

(3)患者生命体征是否平稳,水、电解质是否平衡,尿量及尿比重是否正常。

(4)患者是否发生外伤。

(5)患者是否出现脑疝迹象,如果出现是否得到及时发现和处理。

十、健康指导

(1)饮食应清淡,不宜过多摄入钠盐。

(2)保持乐观情绪,维持稳定血压。

(3)保持大便通畅,防止便秘,避免用力排便。

(4)防止呼吸道感染,避免剧烈咳嗽。

(5)癫痫小发作时应积极治疗,防止癫痫大发作。

第九章　胸外科疾病的护理

第一节　肺　癌

一、疾病概述

(一)概念

肺癌多数起源于支气管黏膜上皮,因此也称支气管肺癌。全世界肺癌的发病率和死亡率正在迅速上升,发病年龄大多在40岁以上,以男性多见。本病居发达国家和我国大城市男性恶性肿瘤发病率和死亡率的第一位。近年来,女性肺癌的发病率和死亡率上升较男性更为明显。

(二)相关病理生理

肺癌起源于支气管黏膜上皮,局限于基底膜内者称为原位癌。癌肿可以向支气管腔内或(和)邻近的肺组织生长,并可以通过淋巴、血行转移或直接向支气管转移扩散。

肺癌的分布以右肺多于左肺,上叶多于下叶。起源于主支气管、肺叶支气管的癌肿,位置靠近肺门,称为中心型肺癌;起源于肺段支气管以下的癌肿,位置在肺的周围部分,称为周围型肺癌。

(三)病因与诱因

肺癌的病因至今尚不完全明确,多数学者认为与下列因素有关。

1.吸烟

吸烟是肺癌的重要致病因素。烟草内含有苯并芘等多种致癌物质。吸烟量越多、时间越长、开始年龄越早,则肺癌发病率越高。资料表明,多年每日吸烟40支以上者,肺鳞癌和小细胞癌的发病率比不吸烟者高4～10倍。

2.化学物质

已被确认可导致肺癌的化学物质包括石棉、铬、镍、铜、锡、砷、二氯甲醚、氡、芥子体、氯乙烯、煤烟焦油和石油中的多环芳烃等。

3.空气污染

包括室内污染和室外污染。室内空气污染主要指煤、天然气等燃烧过程中产生的致癌物。室外空气污染包括汽车尾气、工业废气、公路沥青在高温下释放的有毒气体等。

4.人体内在因素

如免疫状态、代谢活动、遗传因素、肺部慢性感染、支气管慢性刺激、结核病史等,也可能与肺癌的发病有关。

5.其他

长期、大剂量电离辐射可引起肺癌。癌基因(如 ras、erb-b2 等)的活化或肿瘤抑制基因(p53、RB 等)的丢失与肺癌的发病也有密切联系。

（四）临床表现

肺癌的临床表现与癌肿的部位、大小、是否压迫和侵犯邻近器官及有无转移等密切相关。

1.早期

多无明显表现,癌肿增大后常出现以下表现。

（1）咳嗽:最常见,为刺激性干咳或少量黏液痰,抗炎治疗无效。当癌肿继续长大引起支气管狭窄时,咳嗽加重,呈高调金属音。若继发肺部感染,可有脓性痰,痰量增多。

（2）血痰:以中心型肺癌多见,多为痰中带血点、血丝或断续地小量咯血;癌肿侵犯大血管可引起大咯血,但较少见。

（3）胸痛:肿瘤侵犯胸膜、胸壁、肋骨及其他组织所致。早期表现为胸部不规则隐痛或钝痛。

（4）胸闷、发热:当癌肿引起较大支气管不同程度的阻塞,发生阻塞性肺炎和肺不张,临床上可出现胸闷、局限性哮鸣、气促和发热等症状。

2.晚期

除发热、体重减轻、食欲减退、倦怠及乏力等全身症状,还可出现癌肿压迫、侵犯邻近器官、组织或发生远处转移的征象。

（1）压迫或侵犯膈神经:引起同侧膈肌麻痹。

（2）压迫或侵犯喉返神经:引起声带麻痹、声带嘶哑。

（3）压迫上腔静脉:引起上腔静脉压迫综合征,表现为上腔静脉回流受阻,面部、颈部、上肢和上胸部静脉怒张,皮下组织水肿,上肢静脉压升高。可出现头痛、头昏或晕厥。

（4）侵犯胸膜及胸壁:可引起剧烈持续的胸痛和胸腔积液。若侵犯胸膜则为尖锐刺痛,呼吸及咳嗽时加重;若压迫肋间神经,疼痛可累及其神经分布区;若侵犯肋骨或胸椎,则相应部位出现压痛。胸膜腔积液常为血性,大量积液可引起气促。

（5）侵入纵隔、压迫食管:可引起吞咽困难,支气管-食管瘘。

（6）上叶顶部肺癌:亦称 Pancoast 肿瘤,可侵入纵隔和压迫位于胸廓上口的器官或组织,如第一肋间、锁骨下动静脉、臂丛神经等而产生剧烈胸肩痛、上肢静脉怒张、上肢水肿、臂痛和运动障碍等;若压迫颈交感神经则会引起同侧上眼睑下垂、瞳孔缩小、眼球内陷、面部无汗等颈交感神经综合征（Horner 征）表现。

（7）肿瘤远处转移征象。①脑:头痛最为常见,出现呕吐、视觉障碍、性格改变、眩晕、颅内压增高、脑疝等。②骨:局部疼痛及压痛较常见,转移至椎骨等承重部位则可引起骨折、瘫痪。③肝:肝区疼痛最为常见,出现黄疸、腹水、食欲减退等。④淋巴结:引起淋巴结肿大。

3.非转移性全身症状

少数患者可出现非转移性全身症状,如杵状指（趾）、骨关节病、滑膜增生等骨关节病综合征、Cushing 综合征、重症肌无力、男性乳房发育、多发性肌肉神经痛等,称为副癌综合征。副癌综合征可能与肺癌组织产生的内分泌物质有关,手术切除癌肿后这些症状可消失。

（五）辅助检查

1.X 线及 CT 检查

X 线及 CT 检查是诊断肺癌的重要手段。胸部 X 线和 CT 检查可了解癌肿大小及其与肺叶、肺段、支气管的关系。5％～10％无症状肺癌可在 X 线检查时被发现,CT 可发现 X 线检查隐藏区的早期肺癌病变。肺部可见块状阴影,边缘不清或分叶状,周围有毛刺;若有支气管梗阻,可见肺不张;若肿瘤坏死液化可见空洞;若有转移可见相应转移灶。

2.痰细胞学检查

痰细胞学检查是肺癌普查和诊断的一种简便有效的方法。肺癌表面脱落的癌细胞可随痰咳出,故痰中找到癌细胞即可确诊。

3.纤维支气管镜检查

诊断中心型肺癌的阳性率较高,可直接观察到肿瘤大小、部位及范围,并可钳取或穿刺病变组织做病理学检查,亦可经支气管取肿瘤表面组织检查或取支气管内分泌物行细胞学检查。

4.正电子发射断层扫描(PET)

利用^{18}F-脱氧葡萄糖(FDG)作为示踪剂进行扫描显像。由于恶性肿瘤的糖酵解代谢高于正常细胞,FDG 在肿瘤内聚积程度大大高于正常组织,肺癌 PET 显像时表现为局部异常浓聚。可用于肺内结节和肿块的定性诊断,并能显示纵隔淋巴结有无转移。目前,PET 是肺癌定性诊断和分期的最好、最准确的无创检查。

5.其他

如胸腔镜、纵隔镜、经胸壁穿刺活检、转移病灶活检、胸腔积液检查、肿瘤标记物检查、剖胸探查等。

(六)治疗原则

尽管 80％的肺癌患者在明确诊断时已失去手术机会,但手术治疗仍然是肺癌最重要和最有效的治疗手段。目前所有的各种治疗肺癌的方法效果均不能令人满意,必须适当联合应用,现在临床上常采用个体化的综合治疗,以提高肺癌治疗的效果。一般非小细胞癌以手术治疗为主,辅以化学治疗和放射治疗;小细胞癌则以化学治疗和放射治疗为主。

1.非手术治疗

(1)放射治疗:从局部消除肺癌病灶的一种手段,主要用于处理手术后残留病灶和配合化学治疗。在各种类型的肺癌中,小细胞癌对放射治疗敏感性较高,鳞癌次之,腺癌最差。晚期或肿瘤再发患者姑息性放射治疗可减轻症状。

(2)化学治疗:分化程度低的肺癌,尤其是小细胞癌对化学治疗特别敏感,鳞癌次之,腺癌最差。化学治疗亦单一用于晚期肺癌患者以缓解症状,或与手术、放射治疗综合应用,以防止癌肿转移复发,提高治愈率。

(3)中医中药治疗:按患者临床症状、脉象、舌苔等辨证论治,部分患者的症状可得到改善;亦可用减轻患者的放射治疗及化学治疗的不良反应,提高机体的抵抗力,增强疗效并延长生存期。

(4)免疫治疗:①特异性免疫疗法:用经过处理的自体肺癌细胞或加用佐剂后,做皮下接种治疗。②非特异性免疫疗法:用卡介苗、短小棒状杆菌、转移因子、干扰素、胸腺素等生物制品或左旋咪唑等药物激发和增强人体免疫功能,以抵制肿瘤生长,增强机体对化疗药物的耐受性而提高治疗效果。

2.手术治疗

目的是彻底切除肺部原发癌肿病灶和局部及纵隔淋巴结,尽可能保留健康的肺组织。目前基本手术方式为肺切除术加淋巴结清扫。肺切除术的范围取决于病变的部位和大小。周围型肺癌,实施肺叶切除加淋巴结切除术;中心型肺癌,实施肺叶或一侧全肺切除加淋巴结切除术。

二、护理评估

(一)一般评估

1.生命体征(T、P、R、BP)

早期肺癌时,患者多无任何症状,生命体征一般表现正常;当癌肿继续长大引起较大支气管不同程度的阻塞,发生阻塞性肺炎和肺不张时,患者可出现体温偏高(发热)、心率和呼吸加快、胸闷、气促症状。

2.患者主诉

有无咳嗽、血痰、胸痛、胸闷、气促、倦怠、乏力、骨关节疼痛等症状。

3.相关记录

体重、体位、饮食;有无吸烟史、吸烟的时间和数量;有无其他伴随疾病,如糖尿病、冠状动脉粥样硬化性心脏病(冠心病)、高血压、慢性支气管炎等记录。

(二)身体评估

1.全身

患者有无咳嗽,是否为刺激性;有无咳痰,痰量及性状;有无痰中带血或咯血,咯血的量、次数;有无疼痛,疼痛的部位和性质;有无呼吸困难,全身营养状况。

2.局部

患者面部颜色有无贫血,口唇有无发绀,有无杵状指(趾),有无声音嘶哑,有无面部、颈部、上肢肿胀,有无持续胸背部疼痛、吞咽困难甚至患侧上眼睑下垂等晚期肺癌侵犯邻近器官、组织的表现。

3.听诊肺部

早期肺癌患者大部分听诊双肺呼吸音清,当合并肺炎时可有啰音。若晚期肺癌引起肺实变,则呼吸音强;若出现胸腔积液,则呼吸音弱。(结合病例综合考虑)。

4.叩诊

有胸腔积液时叩诊呈浊音。

(三)心理-社会评估

了解患者在疾病治疗过程中的心理反应与需求,了解患者对疾病的认知程度,对手术有何顾虑,有何思想负担。了解患者朋友及家属对患者的关心、支持程度,家庭对手术的经济承受能力。引导患者正确配合疾病的治疗和护理。

(四)辅助检查阳性结果评估

(1)血液检验:有无低蛋白血症。

(2)胸部X线检查:有无肺部肿块阴影,而CT检查因密度分辨率高,可发现一般X线检查隐藏区(如肺尖、膈上、脊柱旁、心后、纵隔处)的早期肺癌病变,对中心型肺癌的诊断有重要价值。

（3）PET/CT 检查：肺部肿块经^{18}氟-脱氧葡萄糖（FDG）吸收、代谢显影是否明显增高（因为恶性肿瘤的糖酵解代谢高于正常细胞），并能观察纵隔淋巴结有无转移。

（4）各种内镜及其他有关手术耐受性检查等有无异常发现。

（五）治疗效果评估

1.非手术治疗评估要点

咳嗽、血痰、胸痛、胸闷、气促等症状是否改善或消失，肺部肿块阴影有无缩小或消散。放、化疗引起的胃纳减退、骨髓造血功能抑制等毒副作用有无好转。

2.手术治疗评估要点

术后患者生命体征是否平稳，呼吸状态如何，有无胸闷、呼吸浅快、发绀及肺部痰鸣音等；伤口是否干燥，有无渗液、渗血，伤口周围有无皮下气肿；各引流管是否通畅，引流量、颜色与性状等；术后肺膨胀情况；术后有无大出血、感染、肺不张、支气管胸膜瘘等并发症的发生。患者对术后康复训练和早期活动是否配合，对出院后的继续治疗是否清楚。

三、主要护理问题

（一）气体交换障碍

与肺组织病变、手术、麻醉、肿瘤阻塞支气管、肺膨胀不全、呼吸道分泌物潴留、肺换气功能降低等因素有关。

（二）营养失调

低于机体需要量，与肿瘤引起机体代谢增加、手术创伤等有关。

（三）焦虑与恐惧

与担心手术、疼痛、疾病的预后等因素有关。

（四）潜在并发症

1.出血

与手术时胸膜粘连紧密、止血不彻底或血管结扎线脱落，胸腔内大量毛细血管充血及胸腔内负压等因素有关。

2.感染、肺不张

与麻醉药的不良反应使患者的膈肌受抑制、患者术后软弱无力及疼痛等限制了患者的呼吸运动、不能有效咳嗽排痰导致分泌物滞留堵塞支气管有关。

3.心律失常

与缺氧、出血、水电解质酸碱失衡有关。

4.支气管胸膜瘘

与支气管缝合不严密、支气管残端血运不良或支气管缝合处感染、破裂等有关。

5.肺水肿

与患者原有心脏疾病或病肺切除、余肺膨胀不全或输液量过多、速度过快，使肺泡毛细血管床容积明显减少有关，尤以全肺切除患者更为明显。

四、主要护理措施

（一）术前护理

（1）做好心理护理：护士应关心、同情患者，向患者讲解手术方式及注意事项，告知患者术后呼吸锻炼排痰,帮助患者消除焦虑、恐惧心理。

(2)指导患者戒烟:吸烟使气管分泌物增加,必须戒烟 2 周方可手术。

(3)教会患者正确呼吸方法:指导患者行缩唇式呼吸,平卧时练习腹式呼吸,坐位或站位时练习胸式呼吸,每日 2～4 次,每次 15～20 min,以增加肺通气量。

(4)指导行有效咳嗽、咳痰方法。频繁咳嗽、痰多者遵医嘱应用抗生素,雾化吸入治疗。

(5)加强营养:指导患者进食高热量、高蛋白质、富含维生素的饮食,以增强机体手术耐受力。

(6)术前准备:术前一日备皮,做好交叉配血,洗澡以保持皮肤清洁。指导患者练习床上排便,术前晚 22 时后禁食,术前 6 h 禁饮。

(7)遵医嘱执行术前用药。

(二)术后护理

(1)严密观察生命体征的变化。

(2)呼吸道的管理:①保持呼吸道通畅,给予氧气吸入(流量 2～4 L/min)。术后第 2 d 间断给氧或根据血氧饱和度监测结果,按需给氧。②协助患者有效排痰。患者取坐位或半卧位,进行 5～6 次深呼吸后,于深吸气末屏气,用力咳出痰液,同时指导家属双手保护伤口。③鼓励患者术后 2 d 做吹水泡、吹气球运动,以促使患侧肺早期膨胀,利于呼吸功能的恢复。

(3)体位指导:①肺叶切除术后,麻醉未苏醒时采取去枕仰卧位,头偏向一侧;麻醉苏醒后应尽早改半卧位,患者头部和上身抬高 30°～45°,以利膈肌下降,胸腔容量扩大,利于肺通气,便于咳嗽和胸腔液体引流;也可与侧卧位交替。但病情较重、呼吸功能差者应避免完全健侧卧位,以免压迫健侧肺,限制肺通气,从而影响有效气体交换。②一侧全肺切除术后患者取半卧位或 1/4 侧卧位,避免使患者完全卧于患侧或搬运患者时剧烈震动,以免使纵隔过度移位,大血管扭曲而引起休克;同时避免完全健侧卧位,以免压迫健侧肺,造成患者严重缺氧。

(4)做好皮肤护理,每 1～2 h 更换卧位 1 次,防止压疮发生。

(5)指导及早有效清理呼吸道痰液,术后第 1 日方可行拍背排痰,排痰机辅助排痰,防止肺不张及肺部感染发生。

(6)胸腔闭式引流的护理。①保持胸腔闭式引流瓶连接正确:将胸腔引流管与引流瓶管连接紧密,固定,防止松动。保持其通畅,防止扭曲,确保引流瓶内长管被水淹没 3～4 cm。②保持引流通畅:如液面随呼吸运动而波动,表示引流良好;如液面波动消失,表示胸腔引流管不通或提示患侧肺已膨胀良好。如不通,可挤压引流管使之复通,仍然不通则立即通知医师处理。③保持引流处于无菌状态并防止气体进入胸腔:每日更换胸腔引流瓶 1 次。更换时注意无菌操作。先夹闭引流管再更换,以防气体进入胸腔。④术后密切观察胸腔闭式引流瓶内情况,监测生命体征,记录 24 h 胸腔引流量。可疑有活动性出血时,应立即夹闭胸腔引流管,通知医师给予止血、快速补液输血,必要时行二次开胸止血。⑤做好患者下床活动时的指导:指导患者下床活动时避免引流连接处脱落,防止气体进入胸腔;活动时胸腔引流瓶不要高于患者腰部,防止引流液倒吸进胸腔。外出检查或活动度大的时候应给予预防性夹管。

(7)疼痛的护理:开胸手术创面大,胸部肌肉肋骨的牵拉,会导致术后伤口疼痛感明显,而患者可能会为了避免疼痛不敢做深呼吸运动和咳嗽排痰。因此,术后 48 h 内给予 PCA 止痛泵,协助患者采取舒适体位,妥善固定引流管,避免牵拉引起疼痛,给患者创造安静、舒适的环境是非常必要的。

(8)输液的护理:严格控制输液的速度和量,防止心脏负荷过重导致肺水肿和心力衰竭;一侧全肺切除者应控制钠盐摄入,24 h补液量控制在 2000 mL 内,速度控制在 30～40 滴/min。

(9)并发症的护理:当患者术后出现大面积肺不张时,会出现胸闷、发热,气管向患侧移位等表现;出现张力性气胸时表现为严重的呼吸困难,气管向健侧移位;在术后第 7～9 d 易发生支气管胸膜瘘,护士应观察患者有无发热、刺激性咳嗽、咳脓痰等感染症状。如有发生,应立即报告医师进行处理。

(三)活动与休息

适当活动、进行呼吸功能训练是提高患者手术的耐受性并减少手术后感染的重要方法之一,术前可采用缩唇呼气训练、爬楼梯、吹气球和有效咳嗽排痰训练等改善患者的肺功能。而术后则鼓励及协助患者尽早活动,术后第 1 日,生命体征平稳后,可在床上坐起,坐在床边、双腿下垂或在床旁站立移步。术后第 2 d 起,可扶持患者围绕病床在室内行走 3～5 min,以后根据患者情况逐渐增加活动量。活动期间,应妥善保护患者的引流管,严密观察患者病情变化,一旦出现头晕、气促、心动过速、心悸和出汗等症状时,应立即停止活动并休息。术后第一天开始做肩、臂关节运动,预防术侧胸壁肌肉粘连、肩关节强直及失用性萎缩。

(四)合理饮食

饮食对肺癌手术患者的康复非常重要,对于术前伴营养不良者,除了经肠内增加高蛋白饮食,也可经肠外途径补充营养,如脂肪乳剂和复方氨基酸等,以改善其营养状况。若术后患者进食后无任何不适,改为普食时,饮食宜高蛋白、高热量、丰富维生素、易消化,以保证营养,提高机体抵抗力,促进伤口愈合。

(五)用药护理

应严格按医嘱用药,严格掌握输液量和速度,防止前负荷过重而导致急性肺水肿。全肺切除术后应控制钠盐摄入量,24 h补液量控制在 2000 mL 内,速度宜慢,以 20～30 滴/min 为宜。记录出入液量。对于非手术综合治疗的患者,应注意观察药物的毒副反应,发现问题及时处理。

(六)心理护理

多关心、体贴患者,对患者的担心表示理解并予以安慰,给予患者发问的机会,并认真耐心地回答,以减轻其焦虑或恐惧程度。指导患者正确认识癌症,向患者及家属详细说明手术方案,各种治疗护理的意义、方法、大致过程、配合要点与注意事项,让患者有充分的心理准备。说明手术的安全性、必要性,并介绍手术成功的实例,以增强患者的信心。动员家属给患者以心理和经济方面的全力支持。

(七)改善肺泡的通气与换气功能

1.戒烟

指导并劝告患者停止吸烟。让患者了解吸烟会刺激肺、气管及支气管,使气管、支气管分泌物增加,支气管上皮纤毛活动减少或丧失活力,妨碍纤毛的清洁功能,影响痰液咳出,引起肺部感染。因此术前应戒烟 2 周以上。

2.保持呼吸道通畅

对于支气管分泌物较多、痰液黏稠者,可给予超声雾化、应用支气管扩张剂、祛痰剂等药物,合并肺部感染者,遵医嘱给予抗生素,术后则及早鼓励患者深呼吸、咳嗽、排痰,对于咳痰无力者,必要时行纤维支气管镜吸痰,术后常规吸氧 2～4 L/min,可根据血气分析结果调整给氧浓度。

(八)维持胸腔引流通畅

(1)按胸腔闭式引流常规护理。

(2)病情观察:定时观察胸腔引流管是否通畅,注意负压波动,定期挤压,防止堵塞。观察引流液量、色和性状,一般术后 24 h 内引流量约 500 mL,为手术创伤引起的渗血、渗液及术中冲洗胸腔残余的液体。

(3)全肺切除术后胸腔引流管的护理:一侧全肺切除术后的患者,由于两侧胸膜腔内压力不平衡,纵隔易向手术侧移位。因此,全肺切除术后患者的胸腔引流管一般呈钳闭状态,以保证术后患侧胸壁有一定的渗液,减轻或纠正纵隔移位。随时观察患者的气管是否居中,有无呼吸或循环功能障碍。若气管明显向健侧移位,应立即听诊肺呼吸音,在排除肺不张后,可酌情放出适量的气体或引流液,气管、纵隔即可恢复中立位。但每次放液量不宜超过 100 mL,速度宜慢,避免快速多量放液引起纵隔突然移位,导致心搏骤停。

(九)健康教育

1.早期诊断

40 岁以上人群应定期进行胸部 X 线普查,尤其是反复呼吸道感染、久咳不愈或咳血痰者,应提高警惕,做进一步的检查。

2.戒烟

使患者了解吸烟的危害,戒烟。

3.疾病康复

(1)指导患者出院回家后数周内,坚持进行腹式深呼吸和有效咳嗽,以促进肺膨胀。出院后半年不得从事重体力活动。

(2)保持良好的口腔卫生,如有口腔疾病应及时治疗。注意环境空气新鲜,避免出入公共场所或与上呼吸道感染者接近。避免居住或工作于布满灰尘、烟雾及化学刺激物品的环境中。

(3)对需进行放射治疗和化学治疗的患者,指导其坚持完成放射治疗和化学治疗的疗程,并告知注意事项以提高疗效,定期返院复查。

(4)若有伤口疼痛、剧烈咳嗽及咯血等症状或有进行性倦怠情形,应返院复诊。

(5)保持良好的营养状况,注意每日保持充分休息与活动。

五、护理效果评估

(1)患者呼吸功能改善,无气促、发绀等缺氧征象;咳嗽咳痰减少或消失。

(2)营养状况改善,体重有所增加。

(3)焦虑减轻。

(4)未发生并发症,或并发症得到及时发现和处理。

第二节　食管癌

一、疾病概述

(一)概念

食管癌是常见的一种消化道癌肿。全世界每年约有 30 万人死于食管癌,我国每年因该病死亡达 15 万余人。食管癌的发病率有明显的地域差异,高发地区发病率可高达 150/10 万,低发地区则只在 3/10 万左右。国外以中亚、非洲、法国北部和中南美洲为高发区。我国以太行山地区、秦岭东部地区、大别山区、四川北部地区、闽南和广东潮汕地区、苏北地区为高发区。

(二)相关病理生理

临床上将食管分为颈、胸、腹三段。胸段食管又分为上、中、下三段。胸中段食管癌较多见,下段次之,上段较少。95 % 以上的食管癌为鳞状上皮细胞癌,贲门部腺癌可向上延伸累及食管下段。

食管癌起源于食管黏膜上皮。癌细胞逐渐增大侵及肌层,并沿食管向上下、全周及管腔内外方向发展,出现不同程度的食管阻塞。晚期癌肿穿透食管壁、侵入纵隔或心包。食管癌主要经淋巴转移,血行转移发生较晚。

(三)病因与诱因

病因至今尚未明确,可能与下列因素有关。

1.亚硝胺及真菌

亚硝胺是公认的化学致癌物,在本病高发区的粮食和饮水中,其含量显著增高,且与当地食管癌和食管上皮重度增生的患病率呈正相关。各种霉变食物能产生致癌物质,一些真菌能将硝酸盐还原为亚硝酸盐,促进二级胺的形成,使二级胺比发霉前增高 50~100 倍。少数真菌还能合成亚硝胺。

2.遗传因素和基因

食管癌的发病常表现出家族聚集现象,如河南林县食管癌有阳性家族史者占 60 %。在食管癌高发家族中,染色体数量及结构异常者显著增多。

3.营养不良及微量元素缺乏

饮食缺乏动物蛋白、新鲜蔬菜和水果,摄入的维生素 A、维生素 B_1、维生素 B_2、维生素 C 不足,是食管癌的危险因素。食物、饮水和土壤内的微量元素,如钼、铜、锰、铁、锌含量较低,亦与食管癌的发生相关。

4.饮食习惯

嗜好吸烟、长期饮烈性酒者食管癌发生率明显升高。进食粗糙食物,进食过热、过快等因素易致食管上皮损伤,增加了对致癌物的敏感性。

5.其他因素

食管慢性炎症、黏膜损伤及慢性刺激亦与食管癌发病有关,如食管腐蚀伤、食管慢性炎症、贲门失弛缓症及胃食管长期反流引起的 Barrett 食管(食管末端黏膜上皮柱状细胞化)等均有癌变的危险。

(四)临床表现

1.早期

常无明显症状,但在吞咽粗硬食物时可能有不同程度的不适感觉,包括咽下食物哽噎感,胸骨后烧灼样、针刺样或牵拉摩擦样疼痛。食物通过缓慢,并有停滞感或异物感,可能是局部病灶刺激食管蠕动异常或痉挛,或局部炎症、糜烂、表浅溃疡等所致。哽噎停滞感常通过饮水后缓解消失。症状时轻时重,进展缓慢。

2.中晚期

食管癌典型的症状为进行性吞咽困难。先是难咽干的食物,继而只能进半流质、流质食物,最后水和唾液也不能咽下。常吐黏液样痰,为下咽的唾液和食管的分泌物。患者逐渐消瘦、脱水、无力。若出现持续胸痛或背部肩胛间区持续性疼痛表示为晚期症状,癌已侵犯食管外组织。当癌肿梗阻所引起的炎症水肿暂时消退,或部分癌肿脱落后,梗阻症状可暂时减轻,常误认为病情好转。若癌肿侵犯喉返神经,可出现声音嘶哑;若压迫颈交感神经节,可产生Horner 综合征;若侵入气管、支气管,可形成食管、气管或支气管瘘,出现吞咽水或食物时剧烈呛咳,并发生呼吸系统感染。后者有时亦可因食管梗阻致内容物反流入呼吸道而引起,最后出现恶病质状态。若有肝、脑等脏器转移,可出现黄疸、腹水、昏迷等状态。

(五)辅助检查

1.食管吞钡造影检查

食管吞钡造影检查是可疑食管癌患者影像学诊断的首选,采用食管吞钡 X 线双重对比造影检查方法。早期可见:①食管黏膜皱襞紊乱、粗糙或有中断现象。②局限性食管壁僵硬,蠕动中断。③局限性小的充盈缺损。④浅在龛影,晚期多为充盈缺损,管腔狭窄或梗阻。

2.内镜及超声内镜检查(EUS)

食管纤维内镜检查可直视肿块部位、形态,并可钳取活组织作病理学检查;超声内镜检查可用于判断肿瘤侵犯深度、食管周围组织及结构有无受累,有无纵隔淋巴结或腹内脏器转移等。

3.放射性核素检查

利用某些亲肿瘤的核素,如^{32}磷、^{131}碘等检查,对早期食管癌病变的发现有帮助。

4.纤维支气管镜检查

食管癌外侵常可累及气管、支气管,若肿瘤在隆嵴以上应行气管镜检查。

5.CT、PET/CT 检查

胸、腹部 CT 检查能显示食管癌向管腔外扩展的范围及淋巴结转移情况,而 PET/CT 检查则更准确地显示食管癌病变的实际长度,对颈部、上纵隔、腹部淋巴结转移诊断具有较高准确性,在寻找远处转移灶比传统的影像学方法如 CT、EUS 等具有更高的灵敏性。

(六)治疗原则

以手术为主,辅以放疗、化疗等综合治疗。主要治疗方法有内镜治疗、手术、放疗、化疗、免疫及中医中药治疗等。

1.非手术治疗

(1)内镜治疗:食管原位癌可在内镜下行黏膜切除,术后五年生存率可达 86 ％～100 ％。

(2)放射治疗:放射和手术综合治疗,可增加手术切除率,也能提高远期生存率。术前放疗后间隔2～3周再做手术较为合适。对手术中切除不完全的残留癌组织处作金属标记,一般在手术后 3～6 周开始术后放疗。而单纯放射疗法适用于食管颈段、胸上段食管癌,也可用于有手术禁忌证而病变不长、尚可耐受放疗的患者。

(3)化学药物治疗:食管癌对化疗药物敏感性差,与其他方法联合应用,有时可提高疗效。

(4)其他治疗:免疫治疗及中药治疗等亦有一定疗效。

2.手术治疗

手术治疗是治疗食管癌的首选方法。对于全身情况和心肺功能良好、无明显远处转移征象者,可采用手术治疗;对估计切除可能性小的、较大的鳞癌而全身情况良好的患者,可先做术前放疗,待瘤体缩小后再手术;对晚期食管癌、不能根治或放射治疗、进食有困难者,可作姑息性减状手术,如食管腔内置管术、食管胃转流吻合术、食管结肠转流吻合术或胃造瘘术等,以达到改善、延长生命的目的。

二、护理评估

(一)一般评估

1.生命体征(T、P、R、BP)

食管癌患者生命体征常无变化。如肿瘤较大压迫气管可引起呼吸急促、心率加快。

2.患者主诉

患者在吞咽食物时,有无哽噎感,有无胸骨后烧灼样、针刺样或牵拉摩擦样疼痛;有无进行性吞咽困难等症状。

3.相关记录

包括体重、有无消瘦、饮食习惯改变、吸烟、嗜酒、排便异常情况;有无其他伴随疾病,如糖尿病、冠状动脉粥样硬化性心脏病(冠心病)、高血压、慢性支气管炎等记录。

(二)身体评估

1.局部

了解患者有无吞咽困难、呕吐等;有无疼痛,疼痛的部位和性质,是否因疼痛而影响睡眠。

2.全身

评估患者的营养状况,体重有无减轻,有无消瘦、面部颜色(贫血)、脱水或衰弱;了解患者有无锁骨上淋巴结肿大和肝肿块;有无腹水、胸腔积液等。

(三)心理-社会评估

患者对该疾病的认知程度及主要存在的心理问题,患者家属对患者的关心程度、支持力度、家庭经济承受能力如何等。引导患者正确配合疾病的治疗和护理。

(四)辅助检查阳性结果评估

(1)血液化验检查:食管癌患者若长期进食困难,可引起营养失调低蛋白血症、贫血、维生素、电解质缺乏,但该类患者多有脱水、血液浓缩等现象,血液化验检查常不能正确判断患者的实际营养状况,应注意综合判断、科学分析。

（2）了解食管吞钡造影、内镜及超声内镜检查、CT、PET/CT 等结果,以判断肿瘤的位置、有无扩散或转移。

（五）治疗效果评估

1.非手术治疗评估要点

胸痛、背痛等症状是否改善或加重,吞咽困难是否改善或加重,放、化疗引起的胃纳减退、骨髓造血功能抑制等毒副作用有无好转。

2.手术治疗评估要点

术后患者生命体征是否平稳,有无发热、胸闷、呼吸浅快、发绀及肺部痰鸣音等;伤口是否干燥,有无渗液、渗血;各引流管是否通畅,引流量、颜色与性状等;术后有无大出血、感染、肺不张、乳糜胸、吻合口瘘等并发症的发生;患者术后进食情况,有无食物反流现象。

三、护理诊断/问题

（一）营养失调

与低于机体需要量与进食量减少或不能进食、消耗增加等有关。

（二）体液不足

与吞咽困难、水分摄入不足有关。

（三）焦虑

与对癌症的恐惧和担心疾病预后等有关。

（四）知识缺乏

与对疾病的认识不足有关。

（五）潜在并发症

1.肺不张、肺炎

与手术损伤及术后切口疼痛、虚弱致咳痰无力等有关。

2.出血

与术中止血不彻底、术后出现活动性出血及患者凝血功能障碍有关。

3.吻合口瘘

与食管的解剖特点及感染、营养不良、贫血、低蛋白血症等有关。

4.乳糜胸

与伤及胸导管有关。

四、护理措施

（一）术前护理

（1）心理护理:患者有进行性吞咽困难,日益消瘦,对手术的耐受能力差,对治疗缺乏信心,同时对手术存在着一定程度的恐惧心理。因此,应针对患者的心理状态进行解释、安慰和鼓励,建立充分信赖的护患关系,使患者认识到手术是彻底的治疗方法,使其乐于接受手术。

（2）加强营养:尚能进食者,应给予高热量、高蛋白、高维生素的流质或半流质饮食。不能进食者,应静脉补充水分、电解质及热量。低蛋白血症的患者,应输血或血浆蛋白给予纠正。

（3）呼吸道准备:术前严格戒烟,指导并教会患者深呼吸,有效咳嗽、排痰。

（4）胃肠道准备:①注意口腔卫生。②术前安置胃管和十二指肠滴液管。③术前禁食,有食物潴留者,术前晚用等渗盐水冲洗食管,有利于减轻组织水肿,降低术后感染和吻合口漏的发生率。④拟行结肠代食管者,术前需按结肠手术准备护理。

(5)术前练习:教会患者深呼吸,有效咳嗽、排痰、床上排便等活动。

(二)术后护理

(1)严密观察生命体征的变化。

(2)保持胃肠减压管通畅:术后24～48 h引流出少量血液,应视为正常,如引出大量血液应立即报告医师处理。胃肠减压管应保留3～5 d,以减少吻合口张力,以利愈合。注意胃管连接准确,固定牢靠,防止脱出。

(3)密切观察胸腔引流量及性质:胸腔引流液如发现有异常出血、混浊液、食物残渣或乳糜液排出,则提示胸腔内有活动性出血、食管吻合口漏或乳糜胸,应采取相应措施,明确诊断,予以处理。

(4)观察吻合口漏的症状:食管吻合口漏的临床表现为高热、脉快、呼吸困难、胸部剧痛、不能忍受;患侧呼吸音低,叩诊浊音,白细胞升高甚至发生休克。处理原则:①胸膜腔引流,促使肺膨胀。②选择有效的抗生素抗感染。③补充足够的营养和热量。目前多选用完全胃肠内营养(TEN)经胃造口灌食治疗,效果确切、满意。④严密观察病情变化,积极对症处理。⑤需再次手术者,积极完善术前准备。

(三)休息与活动

适当休息,保证充足的睡眠,进行呼吸功能锻炼,对手术后康复有重要的意义。可指导患者进行深呼吸、腹式呼吸、吹气球及呼吸功能训练仪(三球型)的训练,鼓励患者爬楼梯及进行扩胸运动,以不感到疲劳为宜。

(四)饮食护理

1.术前

大多数食管癌患者因不同程度吞咽困难而出现摄入不足,营养不良,水、电解质失衡,使机体对手术的耐受力下降,故术前应保证患者营养素的摄入。

(1)能进食者,鼓励患者进食高热量、高蛋白、丰富维生素饮食;若患者进食时感食管黏膜有刺痛,可给予清淡无刺激的食物,告知患者不可进食较大、较硬的食物,宜进半流质或水分多的软食。

(2)若患者仅能进食流质而营养状况较差,可给予肠内营养或肠外营养支持。

2.术后饮食

(1)术后早期吻合口处于充血水肿期,需禁饮禁食3～4 d,禁食期间持续胃肠减压,注意经静脉补充营养。

(2)停止胃肠减压24 h后,若无呼吸困难、胸内剧痛、患侧呼吸音减弱及高热等吻合口瘘的症状时,可开始进食。先试饮少量水,术后5～6 d可进全清流质,每2 h100 mL,每日6次。术后3周患者若无特殊不适可进普食,但仍应注意少食多餐,细嚼慢咽,进食不宜过多、过快,避免进食生、冷、硬食物(包括质硬的药片和带骨刺的鱼肉类、花生、豆类等),以防后期吻合口瘘。

(3)食管癌、贲门癌切除术后,胃液可反流至食管,致反酸、呕吐等症状,平卧时加重,嘱患者进食后 2 h 内勿平卧,睡眠时将床头抬高。

(4)食管胃吻合术后患者,可由于胃拉入胸腔、肺受压而出现胸闷、进食后呼吸困难,建议患者少食多餐,1～2 个月症状多可缓解。

(五)用药护理

严格按医嘱要求用药,注意控制输液速度和用量,必要时使用输液泵输注液体。注意观察有无药物不良反应,发现问题及时处理。

(六)心理护理

食管癌患者往往对进行性加重的吞咽困难、日渐减轻的体重感到焦虑不安,对所患疾病有部分认识,求生的欲望十分强烈,迫切希望能早日手术,恢复进食,但对手术能否彻底切除病灶、今后的生活质量、麻醉和手术意外、术后伤口疼痛及可能出现的术后并发症等表现出日益紧张、恐惧,甚至表现出明显的情绪低落、失眠和食欲下降。

(1)加强与患者及家属的沟通,仔细了解患者及家属对疾病和手术的认知程度,了解患者的心理状况,并根据患者的具体情况,实施耐心的心理疏导。讲解手术和各种治疗与护理的意义、方法、大致过程、配合与注意事项。

(2)营造安静舒适的环境,以促进患者睡眠。必要时使用安眠、镇静、镇痛类药物,以使患者充分休息。

(3)争取亲属在心理、经济上的积极支持和配合,解除患者的后顾之忧。

(七)呼吸道管理

食管癌术后患者易发生呼吸困难、缺氧,并发肺不张、肺炎,甚至呼吸衰竭,主要与下列因素有关:年老的食管癌患者常伴有慢性支气管炎、肺气肿、肺功能低下等;开胸手术破坏了胸廓的完整性;肋间肌和膈肌的切开,使肺的通气泵作用严重受损;术中对肺较长时间的挤压牵拉造成一定的损伤;术后迷走神经功能亢进,引起气管、支气管黏膜腺体分泌增多;食管胃吻合术后,胃拉入胸腔,使肺受压,肺扩张受限;术后切口疼痛、虚弱致咳痰无力,尤其是颈、右胸、上腹三切口患者。护理措施包括以下几点。

(1)加强观察:密切观察呼吸形态、频率和节律,听诊双肺呼吸音是否清晰,有无缺氧征兆。

(2)气管插管者,及时吸痰,保持气道通畅。

(3)术后第 1 d 每 1～2 h 鼓励患者深呼吸、吹气球、使用深呼吸训练器,促使肺膨胀。

(4)痰多、咳痰无力的患者若出现呼吸浅快、发绀、呼吸音减弱等痰阻塞现象时,立即行鼻导管深部吸痰,必要时行纤维支气管镜吸痰或气管切开吸痰,气管切开后按气管切开常规护理。

(八)胃肠道护理

1.胃肠减压的护理

(1)术后 4 d 内持续胃肠减压,妥善固定胃管,防止脱出。

(2)加强观察:严密观察引流液的量、性状及颜色并准确记录。术后 6～12 h 可从胃管内抽吸出少量血性液或咖啡色液,以后引流液颜色逐渐变浅。若引流出大量鲜血或血性液,患者出现烦躁、血压下降、脉搏增快、尿量减少等,应考虑吻合口出血,需立即通知医师并配合处理。

(3)保持通畅:经常挤压胃管,避免管腔堵塞。胃管不通畅者,可用少量生理盐水冲洗并及时回抽,避免胃扩张使吻合口张力增加而并发吻合口瘘。胃管脱出后应严密观察病情,不应盲目再插入,以免戳穿吻合口,造成吻合口瘘。待肛门排气、胃肠减压引流量减少后,拔除胃管。

2.结肠代食管(食管重建)术后护理

(1)保持置于结肠袢内的减压管通畅。

(2)注意观察腹部体征,了解有无发生吻合口瘘、腹腔内出血或感染等,发现异常及时通知医师。

(3)若从减压管内吸出大量血性液或呕吐大量咖啡样液伴全身中毒症状,应考虑代食管的结肠袢坏死,需立即通知医师并配合抢救。

(4)结肠代食管后,因结肠逆蠕动,患者常嗅到粪便气味,需向患者解释原因,并指导其注意口腔卫生,一般此情况于半年后可逐步缓解。

3.胃造瘘术后的护理

(1)观察造瘘管周围有无渗液或胃液漏出。由于胃液对皮肤刺激性较大,应及时更换渗湿的敷料,并在瘘口周围涂氧化锌软膏或置凡士林纱布保护皮肤,防止发生皮炎。

(2)妥善固定用于管饲的暂时性或永久性的造瘘,防止脱出或阻塞。

(九)并发症的预防和护理

1.出血

观察并记录引流液的性状、量。若引流量持续 2 h 都超过 4 mL/(kg·h),伴血压下降、脉搏增快、躁动、出冷汗等低血容量表现,应考虑有活动性出血,及时报告医师,并做好再次开胸的准备。

2.吻合口瘘

吻合口瘘是食管癌手术后极为严重的并发症,多发生在术后 5~10 d,病死率高达 50%。发生吻合口瘘的原因有:食管的解剖特点,无浆膜覆盖、肌纤维呈纵形走向,易发生撕裂;食管血液供应呈节段性,易造成吻合口缺血;吻合口张力太大;感染、营养不良、贫血、低蛋白血症等影响吻合口愈合。应积极预防,术后应密切观察患者有无呼吸困难、胸腔积液和全身中毒症状,如高热、寒战,甚至休克等吻合口瘘的临床表现。一旦出现上述症状,立即通知医师并配合处理。包括:嘱患者立即禁食;协助行胸腔闭式引流并常规护理;遵医嘱予以抗感染治疗及营养支持;严密观察生命体征,若出现休克症状,积极抗休克治疗;再次手术者,积极配合医师完善术前准备。

3.乳糜胸

食管、贲门癌术后并发乳糜胸是比较严重的并发症,多因伤及胸导管所致,多发生在术后 2~10 d,少数患者可在 2 周后出现。术后早期由于禁食,乳糜液含脂肪甚少,胸腔闭式引流可为淡血性或淡黄色液,但量较多;恢复进食后,乳糜液漏出量增多,大量积聚在胸腔内,可压迫肺及纵隔并使之向健侧移位。由于乳糜液中 95% 以上是水,并含有大量脂肪、蛋白质、胆固醇、酶、抗体和电解质,若未及时治疗,可在短时期内造成全身消耗、衰竭而死亡,必须积极预防和及时处理。其主要护理措施包括以下几点。

(1)加强观察:注意患者有无胸闷、气急、心悸,甚至血压下降。

(2)协助处理:若诊断成立,迅速处理,即置胸腔闭式引流,及时引流胸腔内乳糜液,使肺膨胀。可用负压持续吸引,以利于胸膜形成粘连。

(3)给予肠外营养支持。

(十)健康教育

1.疾病预防

避免接触引起癌变的因素,如减少饮用水中亚硝胺及其他有害物质,防霉去毒;应用维 A 酸类化合物及维生素等预防药物;积极治疗食管上皮增生;避免过烫、过硬饮食;等等。

2.饮食指导

根据不同术式,向患者讲解术后进食时间,指导选择合理的饮食及注意事项,预防并发症的发生。

(1)宜少量多餐,由稀到干,逐渐增加食量,并注意进食后的反应。

(2)避免进食刺激性食物与碳酸饮料,避免进食过快、过量及硬质食物;质硬的药片可碾碎后服用,避免进食花生、豆类等,以免导致吻合口瘘。

(3)患者餐后取半卧位,以防止进食后反流、呕吐,利于肺膨胀和引流。

3.活动与休息

保证充足睡眠,劳逸结合,逐渐增加活动量。术后早期不宜下蹲大小便,以免引起直立性低血压或发生意外。

4.加强自我观察

若术后 3～4 周再次出现吞咽困难,可能为吻合口狭窄,应及时就诊。定期复查,坚持后续治疗。

五、护理效果评估

通过治疗与护理,患者是否:

(1)营养状况改善,体重增加;贫血状况改善。

(2)水、电解质维持平衡,尿量正常,无脱水或电解质紊乱的表现。

(3)焦虑减轻或缓解,睡眠充足。

(4)患者对疾病有正确的认识,能配合治疗和护理。

(5)无并发症发生或并发症发生后得到及时处理。

第三节　血胸与气胸

一、血胸

(一)概述

胸部穿透性或非穿透性创伤,由于损伤了肋间或乳内血管、肺实质、心脏或大血管而形成血胸。成人胸腔内积输出在 0.5 L 以下,称为少量血胸;积血 0.5～1 L 为中量血胸;胸积血 1 L 以上,称为大量血胸。内出血的速度和量取决于出血伤口的部位及大小。肺实质的出血常常能自行停止,但心脏或其他动脉出血需要外科修补。根据出血的量分为少量血胸、中量血胸、大量血胸,见图 9-1。

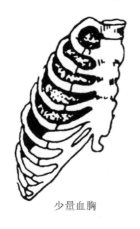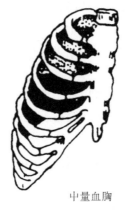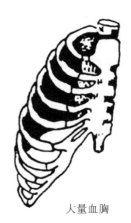

少量血胸　　　　　　　　中量血胸　　　　　　　　大量血胸

图 9-1　血胸示意图

(二)护理评估

1.临床症状的评估与观察

患者多因失血过多处于休克状态,胸膜腔内积血压迫肺及纵隔,导致呼吸系统循环障碍,患者严重缺氧。血胸还可能继发感染引起中毒性休克,如合并气胸,则伤胸部叩诊鼓音,下胸部叩诊浊音,呼吸音下降或消失。

2.辅助检查

根据病史体征可做胸穿,如抽出血液即可确诊,行胸部 X 线片检查可进一步证实。

(三)护理问题

1.低效性呼吸形态

与胸壁完全受损及可能合并有肺实质损伤有关。

2.气体交换障碍

与肺实质损伤有关。

3.恐惧

与呼吸窘迫有关。

4.有感染的危险

与污染伤口有关。

5.有休克的危险

有效循环输出缺失及其他应激生理反应有关。

(四)护理措施

1.维持有效呼吸

(1)半卧位,卧床休息。膈肌下降利于肺复张,减轻疼痛及非必要的氧气需要量。如有休克应采取中凹卧位。

(2)吸氧:根据缺氧状态给予鼻导管及面罩吸氧,并及时观察患者有无胸闷、气短、烦躁、发绀等缺氧症状及皮肤、黏膜的情况。

(3)协助患者翻身,鼓励深呼吸及咳痰。为及时排出痰液,可给予雾化吸入及化痰药,必要时吸痰以排出呼吸道分泌物,预防肺不张及肺炎的发生。

2.维持正常心排血量

(1)迅速建立静脉通路,保证通畅。

(2)在监测中心静脉压的前提下,遵医嘱快速输液、输血,给予血管活性药物等综合抗休克治疗。

(3)严密观察有无胸腔内出血征象:脉搏增快,血压下降;补液后血压虽短暂上升,又迅速下降;胸腔闭式引流量大于 200 mL/h,并持续 2 h 以上。必要时开胸止血。

3.病情观察

(1)严密监测生命体征,注意神志、瞳孔、呼吸的变化。

(2)抗休克:观察是否有休克的征象及症状,如皮肤苍白、湿冷、不安、血压过低、脉搏浅快等情形。若有立即通知医师并安置一条以上的静脉通路输血、补液,并严密监测病情变化。

(3)如出现心脏压塞(呼吸困难、心前区疼痛、面色苍白、心音遥远)应立即抢救。

4.胸腔引流管的护理

严密观察失血量,补足失血及预防感染。如有进行性失血、生命体征恶化应做开胸止血手术,清除血块以避免日后粘连。

5.心理护理

(1)提供安静舒适的环境。

(2)活动与休息:保证充足睡眠,劳逸结合,逐渐增加活动量。

(3)保持排便通畅,不宜下蹲过久。

二、气胸

(一)概述

胸膜腔内积气称为气胸(图 9-2)。气胸是利器或肋骨断端刺破胸膜、肺、支气管或食管后,空气进入胸腔所造成。气胸分以下 3 种。

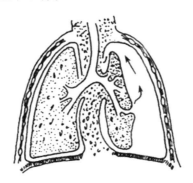

图 9-2 气胸示意图

1.闭合性气胸

伤口伤道已闭,胸膜腔与大气不相通。

2.开放性气胸

胸膜腔与大气相通。可造成纵隔扑动:吸气时,健侧胸膜腔负压升高,与伤侧压力差增大,纵隔向健侧移位;呼气时,两侧胸膜腔压力差减少,纵隔移向正常位置。这样纵隔随呼吸来回摆动的现象,称为纵隔扑动。

3.张力性气胸

即有受伤的组织起活瓣作用,空气只能入不能出,胸膜腔内压不断增高,如抢救不及时,可因急性呼吸衰竭而死亡。

(二)护理评估

1.临床症状评估与观察

(1)闭合性气胸:小的气胸多无症状。超过 30% 的气胸,可有胸闷及呼吸困难,气管及心脏向健侧偏移;伤侧叩诊呈鼓音,呼吸渐弱,严重者有皮下气肿及纵隔气肿。

(2)开放性气胸:患者有明显的呼吸困难及发绀,空气进入伤口发出"嘶嘶"的响声。

(3)张力性气胸:重度呼吸困难,发绀常有休克,颈部及纵隔皮下气肿明显。

2.辅助检查

根据上述指征,结合胸部 X 线片即可确诊,必要时做患侧第 2 肋间穿刺,常能确诊。

(三)护理问题

1.低效性呼吸形态

与胸壁完全受损及可能合并有肺实质损伤有关。

2.疼痛

与胸部伤口及胸腔引流管刺激有关。

3.恐惧

与呼吸窘迫有关。

4.有感染的危险

与污染伤口有关。

(四)护理措施

1.维持或恢复正常的呼吸功能

(1)半卧位,卧床休息。膈肌下降利于肺复张、疼痛减轻及增加非必要的氧气需要量。

(2)吸氧:根据缺氧状态给予鼻导管及面罩吸氧,并及时观察患者有无胸闷、气短、烦躁、发绀等缺氧症状及皮肤、黏膜的情况。

(3)协助患者翻身,鼓励其深呼吸及咳痰,及时排出痰液,可给予雾化吸入及化痰药,必要时吸痰,排出呼吸道分泌物,预防肺不张及肺炎的发生。

2.皮下气肿的护理

皮下气肿在胸腔闭式引流第 3～7 d 可自行吸收,也可用粗针头做局部皮下穿刺,挤压放气。纵隔气肿加重时,要在胸骨柄切迹上做一 2 cm 的横行小切口。

3.胸腔引流管的护理

(1)体位:半卧位,利于呼吸和引流。鼓励患者进行有效的咳嗽和深呼吸运动,利于积液排出,恢复胸膜腔负压,使肺复张。

(2)妥善固定:下床活动时,引流瓶位置应低于膝关节,运送患者时双钳夹管。引流管末端应在水平线下 2～3 cm,保持密封(图 9-3)。

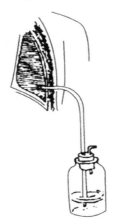

图 9-3　胸腔闭式引流

(3)保持引流通畅:闭式引流主要靠重力引流,水封瓶液面应低于引流管胸腔出口平面 60 cm,任何情况下不得高于胸腔,以免引流液逆流造成感染。高于胸腔时,引流管要夹闭。定时挤压引流管以免阻塞。水柱波动反应残腔的大小与胸腔内负压的大小。其正常时上下可波动 4～6 cm。如无波动,患者出现胸闷气促,气管向健侧移位等肺受压的症状,应疑为引流管被血块堵塞,应挤捏或用负压间断抽吸引流瓶短玻璃管,促使其通畅,并通知医师。

(4)观察记录:观察引流液的量、性状、颜色及水柱波动范围,并准确记录。若引流量多大于等于 200 m/h,并持续 2 h 以上,颜色为鲜红色或红色,性质较黏稠、易凝血则疑为胸腔内有活动性出血,应立即报告医师,必要时开胸止血。每日更换水封瓶并记录引流量。

(5)保持管道的密闭和无菌:使用前注意引流装置是否密封,胸壁伤口、管口周围用油纱布包裹严密,更换引流瓶时双钳夹管,严格执行无菌操作。

(6)脱管处理:如引流管从胸腔滑脱,立即用手捏闭伤口处皮肤,消毒后油纱封闭伤口协助医师做进一步处理。

(7)拔管护理:24 h 引流液小于 50 mL,脓液小于 10 mL,胸部 X 线片检查示肺膨胀良好、无漏气,患者无呼吸困难即可拔管。拔管后严密观察患者有无胸闷、憋气、呼吸困难、切口漏气、渗液、出血、皮下气肿等症状。

4.急救处理

(1)积气较多的闭合性气胸:经锁骨中线第 2 肋间行胸膜腔穿刺,或行胸膜腔闭式引流术,迅速抽尽积气,同时应用抗生素预防感染。

(2)开放性气胸:用无菌凡士林纱布加厚敷料封闭伤口,再用宽胶布或胸带包扎固定,使其转变成闭合性气胸,然后穿刺胸膜腔抽气减压,解除呼吸困难。

(3)张力性气胸:立即减压排气。在危急情况下可用一粗针头在伤侧第 2 肋间锁骨中线处刺入胸膜腔,尾部扎一橡胶手指套,将指套顶端剪一约 1 cm 开口起活瓣作用(图 9-4)。

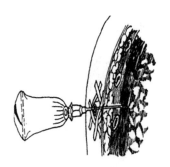

图 9-4　气胸急救处理

5.预防感染

(1)密切观察体温变化,每 4 h 测体温一次。

(2)有开放性气胸者,应配合医师及时清创缝合。更换伤口及引流瓶应严格无菌操作。

(3)遵医嘱合理应用化痰药及抗生素。

6.健康指导

(1)教会或指导患者腹式呼吸及有效排痰。

(2)加强体育锻炼,增加肺活量和机体抵抗力。

参考文献

[1] 陈若冰,姜淑琴. 内科护理[M]. 北京:高等教育出版社,2017.

[2] 席明霞. 内科疾病护理常规[M]. 北京:科学技术文献出版社,2018.

[3] 丁淑贞,丁全峰. 消化内科临床护理[M]. 北京:中国协和医科大学出版社,2016.

[4] 丁淑贞,姜秋红. 呼吸内科临床护理[M]. 北京:中国协和医科大学出版社,2016.

[5] 丁兆红,迟玉春,侯树爱,等. 急危重症护理[M]. 北京:科学出版社,2017.

[6] 胡雪慧,康福霞,张敏. 临床常见疾病护理常规[M]. 西安:第四军医大学出版社,2017.

[7] 胡艺. 内科护理学[M]. 北京:科学出版社,2018.

[8] 胡月琴,章正福. 内科护理[M].2 版. 南京:东南大学出版社,2015.

[9] 贾爱芹,郭淑明. 常见疾病护理流程[M]. 北京:人民军医出版社,2015.

[10] 姜平,姜丽华. 急诊护理学[M]. 北京:中国协和医科大学出版社,2015.

[11] 姜秀霞,张秀菊,谭颜华. 急诊科护理手册[M]. 北京:军事医学科学出版社,2014.

[12] 李辉,赵伟英,刘含凤,等. 实用内科护理新思维[M]. 北京:科学技术文献出版社,2018.

[13] 李俊红,叶丽云. 实用呼吸内科护理手册[M]. 北京:化学工业出版社,2018.

[14] 李少芬. 基础护理[M]. 北京:人民卫生出版社,2015.

[15] 李秀华. 护士临床"三基"实践指南[M].2 版.北京:北京科学技术出版社,2016.

[16] 李秀芹,李全恩. 内科护理[M]. 北京:人民卫生出版社,2018.

[17] 李雪莲. 临床内科护理摘要[M]. 长春:吉林科学技术出版社,2017.

[18] 刘芳. 神经内科重症护理临床实践与经验总结[M]. 北京:人民卫生出版社,2018.

[19] 刘书哲,卢红梅. 肿瘤内科护理[M]. 郑州:河南科学技术出版社,2017.

[20] 缪景霞,蔡娇芝,张甫婷. 肿瘤内科护理健康教育[M]. 北京:科学出版社,2018.

[21] 齐海燕,邱玉梅. 肿瘤专科护理[M]. 兰州:甘肃科学技术出版社,2014.

[22] 施雁,张佩雯. 内科护理[M]. 上海:复旦大学出版社,2015.

[23] 史铁英. 急危重症临床护理[M]. 北京:中国协和医科大学出版社,2018.

[24] 孙伟平,吴明英,刘芳,等. 现代临床基础护理技术[M]. 北京:科学技术文献出版社,2018.

[25] 唐前. 内科护理[M]. 重庆:重庆大学出版社,2016.

[26] 王海芳,潘红英,孟华. 临床护理常规手册[M]. 北京:清华大学出版社,2018.

[27] 王霞. 常用临床护理技术[M]. 郑州:郑州大学出版社,2015.

[28] 吴小玲,万群芳,黎贵湘. 呼吸内科护理手册[M]. 北京:科学出版社,2015.

[29] 肖文辉,肖玉荣,乔英红. 临床危重症护理指导[M]. 北京:人民卫生出版社,2018.

[30] 叶文琴,王筱慧,李建萍. 临床内科护理学[M]. 北京:科学出版社,2018.

[31] 于红. 临床护理[M]. 武汉:华中科技大学出版社,2016.

[32] 袁爱娣,黄涛,褚青康. 内科护理 临床案例版[M]. 武汉:华中科技大学出版社,2015.